高原地区
传染病护理常规

名誉主编 ◎ 胡中杰　杨　松

主　审 ◎ 卓　玛

主　编 ◎ 姜　红　陈　冰　杨启平

科学技术文献出版社
SCIENTIFIC AND TECHNICAL DOCUMENTATION PRESS

·北京·

图书在版编目（CIP）数据

高原地区传染病护理常规／姜红，陈冰，杨启平主编.—北京：科学技术文献出版社，
2023.4

ISBN 978-7-5189-9365-9

Ⅰ.①高…　Ⅱ.①姜…　②陈…　③杨…　Ⅲ.①高原—传染病—护理　Ⅳ.① R473.5

中国版本图书馆 CIP 数据核字（2022）第 126994 号

高原地区传染病护理常规

| 策划编辑: 蔡　霞 | 责任编辑: 吴　微 | 责任校对: 张永霞 | 责任出版: 张志平 |

出　版　者　科学技术文献出版社
地　　　址　北京市复兴路15号　　　邮编　100038
编　务　部　（010）58882938，58882087（传真）
发　行　部　（010）58882868，58882870（传真）
邮　购　部　（010）58882873
官方网址　www.stdp.com.cn
发　行　者　科学技术文献出版社发行　全国各地新华书店经销
印　刷　者　北京地大彩印有限公司
版　　　次　2023 年 4 月第 1 版　2023 年 4 月第 1 次印刷
开　　　本　787×1092　1/16
字　　　数　318千
印　　　张　16.5
书　　　号　ISBN 978-7-5189-9365-9
定　　　价　98.00元

编 委 会

前　言

　　青海省第四人民医院作为全省唯一一家三级甲等传染病专科医院，在高原地区常见传染病的救治及护理方面积累了丰富的临床经验，具有扎实的应对突发公共卫生事件的能力，为患者提供了及时、有效的救护。2017年，我院出版了《青藏高原常见传染病诊疗常规》系列三册，护理专业丛书尚未出版。在此，为了让本院护理人员牢固掌握高原地区传染病护理基本理论知识，使其具有临床实践护理思维和解决各种临床护理问题的能力，同时，为全省从事高原地区传染病护理工作的人员在救治和护理常见传染病及应对突发传染病疫情时，提供强有力的理论依据和实践指导，使护理人员面对高原常见传染病时有章可依，本院护理部特依据《青藏高原常见传染病诊疗常规》系列丛书标准，组织编写了《高原地区传染病护理常规》。希望本书能够对高原地区传染病护理人员的培养及应对突发传染病疫情起到帮助作用。

目　录

第三篇　常见传染病护理常规

附　录

第一篇

肝病护理常规

第一章 病毒性肝炎的护理常规

一、概述

病毒性肝炎（viral hepatitis）是由多种肝炎病毒引起的，以肝脏损害为主的一种全身性传染病。按照病原学可分为甲型、乙型、丙型、丁型及戊型肝炎病毒。临床表现以乏力、食欲减退、厌油、肝功能异常为主，部分病例出现黄疸。甲型和戊型肝炎主要表现为急性感染，经粪-口途径传播；乙型、丙型、丁型肝炎多为慢性感染，少数可发展为肝硬化或肝细胞癌，主要经血液、体液等胃肠外途径传播。病毒性肝炎属于乙类传染病。

二、观察要点

（1）密切观察患者的生命体征和意识状态。

（2）观察皮肤、巩膜有无黄染，黄染程度、皮肤瘙痒程度等。

（3）观察消化道症状与食物、药物的关系。

（4）评估出血倾向。注意患者有无牙龈出血、鼻出血、皮下淤斑等倾向，以及黑便、柏油样便、呕血等消化道出血征象。

（5）观察患者大小便、呕吐物的颜色、性状、量的变化。

（6）评估患者营养状况，观察患者饮食，每周测体重，维持在病前水平或略增加。

三、常见护理诊断问题

（1）语言沟通障碍：与少数民族语言不通有关。

（2）活动无耐力：与肝细胞受损有关。

（3）营养失调：与食欲下降、呕吐、腹泻导致营养摄入不足有关。

（4）皮肤完整性受损：与胆盐沉积刺激皮肤引起瘙痒有关。

（5）焦虑：与病情反复、担心疾病预后有关。

（6）潜在并发症：出血、感染、肝肾综合征、肝性脑病等。

四、护理措施

1. 一般护理

（1）消毒隔离：急性甲型、戊型肝炎实施消化道隔离，隔离期为3~4周，同病种患者可住一室，病房每日1～2次等离子或紫外线灯消毒，物体表面用含氯消毒液500 mg/L擦拭消毒，每日2次，患者餐具单独使用。严格执行手卫生。

（2）休息与活动：急性肝炎、慢性肝炎活动期、肝衰竭的患者应卧床休息，以降低机体代谢率，增加肝脏的血流量，有利于肝细胞修复。待症状好转、黄疸减轻、肝功能改善后，逐渐增加活动量，以不感疲劳为度。

2. 症状护理

（1）恶心、呕吐的护理：①观察胃肠道症状：观察患者的食欲及有无恶心、呕吐、反酸等症状，观察消化道症状与饮食的关系，及时对饮食进行调整。如果患者消化道症状较重，特别是伴有中毒性肠麻痹所致的进行性腹胀，则提示病情重。②评估患者营养情况：每周测量体重，最好将体重维持在病前水平或略有增减。评估患者每日进食量，监测有关指标如红细胞计数、血红蛋白水平等。

（2）黄疸、瘙痒的护理：①保持皮肤卫生，每日可用温水清洗或擦洗；②选择清洁、柔软、吸水性强的布制衣裤，减轻皮肤瘙痒；③修剪指甲，防止抓破皮肤；④合理饮食，卧床休息，有黄疸者戒烟、戒酒；⑤忌食辛辣、刺激性食物及牛羊肉。

（3）发热的护理：①给予物理降温和（或）药物降温；②加强口腔护理、皮肤护理等基础护理，尽量减少患者不适；③保证热量和水分的摄入，维持水、电解质平衡；④定时监测体温，了解发热的原因及发热的伴随症状；⑤观察有无因体液丧失而出现的低血容量症状，特别是药物降温后患者大量出汗，易发生虚脱；⑥给予安慰，解除患者的顾虑，尽量满足患者的需求。

（4）意识障碍的护理：①保持安静的环境，病室温度、湿度要适宜；②根据不同病情采取不同卧位，颅内压增高者宜取头高脚低仰卧位，头偏向一侧；③保持呼吸道通畅，给予氧疗以防脑缺氧；④加强病情的动态观察，定时测生命体征、意识、瞳孔、对光反射，危重患者应设专人护理，随时观察病情变化；⑤加强基础护理，如皮肤护理，排便、排尿护理；⑥根据病情给予相应的营养供给；⑦注意患者安全，使用安全床栏。

3. 用药护理

嘱患者一定要在医生的指导下用药，不要自行决定停药或加量，用药不当易引起病毒变异或使药物不良反应增加。注意药物的不良反应及剂量的增减。禁用对肝脏有损害的药物，如四环素、氯霉素、磺胺类、抗结核药物等。

4. 饮食护理

（1）饮食原则：提倡吃高热量、高维生素、低脂肪食物，建议低糖、低盐及优质蛋白饮食。

（2）饮食禁忌：各型肝炎患者应避免饮酒及含酒精类饮料，必要时戒烟、戒酒。忌食油腻、生冷、甜腻、辛辣、刺激性食物。腹胀者可减少产气食品（如牛奶、豆制品）的摄入。

（3）急重症患者及时咨询营养师，根据疾病需求、疾病状态请其制订个体化膳食方案。

5. 心理护理

观察患者的心理反应及情绪反应，关心体贴患者，多给予患者安慰和鼓励。加强对患者的指导，对家属进行预防疾病、预防接种的指导，讲解相关知识，消除其顾虑，促进疾病康复。

五、健康宣教

1. 入院指导

向患者及家属介绍病区环境，主管的医生、护士，请假离院、卫生、探视制度及如何使用床边呼叫器等。嘱患者要遵守医院的消毒隔离制度，不互串病室，不与他人共用物品，减少陪护人员，防止交叉感染。

2. 预防知识指导

甲型和戊型肝炎应预防消化道传播，重点在于加强粪便管理，保护水源，严格饮用水的消毒，加强食品卫生和食具消毒。乙型、丙型、丁型肝炎预防重点则在于防止通过血液和体液传播。对供血者进行严格筛查，做好血源监测。推广一次性注射用具，重复使用的医疗器械要严格消毒灭菌。大力推广安全注射（包括针灸的针具），并严格遵循医院感染管理中的标准预防原则。服务行业所用的理发、刮脸、修脚、穿刺和文身等器具也应严格消毒。注意个人卫生，不与任何人共用剃须刀和牙具等用品。若性伴侣为乙型肝炎表面抗原（hepatitis B surface antigen，HBsAg）阳性者，应接种乙型肝炎疫苗或使用安全套；在性伴侣健康状况不明的情况下，一定要使用安全套以预防乙型肝炎及其他血源性或性传播疾病。对献血员进行严格筛选，不合格者不得献血。

3. 疾病知识指导

慢性乙型和丙型肝炎可反复发作，诱因常为过度劳累、暴饮暴食、酗酒、不合理用药、感染、不良情绪等。应向患者及家属宣传病毒性肝炎的家庭护理和自我保健知识。慢性乙型、丙型肝炎患者和无症状病毒携带者应做到：①正确对待疾病，保持乐观情绪；②恢复期患者应生活规律，劳逸结合；③加强营养，适当增加蛋白质摄入，但要避免长期高热量、高脂肪饮食，戒烟、戒酒；④不滥用药物，如吗啡、苯巴比妥类、磺胺类及氯丙嗪等药物，以免加重肝损害；⑤患者的餐具和洗漱用品应专用，家中密切接触者可行预防接种。帮助患者和家属掌握自我护理的有关知识，降低损害肝脏的危险。

4. 探视指导

探视者必须在医院规定时间内探视，非探视时间一律不得探视。探视者需按医院要求的具体时间进行探视。

5. 出院指导

（1）用药指导：严格遵医嘱服药，告知口服药的服用方法、作用及不良反应。

（2）饮食指导：急性肝炎患者予以适当热量、清淡、可口饮食，食欲好转后，给予营养丰富易消化的食物，少食刺激性的食物，多吃水果，多饮水，戒烟、戒酒，忌食生冷；慢性肝炎患者应注意保证足够的热量、维生素和蛋白质，少食多餐，不可进食过饱，以免影响消化吸收，有腹腔积液者给予低盐或无盐饮食。疑有肝昏迷者，应限制蛋白摄入，有糖尿病或肥胖者，不宜进食高糖、高热量食物，预防脂肪肝。

（3）家庭消毒隔离指导：对急性甲型肝炎患者应采取早期隔离措施。急性黄疸型肝炎患者如不能住院治疗，应在医生指导下，严格居家隔离治疗。

（4）休息与活动：慢性肝炎非活动期可从事力所能及的工作，不必过多的限制活动，应动静结合，但要避免超负荷的活动，以不疲乏无力为度。在静止期可从事力所能及的轻工作，避免重体力劳动，肝功能正常3个月以上者，可恢复原来的工作，但仍需随诊1~2年。

（5）心理指导：观察患者的心理及情绪反应，关心体贴患者，多给予患者鼓励和安慰。经常与患者沟通，建立良好的护患关系。指导患者保持豁达、乐观的心情，增强战胜疾病的信心。

六、延伸护理

（1）药物依从性和不良反应：用药过程中部分患者可能出现恶心、呕吐、食欲减退、谷丙转氨酶（glutamic-pyruvic transaminase，GPT）升高，甚至黄疸、脱发、甲状腺功能减退等，一般不需要停药，治疗终止后逐渐好转。观察药物疗效及不良反应，治疗过程中如出现高热、黄疸等应暂时停止使用，干扰素应冷藏保存。

（2）复查：急性肝炎患者出院后第1个月复查1次，以后每1~2个月复查1次，半年后每3个月复查1次，定期复查1~2年。慢性肝炎患者出院后遵医嘱定期复查肝功能、病毒的血清学指标、肝脏B超和与肝纤维化有关的指标，及时调整治疗方案。

（3）随访：通过电话、微信进行随访，必要时建档。

七、乙型病毒性肝炎母婴阻断临床指导

1. 概述

乙型病毒性肝炎母婴阻断主要是指对于妊娠期感染乙型肝炎病毒（HBV）的患者采取一定的阻断措施，防止发生乙肝病毒的母婴垂直传播。预防HBV母婴传播是控制慢性乙肝的关键。所有孕妇均需在产前检测HBsAg和其他乙肝血清学指标，目前我国育龄期妇女HBsAg的总体阳性率为5%~6%。

2. 母婴阻断的适应证

（1）所有孕早期HBsAg阳性、肝功能异常、HBV-DNA阳性的孕妇。

（2）高病毒载量孕妇在妊娠晚期进行抗病毒治疗。

（3）HBV感染产妇所生的新生儿进行联合免疫。

3. 母婴阻断技术

（1）妊娠早期规范筛查、诊断、评估、指导。HBV感染妇女妊娠后，须定期复查肝功能，尤其在妊娠早期和妊娠晚期。首次检测肝功能正常者，无须处理继续观察。如GPT水平升高但不超过正常值2倍（<100 U/L）、无临床症状无须治疗，但需休息。如GPT水平升高超过正常值2倍（≥100 U/L），且有肝炎症状或胆红素升高，需请感染科或肝病科医生会诊，必要时住院治疗。

（2）经病情评估后肝功能正常未服用抗病毒药物的孕妇，妊娠中期检测HBV-DNA水平，若HBV-DNA阳性，GPT正常，无肝硬化表现可以暂不治疗，继续观察肝功能情况。若HBV-DNA阳性，出现GPT显著异常≥5×正常值上限（ULN），排除其他相关因素，经感染科或肝病科医生评估及患者知情同意后，在24~28周建议给予替诺福韦酯抗病毒治疗。

（3）对于高病毒载量的孕妇，HBV-DNA≥2×10^5 IU/mL经知情同意后，可于妊娠28周给予替诺福韦酯抗病毒治疗。对于妊娠晚期超过28周首次就诊的孕妇，若HBV-DNA≥2×10^5 IU/mL，仍建议尽早给予抗病毒治疗。

（4）新生儿出生后12小时内应尽快完成乙肝疫苗和乙肝免疫球蛋白（hepatitis B immunoglobulin，HBIG）联合免疫，越快越好，最好在数分钟内。在新生儿大腿前部外侧肌肉或上臂三角肌内接种乙肝疫苗10 μg/0.5 mL，同时在对侧相应部位注射HBIG 100 IU。在其1月龄和6月龄时分别接种相同剂量的第2和第3针乙肝疫苗。

4. 母婴阻断健康宣教

（1）严格按血液接触隔离要求进行隔离消毒。

（2）新生儿出生后立即移至复苏台，离开母血污染的环境；彻底清除体表的血液、

黏液和羊水；处理脐带前，需再次清理、擦净脐带表面血液等污染物，按操作规程安全断脐。

（3）研究分析表明剖宫产并未降低HBV母婴传播的发生率，应根据产科指征决定分娩方式。

（4）母乳喂养并未增加婴儿的HBV感染率。感染HBV母亲分娩后应鼓励其母乳喂养，无须检测乳汁中的HBsAg和（或）HBV-DNA水平。

（5）妊娠期服用抗病毒药物对胎儿的生长发育无不良影响，不会增加婴儿出生缺陷的发生率。

5. 门诊复查

（1）首次产检均建议进行乙肝五项检查，肝功能正常者，每2~3个月复查1次。如GPT水平升高但不超过正常值2倍（<100 U/L），间隔1~2周复查。

（2）若筛查HBsAg阳性，建议进一步筛查HBV-DNA。

（3）如果孕妇存在骨质疏松、肾损伤或肾损伤的危险因素，可将替诺福韦酯更换为富马酸丙酚替诺福韦治疗。

6. 随访

（1）母亲随访：产后继续服用抗病毒药物者，按慢性乙型肝炎患者的随访方案进行随访，分娩后1年内每3个月复查肝功能、HBV-DNA，每6个月复查乙肝血清学标志物、甲胎蛋白、上腹部超声和肝脏瞬时弹性成像。产后停药者及未服用抗病毒药物者，6~8周后复查肝功能生物化学指标和HBV-DNA。如果肝功能正常，产后每3个月复查肝功能、HBV-DNA；如果肝功能异常且符合抗病毒治疗指征，应启动抗病毒治疗。

（2）婴幼儿随访：在完全乙肝全程联合免疫接种1~2个月后，需抽取静脉血检测HBV血清学标志物，至少包括HBsAg和抗-HBs，如HBsAg阳性，还需进一步检测HBV-DNA水平和肝功能生物化学指标，以后每6个月随访1次。

（3）阻断效果评价：①HBsAg阴性、抗-HBs阳性（抗-HBs≥10 mIU/mL），说明免疫接种成功，如果抗-HBs<100 mIU/mL，为低应答；如果抗-HBs>100 mIU/mL，为中强应答。无论是低应答还是中强应答，均无须再次接种乙肝疫苗。②HBsAg 阴性、抗-HBs<10 mIU/mL，无论抗-HBe及抗-HBc阳性与否，均需尽快再次按"0、1个月、6个月"方案全程接种3针乙肝疫苗10 μg/0.5 mL，接种1个月后再检测；如果仍然没有应答，通常无须再次接种。③HBsAg阳性、抗-HBs阴性，初步说明免疫接种失败；发生乙肝病毒母婴传播。还需检测HBV-DNA和肝功能。如果出现肝炎活动应及时进行抗病毒治疗。

（韩晓萍　王娜娜　吴晓丽）

第二章 酒精性肝病的护理常规

一、概述

酒精性肝病（alcoholic liver disease，ALD）是长期大量饮酒导致的中毒性肝损伤，初期表现为肝细胞脂肪变性，进而可发展为酒精性肝炎、肝纤维化，最终导致酒精性肝硬化。短期严重酗酒也可诱发广泛肝细胞损伤或肝功能衰竭。长期酗酒会导致酒精依赖。欧美国家的嗜酒人群中ALD的患病率为84%，我国饮酒人群数量和ALD的患病率也呈上升趋势；成人群体中ALD患病率为4.3%～6.5%。

二、观察要点

（1）观察患者生命体征，有无乏力、食欲减退、右上腹胀痛或不适及伴随症状。

（2）观察患者精神和意识状态。

（3）检测患者肝功能，B超检查肝脏有无肿大。

（4）晚期患者需观察有无蜘蛛痣、腹腔积液、呕血、便血等症状。

三、常见护理诊断问题

（1）营养失调：与疼痛致摄入量减少及消化吸收障碍有关。

（2）焦虑：与疾病反复发作，病程迁延有关。

（3）知识缺乏：缺乏有关酒精性肝病病因及预防的知识。

（4）潜在并发症：上消化道大量出血、穿孔、幽门梗阻、癌变。

（5）语言沟通障碍：与少数民族语言交流障碍有关。

四、护理措施

1. 一般护理

（1）消毒隔离：在标准预防的基础上，根据消化道传播疾病的特点，采用内科消化道隔离与预防。酒精性肝病如合并嗜肝病毒感染，应病室开窗通风，保持空气新鲜，物表与地面使用含氯消毒液500 mg/L擦拭消毒，病室采用离子消毒机消毒，每日1次。

（2）休息与活动：患者需保证足够的睡眠，适当活动，以不感疲劳为度。做到生活有规律，按时休息，避免过劳，量力而行。

2. 症状护理

（1）严格戒酒，戒酒是最主要的措施，积极引导患者戒酒，要坚持逐渐减量的原则，每日饮酒量以减少前一日的1/3为妥，在1~2周内完全戒断，以免发生酒精戒断综合征。

（2）当患者出现严重的酒精戒断综合征时，仅凭意志力或家人帮助强行戒酒很容易发生危险，应及时治疗。

（3）有重度酒瘾的人戒酒，应寻求患者家属的支持和帮助。

3. 用药护理

目前治疗酒精性肝炎的药物有以下几种：①糖皮质激素，可以改善重症酒精性肝炎患者的生存率；②美他多辛，可以加速酒精从血液中的清除，有助于改善酒精的中毒症状；③腺苷蛋氨酸，可以改善酒精性肝炎患者的临床症状和检测指标；④多烯磷脂酰胆碱，有阻止病情进一步恶化的作用；⑤其他药物，包括甘草酸制剂、还原性谷胱甘肽等，都有不同程度的抗炎、保护肝细胞的作用。使用期间注意观察患者的肝功能变化及血常规，发现异常及时通知医生。

4. 饮食护理

（1）饮食原则：提倡吃高热量、高维生素、低脂肪食物，建议低糖、低盐及优质蛋白饮食，必要时给予鼻饲或外周静脉营养。

（2）饮食禁忌：戒烟、戒酒，忌辛辣、刺激性食物，如辣椒、胡椒、洋葱、芥末等。尽量不要吃各种腌制、烤制、熏制、油炸及加工食品，避免暴饮暴食。

（3）急重症患者及时咨询营养师，根据患者疾病需求、疾病状态请其制订个体化膳食方案。

5. 心理护理

应给予患者心理疏导，向患者及家属宣教酒精性肝病的相关知识，讲解酒精对肝脏的伤害及预期后果，说明酒精对肝脏的损伤，宣传戒酒对疾病的转归、预后影响的重要性。让患者理解戒酒的必要性及掌握正确的戒酒方法，与患者家属沟通，以取得精神上的支持及出院后对患者的关注、劝告、行为干预。戒酒过程中，由于血液中的酒精浓度迅速下降，患者可能出现情绪不安、暴躁、易怒、出汗、恶心等反应，要适时对患者进行心理护理，鼓励患者在戒酒过程中保持积极、乐观的心态，配合医护人员，接受各项治疗。戒酒的同时要配合进行心理行为治疗。鼓励家属对患者多加关心和照顾，帮助患者克服忧郁、疑虑、悲伤等不良情绪，让患者体会到社会的温暖、人生价值和健康的重要性。

五、健康宣教

1. 入院指导

主动热情接待患者，根据病情安排床位，向患者及家属介绍病区环境、相关医护人员。告知患者及家属探视、请假、消毒隔离等相关制度及规定。

2. 预防知识指导

加强健康宣教，减少公众饮酒量是最重要的措施，宣传科学饮酒的知识，帮助患者认识大量饮酒对于身体健康的危害，协助患者建立戒酒的自信心，培养健康的生活习惯，积极戒酒和配合治疗。

3. 疾病知识指导

重视脂肪肝的危害，告知患者引起非酒精性脂肪性肝病的原因主要是高脂肪、高热量膳食结构，多坐少运动的生活方式，胰岛素抵抗、代谢综合征等原因，帮助患者和家属掌握自我护理的有关知识，减少疾病进展的危害。

4. 探视指导

为防止院内感染，亲友探视时限制人数，佩戴口罩，遵照医院探视时间进行探视。

5. 出院指导

（1）用药指导：糖皮质激素类药物可改善酒精性肝炎的急性症状，治疗酒精性肝病无特效专用药物，主要为酒精戒断，出现肝功能损害时服用保肝降酶药物，需严格按照医嘱剂量服用，注意观察药效及不良反应（如恶心、呕吐、食欲减退或皮疹等），不随便停药或减量，防止疾病复发。

（2）饮食指导：饮食生活要规律，选择健康文明的生活方式。一定注意避免酒精的摄入，加强对戒酒的管理；不饮用含有酒精的饮料；必须饮酒时，要控制饮酒量，尽量饮用低度酒。饮酒后要及时补充高蛋白、高纤维素饮食，尤其应补充B族维生素及叶酸等。

（3）家庭消毒隔离指导：酒精性肝病如合并嗜肝病毒感染的患者及家属需养成良好的卫生习惯，注意个人卫生，勤洗手，避免交叉感染。

（4）休息与活动：出院者后要保持足够的睡眠时间，适当活动以不感疲劳为度。做到生活有规律，按时休息，避免过劳，量力而行。

（5）心理指导：保持良好的心态和乐观主义精神，正确对待疾病。

六、延伸护理

（1）护士定期做好电话随访，采用各种途径加强对戒酒的管理。

（2）加强对营养不良、吸烟、肥胖、胰岛素抵抗等的管理。

（3）疑有肝硬化的患者应及时进行全面体检及有关实验室检查，争取在代偿期得到合理积极治疗，防止向失代偿期发展。

（4）酒精性肝硬化的患者参照其他原因导致的肝硬化对并发症进行筛选和管理。

（5）按医嘱要求出院后7~14日来院复查，院外出现不适症状应立即到医院就诊。

（魏　霞）

第三章　非酒精性脂肪性肝病的护理常规

一、概述

非酒精性脂肪性肝病（non-alcoholic fatty liver disease，NAFLD）是指除外酒精和其他明确的肝损害因素所致的，以弥漫性肝细胞大泡性脂肪变为主要特征的临床病理综合征，是与胰岛素抵抗和遗传易感性密切相关的获得性代谢应激性肝损伤。包括非酒精性单纯性脂肪肝、非酒精性脂肪性肝炎及其相关肝硬化和肝细胞癌。NAFLD是欧美等西方发达国家肝功能酶学异常和慢性肝病最常见的原因，是全球重要的公共健康问题之一，亦是我国愈来愈重要的慢性肝病问题。普通成人NAFLD患病率为20%~33%。

二、观察要点

（1）监测患者肝功能有无升高或改善。

（2）病毒学检查排除乙肝、丙肝病毒感染。

（3）监测患者血糖及血脂变化。

三、常见护理诊断问题

（1）知识缺乏：缺乏有关非酒精性脂肪性肝病的病因及预防知识。

（2）焦虑：与无法控制目标体重，造成病程迁延有关。

（3）潜在并发症：肝硬化、肝细胞癌、心血管疾病、其他肝外紊乱性疾病。

（4）语言沟通障碍：与少数民族语言交流障碍有关。

四、护理措施

1. 一般护理

（1）消毒隔离：在标准预防的基础上，根据消化道传播疾病种类，采用内科消化道隔离与预防。病室开窗通风，保持空气新鲜，物表与地面使用含氯消毒液擦拭清扫，病室采用离子消毒机每日消毒1次。

（2）休息与活动：控制体重适当增加运动可以有效地促进体内脂肪消耗，合理安排工作，做到劳逸结合，选择中等量有氧运动，每周4次以上，累计锻炼时间至少150分钟；避免过度劳累，不宜在饭后立即进行运动，也应避开凌晨和深夜运动，以免扰乱人体生物节奏。合并糖尿病者应于饭后1小时进行锻炼，合理设置减肥目标，逐步接近理想体重，防止体重增加或下降过快。改变不良生活习惯，吸烟、饮酒均可致血清胆固醇升高，应督促患者戒烟、戒酒。

2. 症状护理

临床常无症状，少数患者可出现乏力、右上腹轻度不适、肝区隐痛或上腹胀痛等非特异性症状，此时应检测患者体重指数、腹围、血压、肝功能、血脂和血糖及肝脏、胆囊和脾脏在内的上腹部B超。

3. 用药护理

患者在大剂量服用药物时偶尔会出现胃肠道功能紊乱的症状，如胃部不适、软便和腹泻。在极罕见的情况下，可能会出现过敏反应，如皮疹、荨麻疹、瘙痒等，在使用过程中注意观察及合理用药。

4. 饮食护理

（1）饮食原则：少量多餐，建议低糖、低脂、高蛋白、富含丰富维生素及矿物质饮食，适当补充富含胆碱的食物。

（2）饮食禁忌：忌辛辣、刺激性食物及霉变食物。限制果糖酒及含酒精饮料；限制碳水化合物和反式脂肪酸的摄入（如人造奶油）。

（3）急重症患者应及时咨询营养师，根据患者疾病需求、疾病状态请营养师制订个体化膳食方案。

5. 心理护理

大多数脂肪肝患者，尤其是症状不明显、不影响饮食、工作和学习的患者，侥幸心理尤为严重，认为无须治疗或不按医嘱行事，容易延误病情，导致不良后果。针对存在这种心理的患者，要仔细解释，耐心说服，不可错过早期治疗的好时机，使患者树立对脂肪肝的科学态度，纠正不良饮食习惯，提高治疗的依从性。

五、健康宣教

1. 入院指导

病房护士主动热情接待患者，根据病情安排床位。向患者及家属介绍病区环境，并做好入院宣教。告知患者及家属探视、请假、消毒隔离等相关制度及规定。

2. 预防知识指导

加强健康宣教，联合应用饮食治疗、运动治疗、行为修正治疗等综合措施，去除诱因，积极控制原发基础病最为重要。让健康人群了解NAFLD的病因，建立健康的生活方式，改变各种不良的生活习惯、行为习惯。

3. 疾病知识指导

重视脂肪肝的危害，告知患者引起非酒精性脂肪性肝病的原因主要是高脂肪、高热量膳食结构，多坐少运动的生活方式，胰岛素抵抗、代谢综合征等，帮助患者和家属掌握自我护理的有关知识，减少疾病进展的危害。

4. 探视指导

为防止院内感染，亲友探视时限制人数，佩戴口罩，遵照医院探视时间进行探视。

5. 出院指导

（1）用药指导：出院带药，严格遵医嘱服用，不要擅自增减药量或停药。另外，尽量避免使用各种与脂肪肝有关的药物，如四环素、乙酰水杨素、糖皮质类固醇、合成雌激素、胺碘酮、硝苯地平、某些抗肿瘤药物及降脂药等，都可以导致脂肪在肝内积聚。

（2）饮食指导：应兼顾限制热量摄入、调整膳食结构和避免不良膳食行为。通过低热量饮食伴或不伴体育锻炼来减轻体重，通常都可以减少肝脏脂肪沉积。

（3）家庭消毒隔离指导：酒精性肝病如合并嗜肝病毒感染的患者及家属应养成良好的卫生习惯，注意个人卫生，勤洗手，避免交叉感染。

（4）休息与活动：做到生活有规律，按时休息，避免过劳，量力而行。

（5）心理指导：做好心理调适，保持心情舒畅、情绪稳定，保持足够的睡眠时间，适当活动以不感疲劳为度。

六、延伸护理

（1）护士定期做好电话随访，NAFLD患者的最佳随访期尚未确定，一般情况下，没有代谢风险因子恶化的NAFLD患者应该每2～3年随访1次，NAFLD相关肝硬化患者应每6个月随访1次。

（2）通过健康宣教加强自我监督，教育患者记录自己的饮食、运动、体重、腰围及生活质量相关指标，制订个体化的饮食和锻炼计划。

（3）定期筛查和评估代谢综合征相关终末期器官病变（如心血管事件风险）、肝细胞癌及肝硬化的并发症。

（4）按医嘱要求出院后7～14日来院复查，院外出现不适症状应立即到医院就诊。

（魏　霞）

第四章　药物性肝损伤的护理常规

一、概述

药物性肝损伤是指在某种药物使用过程中，因药物的毒性损害或过敏反应所导致的肝脏损伤，亦称药物性肝病、药物性肝炎、药物性肝损害等。可分为急性药物性肝损伤、急性淤胆型肝损伤、超敏反应性肝损伤、急性和亚急性肝功能衰竭。

二、观察要点

（1）观察患者生命体征，观察患者有无上腹部不适、恶心和厌食等消化道症状。

（2）观察患者有无腹胀、肝区疼痛、食欲不振、呕吐、发热、乏力等症状，以及肌肉疼痛、皮疹、浅表淋巴结肿大、肝脾肿大、关节炎和心肌炎等过敏症状。

（3）观察患者皮肤、巩膜有无黄染，尿色是否加深，有无皮肤瘙痒。

（4）观察患者有无"三高一低"，即高度乏力、高度消化道症状、高度黄疸、低凝血症等。

三、常见护理诊断问题

（1）发热：与腹腔感染有关。

（2）皮肤完整性受损：与长期卧床有关。

（3）活动无耐力：与机体消耗、虚弱、疲劳有关。

（4）体液过多：与肝功能异常水钠潴留有关。

（5）悲伤：与病程较长，预后效果不明显有关。

（6）语言沟通障碍：与青藏高原少数民族语言不通有关。

四、护理措施

1. 一般护理

（1）消毒：病室开窗通风，物体表面保持干净整齐，采用等离子消毒机每日消毒1次。

（2）休息与活动：重度肝损伤应严格卧床休息，待病情好转后，逐渐增加活动量，如散步、打太极拳等，以活动后不感劳累为度。

2. 症状护理

密切注意患者有无肝性脑病的早期征象（见第一篇第六章第六节肝性脑病的护理常规），保持排便通畅。做好皮肤清洁，对于出现皮疹或皮肤瘙痒者，嘱其不要搔抓，保持皮肤的完整性，避免发生剥脱性皮炎或皮肤感染。发热患者给予物理降温等。

3. 用药护理

药物性肝损伤确诊后，避免再度给予引起此次肝损伤相同或化学结构类似的药物。合理用药，选择药物时尽可能选用同类药物中毒性和不良反应较少或较轻的药物。尤其注意禁用损害肝脏的药物，如吗啡、苯巴比妥类、磺胺类及氯丙嗪等。对于有过敏史、肝肾疾病、新生儿和营养障碍的患者慎重选择药物，使用合理剂量、尽量少用可能诱发过敏、损害肝肾功能的药物。严密观察患者的临床表现，及时密切监测肝功能的情况，尽早进行保肝治疗。

4. 饮食护理

（1）饮食原则：选择清淡、低脂肪、低胆固醇、高维生素的食物。给予足够的能量及蛋白质如牛奶、鸡肉，多吃富含维生素C的食物如新鲜蔬菜、水果等。

（2）饮食禁忌：忌乱服中草药和中成药，忌食油腻、辛辣、刺激性及霉变食物，不吃隔夜饭菜；应避免饮酒及含酒精类物质的饮料，必要时戒烟、戒酒。

（3）根据疾病需求、疾病状态咨询营养师并请其制订个体化膳食方案。

5. 心理护理

所有患者在发现自身因服药出现肝损伤后都会出现烦躁、焦虑、恐惧和失落等情绪，从而停止治疗本身疾病或者对治疗过程产生抵触、排斥等心理，进而导致自身免疫力下降。因此护理人员要耐心、积极地为患者讲解药物对疾病治疗的知识，并告知患者药物对肝脏可能存在的不良反应，鼓励患者积极配合治疗，消除顾虑，增强治疗信心。

五、健康宣教

1. 入院指导

入院后向患者及家属介绍病区环境、相关医护人员，讲解入院须知，进行健康宣教。

2. 预防知识指导

肝肾功能障碍者、老年人及儿童、有过敏家族史者、免疫力缺陷者，慎重选用药物。避免使用对肝脏有潜在毒性的药物，如抗结核、抗真菌、喹诺酮类、青霉素类、头孢菌素类药物等。

3. 疾病知识指导

向患者及家属讲解疾病的相关知识，讲解诱发药物性肝损伤的相关因素。

（1）药物因素：频繁应用抗生素类药物、抗真菌药物、抗寄生虫药物、抗结核药物、激素类药物等影响肝功能，诱发药物性肝损伤。

（2）遗传因素：药物性肝损伤和先天遗传性因素有关，具有家庭聚集性。占药物性肝损伤发病率的15%～21%。

（3）其他因素：自身的身体素质、年龄及性别等因素也会影响药物的正常代谢，代谢出现异常时，诱发肝功能出现损伤。

4. 探视指导

严格按医院及科室的相关制度进行探视。

5. 出院指导

（1）用药指导：讲解用药注意事项及不良反应，教会患者自我观察。嘱患者遵医嘱按时服药，不可私自停药或减量，如有病情变化及不适，及时就医。常见的药物性肝损伤中药是不可忽视的原因，应摒除"中药无害"的想法。避免频繁用药或多种药物混合应用；用药过程中认真阅读说明书，避免超剂量和超疗程用药。

（2）家庭消毒指导：患者及家属养成良好的卫生习惯，勤洗手，勤开窗通风。

（3）饮食指导：给予高蛋白、低脂肪、适量糖类和热量的饮食。肝功能不全患者每日蛋白质摄入量争取达到1.0～1.5 g/kg；伴有腹腔积液患者蛋白质可增至每日2～3 g/kg，限制钠和水的摄入；血氨升高患者应限制蛋白质摄入量，供给富含维生素C的食物，如新鲜蔬菜、水果，能促进肝糖原合成、增强机体免疫力。注意烹调过程尽量减少营养素的损失。

（4）注意休息，劳逸结合：安慰患者，保持心情舒畅，适当地进行户外锻炼，可听轻音乐、打太极拳、散步等，增强自身抵抗力，活动后以不感劳累为宜。

六、延伸护理

（1）护士定期电话随访，了解患者服用药物的情况，指导患者遵医嘱用药；明确患者用药剂量、使用方法，告知患者漏服药物或私自停药可能导致的风险。

（2）合理饮食，忌辛辣、生冷、硬、刺激性饮食，少食多餐，若患者出现恶心、乏力、面黄等症状时，要及时去医院就诊，以免延误病情。

（3）保持愉悦心情，积极配合治疗。

（4）定期复查肝功、肝脏B超、凝血功能等。

（张海清）

第五章　自身免疫性肝病的护理常规

第一节　自身免疫性肝炎的护理常规

一、概述

自身免疫性肝炎（autoimmune hepatitis，AIH）是一种由针对肝细胞的自身免疫反应所介导的肝脏实质性炎症，以血清自身抗体阳性、高免疫球蛋白G和（或）γ-球蛋白血症、肝组织学上存在界面性肝炎为特点，如不及时治疗常可导致肝硬化、肝功能衰竭。AIH的临床表现多样，一般表现为慢性、隐匿起病，但也可表现为急性发作，甚至引起急性肝功能衰竭。AIH呈全球性分布，各个年龄阶段均可发生，但大部分患者年龄大于40岁，峰值年龄约为51岁，男女比例为1∶4。

二、观察要点

（1）观察患者的生命体征。

（2）观察患者肝外症状有无关节痛、皮疹、低热等。

（3）观察患者有无类似病毒性肝炎的症状，如全身乏力、周身不适、厌油等。慢性肝病的体征，如黄疸、肝掌、蜘蛛痣、肝脾肿大、腹腔积液。

（4）存在肝脏纤维化及肝硬化的情况，要观察有无消化道出血、腹胀、尿少、腹腔积液、双下肢水肿等并发症。

（5）自身免疫性肝炎合并系统性自身免疫性疾病时，要观察有无桥本甲状腺炎、糖尿病、类风湿关节炎、干燥综合征、系统性红斑狼疮等并发症。

三、常见护理诊断问题

（1）体感不适：与皮肤瘙痒、乏力、疼痛等有关。

（2）营养失调：与食欲减退、消化吸收不良有关。

（3）活动无耐力：与肝细胞损伤有关。

（4）知识缺乏：与对疾病认识不足有关。

（5）焦虑：与患者对疾病的恐惧、担心、预后有关。

（6）语言沟通障碍：与使用地区方言有关。

四、护理措施

1. 一般护理

提供安静舒适的环境，室温维持在20～24 ℃，湿度50%～60%，减少不良刺激，保持通风良好，注意保暖，避免感冒。取舒适的体位，腹胀有腹腔积液的患者取半卧位，减轻腹部不适。急性期及重型肝炎期应绝对卧床休息，协助患者做好生活护理。当症状减轻、黄疸好转、肝功能改善后，逐步增加活动量，以不感到疲劳为度。

2. 症状护理

（1）皮肤瘙痒的护理：①评估皮肤瘙痒范围和程度；②保持皮肤清洁，剪短指甲，穿纯棉内衣；③嘱患者不要搔抓皮肤，以免皮肤破损引起感染和皮下出血；④用温开水或炉甘石洗剂擦洗皮肤，可服用熊去氧胆酸，减轻瘙痒感。

（2）腹胀的护理：①协助患者采取舒适的体位，可以通过腹部按摩、灌肠、热敷等方法缓解腹胀；②饮食要少量多餐，禁止吃产气食物（如豆制品、豆浆等），选用蔬菜水果及高纤维的食物。

3. 用药护理

（1）改善恢复肝功能的药物：各种维生素、还原型谷胱甘肽、甘草酸二铵等。

（2）免疫抑制剂：常用的有泼尼松（龙）初始剂量40～60 mg/d，并于4周内逐渐减量至15～20 mg/d。用药期间应观察有无糖皮质激素的不良反应，如水钠潴留、血压升高、血糖升高、血钾下降。使用泼尼松也可引起精神兴奋、烦躁、失眠并使机体免疫功能降低，易合并继发感染和出血等。

（2）抗纤维化：鳖甲煎丸、扶正化瘀胶囊。

4. 饮食护理

（1）饮食原则：选择清淡易消化、低脂低胆固醇、高蛋白、高糖、少渣、高维生素饮食，少食多餐；多吃新鲜蔬菜、水果，适量饮水。对于合并大量腹腔积液或浮肿患者，应适当控制食盐和水的摄入，盐摄入量不超过1.2～2 g/d，限制进水量在1000 mL/d，如有严重低钠血症，应在医生指导下调整盐和水的摄入量。

（2）饮食禁忌：忌食辛辣、生冷等刺激性强及粗糙的食物。禁饮酒，勿暴饮暴食。

（3）可根据疾病需求、疾病状态咨询营养师，请其制订个体化膳食方案。

5. 心理护理

由于发病时间长，病情反复，患者表现出复杂的心理反应，如紧张、焦虑不安、恐惧、孤独、烦恼。护理人员首先要与患者建立良好的护患关系，与患者多交谈，了解其心理状态。及时向患者讲解病情及治疗方案，减少患者对疾病产生的紧张、焦虑、疑虑和恐惧感。鼓励患者循序渐进地活动，树立战胜疾病的信心。

五、健康宣教

1. 入院指导

介绍病区环境、医护人员、作息时间及患者住院须知。

2. 预防知识指导

（1）注意饮食卫生，不喝生水或生食海鲜。戒烟、戒酒，避免熬夜，保持心态平和，避免生气。

（2）指导患者及家属了解自身免疫性肝炎的诱因，避免病毒、细菌、寄生虫的感染。

（3）谨慎用药，避免滥用药物，服药应遵医嘱，以免影响肝脏代谢药物的能力，导致自身免疫性肝病。

3. 疾病知识指导

帮助患者及家属正确认识疾病易复发的特点，强调预防复发的重要性。平时注意大便的性状，观察有无腹痛、便血、体温升高等症状，如有不适应及时就医。

4. 探视指导

探视者需遵守探视时间及医院的规章制度，服从工作人员管理。

5. 出院指导

（1）注意休息、营养要适度。当肝功能正常时，便可正常学习和生活。

（2）药物依从性和不良反应：患者应按时、按量服药，不要随意增减药量或停药，以免引起病情变化。

（3）饮食指导：低盐饮食、高蛋白饮食、禁酒，避免粗纤维、多渣及刺激性食物。

（4）要警惕黄疸加深，患者一旦出现黄疸，请及时就医。定期检查、定期复查，防止发展为肝硬化。每6个月进行1次肝脏超声、骨密度检查，必要时行上腹部增强核磁共振或增强CT检查。

六、延伸护理

（1）护士定期电话随访，了解患者服用药物的情况，指导患者遵医嘱用药；明确患者用药剂量、使用方法，告知患者漏服药物或私自停药可能导致的风险。

（2）合理饮食，忌辛辣、生冷、硬、刺激性饮食，少食多餐，若患者出现恶心、乏力、面黄等症状时，要及时就诊，以免延误病情。

（3）保持愉悦心情，积极配合治疗。

（4）定期复查肝功能、肝脏B超、凝血功能等。

（马秀玲）

第二节 原发性胆汁性胆管炎的护理常规

一、概述

原发性胆汁性胆管炎（primary biliary cholangitis，PBC）是一种慢性肝内胆汁淤积性疾病，发病机制尚不清楚，可能与药物、感染、遗传有关。中老年女性发病多见，一般有乏力和皮肤瘙痒等症状，组织病理学表现为非化脓性、破坏性肝内小胆管炎，最终可发展至肝脏纤维化及肝硬化。血清抗线粒体抗体（anti-mitochondrial antibody，AMA）阳性，尤其AMA-M2亚型阳性对本病诊断具有很高的敏感度和特异度。

二、观察要点

（1）观察生命体征和意识状态。

（2）观察右上腹有无胀满、不适感。

（3）观察患者有无口干、眼干、食欲下降、纳差、恶心、呕吐、腹泻、消化不良、体重下降等症状。

（4）观察有无肝硬化和门静脉高压等一系列并发症，如腹腔积液、食管胃底静脉曲张破裂出血及肝性脑病等。

（5）观察胆汁淤积的相关表现，如骨质疏松、脂溶性维生素缺乏、高脂血症。

（6）观察合并其他自身免疫性疾病（如干燥综合征、类风湿关节炎、自身免疫性甲状腺疾病等）的表现。

三、常见护理诊断问题

（1）体感不适：与皮肤瘙痒有关。

（2）营养失调：与食欲减退、消化吸收不良等有关。

（3）活动无耐力：与肝功能受损、能量代谢障碍有关。

（4）知识缺乏：与对疾病认识不足有关。

（5）焦虑：与患者对疾病的恐惧、担心预后有关。

（6）感染风险：与免疫功能低下有关。

（7）皮肤完整性受损：与胆盐沉着刺激皮肤神经末梢引起的瘙痒有关。

（8）语言沟通障碍：与使用地区方言有关。

四、护理措施

1. 一般护理

提供安静舒适的环境，室温维持在20～24 ℃，湿度维持在50%～60%，减少不良刺激，保持通风良好，注意保暖，避免感冒。取舒适的体位，腹胀有腹腔积液的患者取半卧位，减轻腹部不适。急性期及重型肝炎期应绝对卧床休息，协助患者做好生活护理。当症状减轻、黄疸好转、肝功能改善后，逐步增加活动量，以不感到疲劳为度。

2. 症状护理

（1）黄疸、瘙痒的护理：①评估皮肤瘙痒范围和程度；②指导患者勤剪指甲、勿用力挠、避免感染；③穿纯棉宽松内衣；④禁用肥皂水擦洗，要用温开水或炉甘石洗剂擦洗皮肤，亦可服用熊去氧胆酸减轻淤胆，从而减轻瘙痒；⑤忌辛辣、刺激性食物。

（2）乏力的护理：①指导患者合理安排休息与活动；②补充充足的营养；③观察患者大便的量、色、性状及有无肉眼脓血和黏液，及时通知医生给予药物治疗。

（3）腹胀的护理：①评估腹胀的程度及可能诱因；②鼓励患者少食多餐；③减少产气食物的摄入，适当运动；④观察患者精神状态、生命体征及电解质情况。

3. 用药护理

（1）熊去氧胆酸是目前唯一推荐用于治疗PBC的药物。该药可减少内源性胆汁酸的肝毒性，保护肝细胞膜，增加内源性胆汁酸的分泌，且可减少HLA-Ⅰ类和HLA-Ⅱ类分子在肝细胞膜上的异常表达，而兼有免疫调节作用。不良反应较少，主要包括腹泻、胃肠道不适、体重增加、皮疹和瘙痒加重等。用量：13～15 mg/kg。

（2）如果同时应用考来烯胺，两者间隔时间4小时以上。

（3）不推荐在妊娠期及妊娠早期使用。

（4）该药对部分患者能改善临床症状和实验室指标，延缓病情进展，对有效病例宜长期服用。

（5）药物治疗是一个长期的过程，用药必须规律，按时、按量、增减药物必须在医生的指导下进行。

4. 饮食护理

（1）饮食原则：选择清淡易消化、低脂、低胆固醇、高蛋白、高糖、高热量、少渣、高维生素（如维生素C、B族维生素）饮食，少食多餐；可适当选用葡萄糖、蔗糖、蜂蜜、果汁等易于消化的单、双糖类食物，多吃含锌、镁丰富的食物，如瘦猪肉、牛肉、蛋类、鱼类等含锌量较多的食物；多食用绿叶蔬菜、豌豆、乳制品和谷类等食物。

（2）饮食禁忌：适当限制动物脂肪，有腹腔积液者清淡饮食，限制钠盐的摄入。并发肝性脑病或血氨升高者低蛋白饮食。忌食辛辣、生冷等刺激性强及粗糙的食物。禁饮酒，勿暴饮暴食。

（3）可咨询营养师，根据患者疾病需求、疾病状态为其制订个体化膳食方案。

5. 心理护理

（1）积极和患者沟通，消除患者焦虑、恐惧、紧张的情绪，有利于病情的稳定和恢复。

（2）由于患者对疾病存在不同程度的焦虑、抑郁，护理人员应用通俗易懂的语言开导患者，让其明白PBC的进展过程，树立战胜疾病的信心，保持乐观的心态。同时告知患者及家属PBC不具传染性，消除亲属恐惧心理，给予心理支持，安排一个舒适安静的环境。

五、健康宣教

1. 入院指导

向患者介绍病区环境、医护人员、作息时间及患者住院须知。

2. 预防知识指导

向患者及家属介绍此病没有传染性，患者要养成良好的生活习惯。

3. 疾病知识指导

应注意预防感染，防止病情进一步发展，平时注意自己大便的性状，观察有无腹痛、便血、体温升高等症状，病情较前加重应及时就医。

4. 探视指导

探视者需遵守探视时间及医院的规章制度，服从工作人员的管理。

5. 出院指导

（1）患者要注意休息，营养要适度，当肝功能恢复正常时，即可正常学习和生活。

（2）药物依从性和不良反应：遵医嘱按时服药，不可擅自停药或减量，不要自行服用任何药物或补品，以免加重肝脏损害。

（3）饮食指导：患者合理选择饮食与低盐饮食，避免食用粗纤维、多渣及刺激性食物。

（4）要警惕黄疸加深，患者一旦出现黄疸加重应及时就医，急性患者出院后第1个月复查1次，以后每1～2个月复查1次，半年后每3个月复查1次，定期复查1～2年，防止发展为肝硬化。

六、延伸护理

（1）护士定期电话随访，了解患者服用药物的情况，指导患者遵医嘱用药；明确患者用药剂量、使用方法，告知患者漏服药物或私自停药可能导致的风险。

（2）合理饮食，忌辛辣、生冷、硬、刺激性饮食，少食多餐，若患者出现恶心、乏力、面黄等症状时，要及时去医院就诊，以免延误病情。

（3）保持愉悦心情，积极配合治疗。

（4）定期复查肝功能、肝脏B超、凝血功能等。

（马秀玲）

第六章　肝硬化及其并发症的护理常规

第一节　肝硬化的护理常规

一、概述

肝硬化（liver cirrhosis，LC）是临床常见的慢性进行性肝病，是由一种或多种病因长期或反复作用形成的弥漫性肝损害，在此基础上，肝脏炎症及纤维化反复发生及持续进展导致肝脏硬化，出现相关并发症。病理组织学上有广泛的肝细胞坏死、残存肝细胞结节性再生、结缔组织增生与纤维隔形成，导致肝小叶结构破坏和假小叶形成，肝脏逐渐变形、变硬而发展为肝硬化。临床上起病隐匿，病程发展缓慢，晚期以肝功能减退和门静脉高压为主要表现，常出现多种并发症。

二、观察要点

（1）代偿期肝硬化：①乏力、低热、腹胀、腹痛；②食欲不振、恶心、腹泻；③营养状况一般或消瘦。

（2）失代偿期肝硬化：①全身症状：疲倦、乏力、精神不振、消瘦、皮肤巩膜黄染、面色灰暗、皮肤干枯粗糙、水肿。②消化系统症状：食欲减退、恶心、呕吐、稍进食油腻食物即引起腹泻。③有出血倾向与不同程度的贫血。常出现牙龈出血、鼻出血、皮肤紫癜和胃肠出血等。④内分泌失调后，出现肝掌及低血糖。⑤脾大、侧支循环的建立和开放，临床上重要的侧支循环有食管下段和胃底静脉曲张、腹壁静脉曲张、痔核形成。

三、护理常见诊断问题

（1）营养失调：与肝功能异常、消化不良有关。

（2）体液过多：与皮下积液、腹腔积液、双下肢水肿有关。

（3）活动无耐力：与乏力有关。

（4）语言沟通障碍：与少数民族语言沟通障碍有关。

（5）潜在并发症：消化道出血、肝性脑病。

四、护理措施

1. 一般护理

（1）消毒隔离：临床常见乙型、丙型病毒性肝炎引起肝硬化，患者须实施血液及体液隔离。对患者的呕吐物、排泄物及便器用0.05%过氧乙酸或3%漂白粉澄清液浸泡2小时后弃去；一般情况下，消化道未出血时，餐具可不消毒；用完的餐具可用沸水煮沸1分钟，可使各种肝炎病毒失去活力和传染性，煮沸20分钟可将各型肝炎病毒杀灭。不能蒸煮的物品可用日光暴晒法，一般晒6个小时以上，中间经常翻动可使肝炎病毒失去传染性。接触患者血液或体液时戴手套，尽量使用一次性医用耗材，操作前后认真严格洗手；血液污染的器械必须严格消毒。病室开窗通风，保持空气新鲜，湿式清扫，等离子消毒机消毒每日1次。

（2）休息与活动：肝硬化患者的精神、体力状况随病情进展而减退，疲倦乏力、精神不振症状逐渐加重，严重时衰弱而卧床不起，应根据病情安排休息和活动。代偿期患者无明显的精神、体力减退，可参加轻工作，避免过度疲劳；失代偿期患者以卧床休息为主，但过多的躺卧易引起消化不良、情绪不佳，故应视病情安排适量的活动，活动以不感到疲劳、不加重症状为度。

2. 症状护理

（1）黄疸的护理：患者出现黄疸时应卧床休息，注意观察黄疸的变化。保持皮肤清洁，剪短指甲，嘱患者不要搔抓皮肤，以免皮肤破损引起感染和皮下出血。用温水清洗皮肤，忌用刺激性的洗浴用品。

（2）腹腔积液的护理：大量腹腔积液患者应取半卧位；记录24小时出入量，限制水、钠的摄入；定期测量患者的体重、腹围，监测尿量的变化，注意维持水电解质酸碱平衡；加强皮肤护理，防止压疮。

（3）腹胀的护理：观察患者腹胀的程度，避免进食产气的食物，如豆制品、牛奶等；协助患者在床上改变体位，鼓励患者在床上做肢体的屈伸活动；指导并协助患者进行腹部按摩，必要时遵医嘱行肛管排气。

3. 药物护理

（1）遵医嘱使用改善肝功能的药物、降酶药、免疫增强剂、抗肝纤维化药物、抗病毒药物等。按时、按量给患者服药，不要随意增减药量或停药，以免引起患者不适或加剧病情变化。

（2）服用利尿剂，主要是呋塞米，服用这类药物的时候需要观察尿量，如果出现疲乏无力、心悸等症状提示患者可能出现了低钠、低血钾的症状，要及时就诊。

（3）促进胃肠蠕动的药物（如莫沙必利、多潘立酮）应该在饭前半小时服用，肝硬化患者服用药物时，应将药片研碎，以免划破曲张的食管胃底静脉，引起上消化道的出血。

4. 饮食护理

（1）饮食原则：选择高热量、高蛋白（以优质蛋白为主）、高维生素、低脂肪、易消化的食物。

（2）饮食禁忌：忌食油腻、生冷、甜腻、辛辣、刺激性食物。限制水、钠摄入，有腹腔积液者应低盐或无盐饮食，钠限制在每日500～800 mg（氯化钠1.2～2.0 g），进水量限制在每日1000 mL左右，饮用水为净化水或纯净水。应避免饮酒或及含酒精类饮料，必要时戒烟、戒酒。腹胀者可减少产气食品（如牛奶、豆制品）的摄入。

（3）患者可根据疾病需求、疾病状态咨询营养师，请其制订个体化膳食方案。

5. 心理护理

由于肝硬化为慢性病程，久治不愈，病情发展逐渐加重，疗效不确定，且所需营养费及医疗费用较多，对患者及家属的家庭生活产生极大影响，所以患者容易产生消极、绝望、悲观情绪，影响日常生活。针对患者的心理情况，医护人员在做宣教时应关心体贴患者，用诚恳的语言取得患者的信任，建立良好的护患关系，以宣泄法使患者发泄愤怒的情绪，以升华法转移其矛盾心理，反复向患者讲述肝硬化的治疗前景并请恢复较好的患者介绍经验，消除患者消极、悲观、绝望和愤怒的心态，树立战胜疾病的信心。

五、健康宣教

1. 入院指导

主动热情接待患者，根据病情安排床位，向患者或家属介绍病区环境及相关医护人员。告知患者及家属探视、请假、消毒隔离等相关制度及规定。

2. 预防知识指导

乙肝抗体弱阳或阴性的人员要及时接种乙肝疫苗；家属与患者尽量一人一餐具；夫妻性生活采用避孕套；乙肝、丙肝肝硬化孕妇应提早做好母婴隔离，避免母婴传播；患者家属要定期复查乙肝五项，及时进行抗病毒治疗。

3. 疾病知识指导

嘱患者勿过多考虑病情，遇事豁达开朗，树立治病信心，保持愉快心情。切实遵循饮食治疗原则：高热量、高蛋白、高维生素、低脂肪、易消化饮食。当血氨升高，出现神志恍惚、烦躁不安、记忆力减退等症状时，避免蛋白质摄入，以免加重病情；注意保暖和个人卫生，避免感染；避免进行使腹内压增大的活动（如剧烈咳嗽、用力大便、提重物等），从而减少出血点倾向。

4. 用药指导

遵医嘱服药，不要私自停药或加药，尤其是抗病毒药物。不滥用药物，如吗啡、苯巴比妥类、磺胺类及氯丙嗪等药物，以免加重肝损害。

5. 出院指导

（1）注意休息，保持乐观情绪，正确对待疾病。生活规律，劳逸结合，以活动后不感劳累、不加重病情为度。

（2）家庭消毒隔离指导：患者及家属养成良好的卫生习惯，自觉注意个人卫生，勤洗手，避免交叉感染。用500 mg/L含氯消毒液擦拭桌子、地面等。家属所用餐具一起清洗时，需煮沸消毒。患者衣物、被褥最好在太阳下晒6小时以上再使用。

（3）药物依从性和不良反应：嘱患者遵医嘱用药，注意观察药物疗效及不良反应，提高患者用药的依从性，家属督促患者按时、按量、按疗程用药；如有不良反应等发生，及时告知医生，不可自行停药、减药。

（4）饮食：生活要规律，避免过饥、过饱，避免粗糙、辛辣、刺激性食物，避免食用过冷、过热食物。戒烟、戒酒。

（5）定期复查。

六、延伸护理

（1）随访：定时随访，必要时建档。

（2）督促定期复查：一般肝功能较好的患者，3～6个月进行1次复查；如果肝功能较差，建议患者1～3个月进行1次随诊复查。

（3）监测HBV-DNA或者HCV-RNA的定量，查肝功能、肾功能、电解质、血常规、甲胎蛋白等，定期监测腹部彩超，查看有无腹腔积液产生。如出现黑便、表情淡漠、腹痛、腹胀等情况时，立即送医院救治。

（保成兰　祁发存）

第二节　腹腔积液的护理常规

一、概述

腹腔积液是指由某些疾病所引起的腹腔内液体的过多积聚。腹腔积液的病因首位是肝硬化，第二位是肿瘤，第三位是结核性腹膜炎，其他病因包括Budd-Chiari综合征、心脏病、肾病等。健康人腹腔内有少量液体，一般不超过200 mL。腹腔积液的形成源于腹腔内液体形成和吸收的失衡，其病理生理学机制尚未完全明确，但基本因素还是与门静脉压力梯度和胶体渗透压梯度有关。门静脉高压、血浆胶体渗透压降低、腹腔胶体渗透压增高、淋巴回流障碍、毛细血管通透性增高都可导致腹腔积液的产生。腹腔积液是失代偿期肝硬化患者常见且严重的并发症之一，也是导致肝硬化患者住院最常见的原因，大约有60%的代偿期肝硬化患者在10年间会发生腹腔积液。

二、观察要点

（1）观察患者生命体征。

（2）观察患者精神和意识状态。

（3）观察患者是否有腹胀、下肢水肿、发热、腹痛等症状。如合并自发性细菌性腹膜炎可有发热、腹痛等症状。查体可见腹部膨隆，腹腔积液征阳性（包括液波震颤、移动性浊音）。

三、常见护理诊断问题

（1）体液过多：与皮下积液、腹腔积液有关。

（2）活动无耐力：与乏力有关。

（3）语言沟通障碍：与少数民族语言沟通障碍有关。

（4）感染：与机体免疫力低下、细菌侵入有关。

（5）潜在并发症：与感染、肝性脑病有关。

四、护理措施

1. 一般护理

（1）消毒隔离：甲型、戊型病毒性肝炎引起腹腔积液的患者须实施消化道及体液隔离，其余各型病毒性肝炎引起腹腔积液的患者须实施血液及体液隔离。同病种患者可住一室，严格执行手卫生。对甲型肝炎患者的呕吐物、排泄物及便器用84消毒液或者3%漂白粉澄清浸泡1小时后弃去。乙型病毒性肝炎的排泄物及腹腔积液用0.05%过氧乙酸或3%漂白粉澄清液浸泡2小时后弃去。做到一人一餐具，用完的餐具可用沸水煮1分钟，可使各种肝炎病毒失去活力和传染性，煮沸20分钟可将各型肝炎病毒杀灭。不能蒸煮的物品可用日光暴晒法，一般晒6个小时以上，中间经常翻动可使肝炎病毒失去传染性。接触患者血液或体液时戴手套，尽量使用一次性医用耗材，操作前后认真严格洗手，血液污染的器械必须严格消毒。

（2）休息与活动：取舒适体位，患者取半卧位，减轻腹胀。应视病情安排适量的活动，活动以不感到疲劳、不加重症状为度。避免腹内压骤增，如打喷嚏、剧烈咳嗽、用力排便等。

2. 症状护理

（1）腹腔积液的护理：记录24小时出入量，限制水、钠的摄入。定期测量患者的体重、腹围，监测尿量的变化，注意维持水电解质酸碱平衡。加强皮肤护理，防止压疮。

（2）不能有效咳痰的护理：遵医嘱吸氧，观察有无吸氧并发症。保持呼吸道通畅，协助患者翻身拍背。指导患者适量饮水，稀释痰液。遵医嘱应用抗生素治疗，观察不良反应。

（3）体温过高的护理：按时测量体温，观察伴随症状，有无畏寒、寒战，及时绘制体温单。指导患者多饮水，及时更换衣物，以免受凉。遵医嘱应用抗生素及补液治疗。观察患者有无脱水症状。

（4）便秘的护理：指导患者进食新鲜蔬菜、水果，食物注意软烂适中，避免食用粗糙、坚硬食物。指导患者顺时针环形按摩腹部。鼓励患者床上主动运动。适当饮水，告知患者勿用力排便。遵医嘱给予患者通便药物。观察大便次数、性状、颜色及量。

（5）引流管的护理：严格交接班，注意防止导管脱落。如有渗液，及时更换无菌敷料。保证引流管通畅，避免受压、打折、扭曲，妥善固定。注意无菌操作，引流袋位置低于穿刺处且不落地。准确记录腹腔积液的性质、颜色及量。

3. 饮食护理

（1）饮食原则：选择高热量、高蛋白（以优质蛋白为主）、高维生素、低脂肪、易消化的食物。

（2）饮食禁忌：忌食油腻、生冷、甜腻、辛辣、刺激性食物，限制水、钠摄入，有腹腔积液者应低盐或无盐饮食，钠限制在每日500～800 mg（氯化钠1.2～2.0 g），进水量限制在每日1000 mL左右，饮用水为净化水或纯净水。避免饮酒或含酒精类饮料，避免进食产气食品如豆制品。

（3）患者可咨询营养师，根据疾病需求、疾病状态请其制订个体化膳食方案。

4. 用药护理

（1）遵医嘱联合使用排钾利尿剂、保钾利尿剂，使用利尿剂时应监测体重变化及血生化。

（2）使用血管活性药物（特利加压素）治疗顽固性腹腔积液时，需缓慢滴注或推注。

（3）人血白蛋白提高胶体渗透压，可改善肝硬化腹腔积液患者的预后。输注前需询问患者有无过敏史，特别是有没有对异种蛋白的过敏史，如果有可以在输注前使用地塞米松。另外，如果患者有严重的心力衰竭或严重的贫血时不能使用白蛋白。

5. 心理护理

顽固性腹腔积液患者久治不愈，病情反反复复，所需营养费及医疗费用较多，对患者及家属产生极大影响。护士要观察患者的情绪和行为的变化，耐心听取患者的倾诉，仔细研究患者的心理需要。根据患者的需要，采取相应的心理疏导。做诊疗检查和护理操作前，护士向患者做好说明解释工作，取得患者的信任。

五、健康宣教

1. 入院指导

主动热情接待患者，根据病情安排床位，向患者或家属介绍病区环境及相关医护人员。告知患者及家属探视、请假、消毒隔离等相关制度及规定。

2. 预防知识指导

病毒性肝炎肝硬化患者家庭，尽量做到一人一餐具，夫妻性生活采取避孕套保护，及时接种乙肝疫苗，处理腹腔积液后，做好手卫生，避免交叉感染，家人定期复查乙肝五项，早发现、早治疗。

3. 疾病知识指导

避免摄入辛辣、刺激、粗纤维食物，避免进行使腹内压升高的活动（提重物、剧烈咳嗽、用力排便及提重物等），以免引起消化道出血；当血氨升高，出现神志恍惚、烦躁不安时，避免蛋白质的摄入，以免加重病情；注意保暖和个人卫生，皮肤瘙痒时，用温毛巾擦拭，勿用手搔抓，以免皮肤破损及感染。

4. 用药指导

遵医嘱用药，不滥用苯巴比妥类、磺胺类等药物，以免加重病情，不要私自停药或加药，尤其是抗病毒药物。

5. 出院指导

（1）休息与活动：避免过度劳累，保证充分的卧床休息。

（2）饮食指导：给予清淡、低脂、低盐或无盐、易消化、高热量、高维生素的流食或半流食，戒烟、戒酒，忌辛辣、刺激性食物，鼓励患者多饮水。

（3）家庭消毒隔离指导：患者及家属养成良好的卫生习惯，自觉注意个人卫生，勤洗手，避免交叉感染。家人所用餐具一起清洗时，需煮沸消毒，房间开窗通风保持室内空气新鲜。

（4）药物依从性和不良反应：嘱患者遵医嘱用药，注意观察药物疗效及不良反应，提高患者用药的依从性，口服利尿药时，要注意观察有无低钾（疲乏无力、恶心、呕吐、低血压）及低钠（淡漠、神志障碍、恶心、呕吐、尿少）表现，必要时到医院就诊。就诊时根据腹腔积液多少和肝脏病情轻重调整利尿剂用量。

（5）心理指导：保持良好的情绪，生活规律，配合适当锻炼，促进身心康复。了解加重病情的诱因常为过度劳累、感染、暴饮暴食、酗酒、不合理用药、不良情绪等。正确对待疾病，劳逸结合，以活动后不感劳累、不加重病情为度。

（6）定期复查：如出现发热、表情淡漠、腹痛、腹胀等情况时立即送医院救治。

六、延伸护理

（1）随访：通过电话、微信等方式进行随访，必要时建档。

（2）心理：保持良好的心态和乐观精神，正确对待疾病。

（3）慢性病患者每3个月到医院监测HBV-DNA或HCV-RNA的定量，查肝功能、肾功能、电解质、血常规、甲胎蛋白、腹部B超等以了解病情变化。

（保成兰　祁发存）

第三节　自发性细菌性腹膜炎的护理常规

一、概述

自发性细菌性腹膜炎（spontaneous bacterial peritonitis，SBP），又称原发性细菌性腹膜炎，是在肝硬化基础上发生的腹腔感染，是指在无明确腹腔内病变来源（如肠穿孔、肠脓肿）的情况下发生的腹膜炎，是病原微生物侵入腹腔，造成明显损害引起的感染性疾病，是肝硬化等终末期肝病常见的感染。

二、观察要点

（1）观察患者生命体征。

（2）观察患者有无发热、寒战、腹痛、腹泻、心悸、呼吸急促、水肿、少尿等症状。

（3）观察患者皮肤、指甲、肢端色泽情况。

（4）观察患者精神和意识状态。

三、常见护理诊断问题

（1）营养失调：与肝功能异常、消化不良有关。

（2）体液过多：与皮下积液、腹腔积液、双下肢水肿有关。

（3）感染：与机体免疫力低下，细菌侵入有关。

（4）语言沟通障碍：与少数民族语言沟通障碍有关。

（5）潜在并发症：肝性脑病。

四、护理措施

1. 一般护理

（1）消毒隔离：临床常见乙型、丙型肝炎肝硬化引起自发性细菌性腹膜炎，患者须实施血液及体液隔离。对患者的呕吐物、排泄物及便器用0.05%过氧乙酸或3%漂白粉澄清液浸泡2小时后弃去；一般情况下，消化道未出血时，餐具可不消毒；用完的餐具可用沸水煮沸1分钟，即可使各种肝炎病毒失去活力和传染性，煮沸20分钟即可将各型肝炎病毒杀灭。不能蒸煮的物品可用日光暴晒法，一般晒6个小时以上，中间经常翻动可使肝炎病毒失去传染性。接触患者血液或体液时戴手套，尽量使用一次性医用耗材，操作前后认真严格洗手；血液污染的器械必须严格消毒。对重型肝炎合并自发性细菌性腹膜炎患者须实施保护性隔离，最好单人单间，病室开窗通风，保持空气新鲜，湿式清扫，等离子消毒机每日消毒1次，防止交叉感染。

（2）休息与活动：避免过度劳累，保证有充分的卧床时间，每日卧床不少于16小时。卧床可以减轻体力消耗和肝脏负担，有利于改善肝脏的血液循环，减少肝脏瘀血。鼓励和帮助患者经常更换体位，保持床位清洁整齐、预防压疮的发生。取舒适体位（半卧位），减轻腹胀、腹痛。

2. 症状护理

（1）感染的护理：SBP患者由于长期肝硬化导致营养不良、自身免疫功能低下，极易发生各种感染，因此在积极治疗本病的同时，还应预防其他感染的发生。每日给患者行口腔护理，注意饮食卫生，防止病从口入。经常用温水擦洗皮肤，及时帮患者更换潮湿的衣服，保持皮肤清洁。病室每日早晚通风，每日消毒。此外，严格控制探视人员，避免交叉感染，应严格无菌操作。

（2）体温过高的护理：按时测量体温，观察伴随症状，有无畏寒、寒战，及时绘制体温单；指导患者多饮水，及时更换衣物，以免受凉；遵医嘱应用抗生素及补液治疗；观察患者有无脱水症状。

（3）腹痛的护理：腹痛的患者可通过数数、谈话、深呼吸等方式转移对疼痛的注意力；也可通过谈话、深呼吸等，分散注意力，减轻疼痛；还可通过冥想、音乐疗法等转移注意力，减轻疼痛。此外，遵医嘱使用抗生素，控制炎症的扩散。

3. 用药护理

（1）使用抗生素前做细菌学检查与药敏试验，全身使用有效抗生素以控制SBP，执行医嘱时严格掌握用药时间，行腹腔注射时须严格无菌操作。SBP患者使用抗生素一般不少于2周，用药期间需密切注意有无不良反应，如发热、腰痛等。

（2）应用利尿剂治疗肝硬化腹腔积液时，需注意观察利尿效果及不良反应，准确记录出入量，观察患者精神状态、皮肤弹性、周围静脉充盈度并参考血电解质、pH值、肌酐、尿素氮、尿常规等化验结果。注意观察有无低钾血症的表现，如疲乏、无力、恶心、呕吐、腹胀、心律失常等；有无高钾血症的表现，如表情淡漠、烦躁不安、大汗淋漓、手足感觉异常、心律失常等。

4. 饮食护理

（1）饮食原则：高热量、高蛋白、高维生素饮食，应以清淡易消化软食或流食为主。

（2）饮食禁忌：忌食油腻、生冷、甜腻、辛辣、刺激性食物，不吃隔夜饭菜。避免进食刺激性强、保质期较长及粗纤维和较硬的食物。应避免饮酒及含酒精类饮料。根据腹腔积液情况，可采取无盐（少于0.5 g）或低盐饮食（不超过2.0 g）。限制液体摄入量，进水量限制在1000 mL/d左右，如有显著低钠血症，则应限制在500 mL/d以内。

（3）患者可咨询营养师，根据疾病需求、疾病状态请其制订个体化膳食方案。

5. 心理护理

肝硬化合并SBP患者因长期或反复住院，加上事业、生活、经济等多方面的因素往往会产生悲观、焦虑、烦躁的心理，因此做好肝硬化合并SBP患者的心理护理，对疾病的康复起着重要的作用。观察患者的心理需要，做好心理护理以取得患者的信任，向患者讲解相关疾病的知识，强调情绪对疾病的影响，通过交谈使患者对自己所患疾病有所认识，能够以良好的心态接受护理和治疗。

五、健康宣教

1. 入院指导

主动热情接待患者，根据病情安排床位，向患者或家属介绍病区环境及相关医护人员。告知患者及家属探视、请假、消毒隔离等相关制度及规定。

2. 预防知识指导

注意饮食卫生和饮食的规律，进食营养丰富、容易消化的食物，避免过饥或暴饮暴食，避免粗糙、辛辣、刺激性食物，或过冷、过热、产气多的食物、饮料，应戒烟、禁酒。生活起居规律，保持乐观情绪，避免紧张劳累。

3. 疾病知识指导

帮助患者和家属做到：正确对待疾病；加强营养，适当增加蛋白质摄入；掌握自我护理的有关知识，减少肝性脑病、自发性细菌性腹膜炎等并发症发生的危险。

4. 用药指导

遵医嘱服药，观察用药效果及不良反应。不滥用药物，如苯巴比妥类、磺胺类、吗啡等，以免加重病情。

5. 出院指导

（1）家庭消毒隔离指导：患者及家属养成良好的卫生习惯，自觉注意个人卫生，勤洗手，保持口腔清洁；保持患者住所开窗通风，空气新鲜，阳光充足；限制探视人员，避免交叉感染；家人所用餐具一起清洗需消毒，沸水煮沸20分钟即可；患者衣物、被褥最好在太阳下晒6小时以上，方可使用。

（2）药物依从性和不良反应：嘱患者遵医嘱用药，注意观察药物疗效及不良反应，提高患者用药的依从性，家属督促患者按时、按量、按疗程用药；如有不良反应等发生，及时告知医生。

（3）饮食指导：生活要规律，合理饮食，勿暴饮暴食；避免过饥、过饱，避免粗糙、辛辣、刺激性食物，避免食用过冷、过热食物。戒烟、禁酒。

（4）心理指导：保持良好的心态和乐观精神，正确对待疾病。

（5）如出现发热、寒战、腹痛、意识模糊等不适，立即回医院就诊。

六、延伸护理

（1）随访：定时随访必要时建档。

（2）定期复查：如出现发热、表情淡漠、腹痛、腹胀等情况时立即送医院救治。

（3）慢性病者每3个月到医院复查，监测HBV-DNA或HCV-RNA的定量，查肝功能、肾功能、电解质、血常规、甲胎蛋白、腹腔积液培养等。

（4）告知患者及家属定期来院监测腹部彩超，观察腹水的变化，必要时做直肠指诊，判断患者是否存在盆腔感染或脓肿。

（保成兰　祁发存）

第四节　消化道出血的护理常规

一、概述

消化道以屈氏韧带为界，分为上消化道和下消化道。上消化道出血指屈氏韧带以上的消化道，包括食管、胃、十二指肠和胰、胆病变的出血，以及胃空肠吻合术后的空肠病变出血。下消化道出血是指十二指肠与空肠移行部屈氏韧带以下的小肠和结肠疾患引起的肠道出血。消化道出血是消化系统常见的症状，也是肝病患者最严重的并发症，而青藏高原作为我国肝脏疾病的高发地区之一，发病率较高。

二、观察要点

（1）观察患者生命体征：①监测生命体征，记录24小时出入量；②精神和意识状态；③眼睑、指甲、皮肤肢端色泽与温暖，以及静脉充盈情况；④患者有无恶心、呕吐、腹痛等先兆症状；⑤呕血、黑便的色、量、性质、次数及伴随症状；⑥观察有无再出血先兆，如头晕、心悸、出汗、恶心、腹胀、肠鸣音活跃等。

（2）估计出血量：①胃内出血量达250～300 mL，可引起呕血；②出现黑便，提示出血量在50～70 mL，甚至更多；③大便潜血试验阳性，提示出血量5 mL以上；④柏油便提示出血量为500～1000 mL。

三、常见护理诊断问题

（1）体液不足：与呕血、黑便引起的体液丢失过多，液体摄入量不足有关。

（2）活动无耐力：与失血性周围循环衰竭有关。

（3）清理呼吸道无效：与无力咳嗽、呼吸痉挛有关。

（4）排便异常：与消化道出血有关。

（5）焦虑：与环境陌生、健康受到威胁、担心疾病后果有关。

（6）知识缺乏：患者缺乏合理饮食、规律生活及服药、手术等知识。

（7）潜在并发症：血容量不足、窒息的危险。

（8）语言沟通障碍：与少数民族患者较多，语言交流障碍有关。

四、护理措施

1. 一般护理

（1）隔离：在标准预防的基础上，采用内科消化道隔离与预防。

（2）消毒：病室开窗通风，保持空气新鲜，湿式清扫，等离子消毒机每日消毒1次。

（3）休息与活动：少量出血（＜70 mL）仅有黑便者，卧床休息，可下床去卫生间；出血量＞250 mL者，卧床休息，活动需有人帮助；出血量＞1000 mL者，绝对卧床休息，保持安静，生活不能自理，需在床上大小便。

2. 症状护理

（1）呕血的护理：①侧卧位或半卧位，意识不清者头偏向一侧，必要时准备负压吸引器；②观察出血情况，并记录颜色、量；③呕血时，随时做好口腔护理，保持口腔清洁；④遵医嘱输血、输液、止血，保持静脉通畅。

（2）便血的护理：便后应擦净并保持肛周清洁、干燥。排便后应缓慢站立。

（3）疼痛的护理：①硬化治疗后，观察疼痛的性质、程度，及时通知医生；②遵医嘱给予抑酸剂、胃黏膜保护剂等药物。

（4）发热的护理：硬化治疗后可有发热，遵医嘱给予输液及抗炎药物，定时观察体温变化情况。

（5）三腔二囊管护理：①置管前向患者及家属解释插管的重要性，教会患者做深呼吸和吞咽动作，以配合插管。②置管后观察出血的情况，经常抽吸胃液，观察其颜色、量。如抽出新鲜血液，证明压迫止血不好，应检查牵引松紧度或气囊压力，并做适当调整。③观察胃气囊和食管气囊的位置：若患者感胸骨下不适，出现恶心或频发期前收缩，应考虑是否有胃气囊进入食管下端挤压心脏的可能，应给予适当的调整。④检查气囊有无漏气：每隔4～6小时分别检查一次食管气囊和胃气囊的压力。若气囊破损会导致三腔管滑脱至咽喉部，引起呼吸困难或窒息。应立即取下管口弹簧夹，抽出食管囊内气体或剪断三腔管，放出气体。⑤每日2次向鼻腔内滴入液体石蜡，减少三腔管对鼻黏膜的损伤。⑥定时放气：导管三个腔通道应标记清楚易于辨认，三腔管放置24小时后，应每12小时将食管气囊内的气体放出，同时放松牵引，并将三腔管向胃内送进少许，暂时解除胃贲门部的压力。15～30分钟后在充气牵引，以免局部黏膜受压过久糜烂坏死。⑦置管期间禁食做好口腔护理，给予静脉补液维持水电解质平衡。注意营养供给和局部用药。出血停止遵医嘱从胃管腔内注入流质食物，少量多次。⑧拔管指征：三腔管放置时间一般为3～5日。若出血停止24小时以上，先排空食管气囊，放松牵引，再排空胃气囊，观察12～24小时，确认无出血后方可考虑拔管。拔管后仍需继续观察病情。

3. 用药护理

遵医嘱给予补充血容量、止血、抑制胃酸分泌等药物，观察药物疗效和不良反应。例如，使用特利加压素等血管加压素药物时患者有无恶心、呕吐、腹痛、腹泻或皮疹等症状发生，及时告知医生调整药物剂量或更换其他药物。

4. 饮食护理

（1）饮食原则：选择流质、半流质、清淡软食。保证足够能量及蛋白质的摄入。对食管、胃底静脉曲张破裂出血，急性大出血伴恶心、呕吐者应禁食。出血停止后1～2日方可进食高热量、高维生素流质食物。对仅有黑便者或无明显活动性出血者，可选用温凉、清淡流质食物。出血停止后改为无渣半流质饮食，逐渐过渡至软食，开始少量多餐，以后改为正常饮食。

（2）饮食禁忌：忌食油腻、生冷、甜腻、辛辣、刺激性食物，不吃隔夜饭菜。不食生拌菜及粗纤维的蔬菜，避免刺激性食物和饮料，如咖啡、浓茶等。避免进硬食和带刺食物，如鱼、排骨、花生、核桃等，嘱患者细嚼慢咽，避免损伤食管黏膜而再次出血。

（3）患者可咨询营养师，根据疾病需求、疾病状态请其制订个体化膳食方案。

5. 心理护理

患者的不良情绪可加重治疗后再次出血，严重影响病情转归。因此，护理人员应耐心向患者介绍疾病的相关因素、治疗状况、治疗措施及治疗过程，缓解患者紧张、焦虑、恐惧等不良情绪，使患者建立治疗的信心，增加治疗及护理的依从性。

五、健康宣教

1. 入院指导

主动热情接待患者，根据病情安排床位，向患者或家属介绍病区环境及相关医护人员。告知患者及家属探视、请假、消毒隔离等相关制度及规定。

2. 预防知识指导

注意饮食卫生和饮食的规律，进食营养丰富、容易消化的食物，避免过饥或暴饮暴食，避免粗糙、刺激性食物，或过冷、过热、产气多的食物、饮料，应戒烟、戒酒。生活起居规律，保持乐观情绪，避免紧张劳累。

3. 疾病知识指导

引起上消化道出血的原因很多，帮助患者和家属学会早期识别出血症状，根据出血量判断出血的严重性，并能够采取相对应的应急措施（如立即卧床休息、禁食禁水、来院就诊）减少再度出血的危险。

4. 探视指导

为防止院内感染，亲友探视时限制人数，佩戴口罩，遵照医院探视时间进行探视。

5. 出院指导

（1）用药指导：消化道出血患者在用药时一定要谨遵医嘱，不能乱用药。注意观察药效及不良反应（如恶心、呕吐、食欲减退或皮疹等）。避免服用损伤胃黏膜的药物，如阿司匹林、吲哚美辛、糖皮质激素类药物。

（2）饮食指导：生活要规律，避免过饥、过饱，避免粗糙、辛辣、刺激性食物，如醋、辣椒、蒜、浓茶等，避免进食过冷、过热食物。戒烟、禁酒。

（3）家庭消毒隔离指导：患者及家属应养成良好的卫生习惯，自觉注意个人卫生，勤洗手，避免交叉感染。

（4）注意休息，避免劳累，适量活动。

（5）出院后患者及家属应学会早期识别出血征象及应急措施，患者出现头晕、心悸等不适症状或呕血、黑便时，应立即卧床休息、禁食禁水，保持安静，减少身体活动；呕吐时取侧卧位以免误吸；立即送医院治疗。

六、延伸护理

（1）护士定期电话随访，必要时建档。

（2）掌握疾病的病因、诱因、预防、治疗知识，以减少自发出血的危险。

（3）生活要有规律。饮食要定时有节，切忌暴饮暴食，戒酒、戒烟，不可饮用浓茶和咖啡。

（4）保持良好的心态和乐观精神，正确对待疾病。

（5）按医嘱要求出院后7～14日来院复查，院外已发现早期病变（如出现呕血、黑便）时应卧床休息，保持安静，减少身体活动，在出现头晕等贫血症状时，应立即到医院就诊。

（何　蓉）

第五节　食管胃静脉曲张破裂出血的护理常规

一、概述

食管胃静脉曲张破裂出血是由多种原因引起的门静脉高压所致的食管胃静脉曲张，当存在引起曲张静脉破裂的诱因（如进食硬质食物），临床表现为呕血、便血，短期内循环衰竭及失血性休克等。食管胃静脉曲张破裂是肝硬化最严重的并发症之一。

二、观察要点

（1）观察患者生命体征：①呕血、黑便的量、性质、次数及伴随症状；②皮肤、指甲、肢端色泽与温度，以及静脉充盈情况；③精神和意识状态；④24小时出入量，尤其是尿量。如出现尿少，常提示血容量不足。

（2）估计出血量：①胃内出血量达250～300 mL，可引起呕血；②出现黑便，提示出血量在50～70 mL，甚至更多；③大便潜血试验阳性，提示出血量5 mL以上；④柏油便提示出血量为500～1000 mL。

三、常见护理诊断问题

（1）疼痛：与静脉破裂出血有关。

（2）焦虑：与缺乏有关病情、治疗知识及未知的预后有关。

（3）体温过低：与出血量和循环功能降低有关。

（4）营养失调：与出血及出血期不能进食水有关。

（5）活动无耐力：与失血性周围循环衰竭有关。

（6）感染风险：与循环障碍及出血有关。

（7）皮肤完整性受损：与长期卧床、营养摄入不足有关。

（8）潜在并发症：肝性脑病、感染、休克、肝肾综合征等。

（9）语言沟通障碍：与地域、民族、语言及文化知识水平差异等因素有关。

四、护理措施

1. 一般护理

（1）隔离：在标准预防的基础上，采用内科消化道隔离与预防（血液隔离和消化道隔离）。

（2）消毒：一般情况下，病室开窗通风，每日2次。保持空气新鲜，地面湿式清扫，等离子消毒机每日消毒1次。物品表面可使用含氯消毒剂、过氧乙酸消毒剂、聚维酮碘溶液、戊二醛消毒液擦拭或浸泡，达到消毒的目的。

（3）休息与活动：少量出血（<70 mL）仅有黑便者，卧床休息，可下床去卫生间；出血量>250 mL者，卧床休息，活动有人帮助；出血量>1000 mL者，绝对卧床休息，保持安静，生活不能自理，需在床上大小便。

2. 症状护理

（1）呕血的护理：侧卧位或半卧位，意识不清头偏向一侧，必要时准备负压吸引器。观察出血情况，并记录颜色、量。呕血时，随时做好口腔护理，保持口腔清洁。遵医嘱输血、输液、止血，保持静脉通畅。

（2）便血的护理：保持肛周清洁、干燥。排便后应缓慢站立。

（3）疼痛的护理：硬化治疗后，观察疼痛的性质、程度，及时通知医生。遵医嘱给予抑酸、胃黏膜保护剂等药物。

（4）发热的护理：硬化治疗后可有发热，遵医嘱给予输液及抗炎药物，定时观察体温变化情况。

3. 用药护理

遵医嘱给予补充血容量、止血、抑制胃酸分泌等药物，观察药物疗效和不良反应。

4. 饮食护理

（1）饮食原则：选择流质、半流质、清淡软食。保证足够能量及蛋白质的摄入。对食管、胃底静脉曲张破裂出血，急性大出血伴恶心、呕吐者应禁食。出血停止后1~2日方可进食高热量、高维生素流质食物。对仅有黑便者或无明显活动性出血者，可选用温凉、清淡流质食物。出血停止后改为无渣半流质饮食，逐渐过渡至软食，开始少量多餐，以后改为正常饮食。

（2）饮食禁忌：忌食油腻、生冷、甜腻、辛辣、刺激性食物，不吃隔夜饭菜。不食生拌菜及粗纤维的蔬菜，避免刺激性食物和饮料，如咖啡、浓茶等。避免进硬食和带刺食物，如鱼、排骨、花生、核桃等，嘱患者细嚼慢咽，避免损伤食管黏膜而再次出血。

（3）患者可咨询营养师，根据疾病需求、疾病状态请其制订个体化膳食方案。

5. 心理护理

患者的不良情绪可加重治疗后再次出血，严重影响病情转归。因此，护理人员应耐心向患者介绍疾病的相关因素、治疗状况、治疗措施及治疗过程，缓解患者紧张、焦虑、恐惧等不良情绪，使患者建立治疗的信心，增加治疗及护理的依从性。

五、健康宣教

1. 入院指导

主动热情接待患者，根据病情安排床位，向患者或家属介绍病区环境及相关医护人员。告知患者及家属探视、请假、消毒隔离等相关制度及规定。

2. 疾病预防指导

（1）注意饮食卫生和饮食的规律，进食营养丰富、容易消化的食物，避免过饥或暴饮暴食，避免粗糙、刺激性食物，或过冷、过热、产气多的食物、饮料，应戒烟、戒酒。

（2）生活起居规律，保持乐观情绪，避免紧张劳累。

（3）管理传染源，肝炎患者和病毒携带者是本病的传染源，做好手卫生，勤洗手，避免交叉感染。

3. 疾病知识指导

出现呕血、黑便，应立即到医院就诊。

4. 出院指导

（1）用药指导：遵医嘱服药，避免服用阿司匹林、吲哚美辛、激素类药物，防止诱发出血。

（2）饮食指导：避免过饥、过饱；避免粗糙、辛辣、刺激性食物，如醋、辣椒、蒜、浓茶等；避免食用过冷、过热食物；戒烟、戒酒。

（3）家庭消毒隔离指导：患者及家属应养成良好的卫生习惯，自觉注意个人卫生，勤洗手，避免交叉感染。

（4）心理指导：保持良好的心态和乐观精神，正确对待疾病。

六、延伸护理

（1）随访：定时随访，必要时建档。

（2）药物依从性和不良反应：嘱患者遵医嘱用药，注意观察药物疗效及不良反应，提高患者用药的依从性，家属督促患者按时、按量、按疗程用药。如有不良反应等发生，及时告知医生，不可自行停药、减药。

（3）定期复查：因该病是一种较为严重的肝病并发症，经过相关治疗后，一个月左右就要到院复查一次，如出现呕血、黑便，应立即到医院就诊。

（马彩霞　何　蓉）

第六节　肝性脑病的护理常规

一、概述

肝性脑病（hepaticencephalopathy，HE）是由急、慢性肝功能严重障碍或各种门静脉—体循环分流（以下简称门—体分流）异常所致的、以代谢紊乱为基础、轻重程度不同的神经精神异常综合征，是终末期肝病常见的并发症和死亡原因之一。其主要的临床表现是意识障碍、行为失常和昏迷。

二、观察要点

按肝性脑病分期观察，观察要点见表1。

表1　各期肝性脑病的观察要点

分期	精神、智力状况	扑翼样震颤	脑电图
Ⅰ期（前驱期）	欣快，行为异常，反应迟钝，吐词不清，昼睡夜醒，有时淡漠少言	无或轻	无明显异常
Ⅱ期（昏迷前期）	Ⅰ期症状加重，意识模糊，定向理解及计算能力减退	明显	常有异常的慢波（δ波）
Ⅲ期（昏睡期）	终日昏睡但可唤醒，语无伦次，表现为精神运动性兴奋，并可出现幻觉	明显	明显异常的δ波和三相慢波
Ⅳ期（昏迷期）	昏迷状态，可有（浅昏迷）或无	（深昏迷）感觉反应	若患者浅昏迷尚可引出，深昏迷则不能引出δ波

三、常见护理诊断问题

（1）意识障碍：与血氨升高有关。

（2）营养失调：与不能正常进食、营养摄入不足有关。

（3）知识缺乏：与缺乏该病的相关知识有关。

（4）发生意外创伤的风险：与意识改变有关。

（5）皮肤完整性受损：与长期卧床有关。

（6）焦虑：与疾病的反复及未知的预后有关。

（7）潜在并发症：有出现脑水肿、感染、出血的可能。

（8）语言沟通障碍：与地域、民族、语言及文化知识水平差异等因素有关。

四、护理措施

1. 一般护理

（1）消毒：保持室内清洁、安静，每日通风1～2次，定期紫外线消毒或等离子消毒机每日消毒1次。物品表面可使用含氯消毒剂、过氧乙酸消毒剂、聚维酮碘溶液、戊二醛消毒液擦拭或浸泡，达到消毒的目的。

（2）隔离：体液和血液隔离。接触患者血液和体液时应戴手套。

（3）休息与活动：绝对卧床休息，昏迷者头偏向一侧，保持呼吸道通畅，加床档。烦躁不安的患者必要时应约束四肢，防止坠床和跌倒的发生。

2. 症状护理

（1）加强基础护理，保证患者安全。

（2）躁动、意识不清患者应加腕带、床档或约束带，以防坠床等意外发生。

（3）遵医嘱持续氧气吸入。

（4）口腔护理每日2次，保持口腔清洁。

（5）保持床铺清洁、平整、干燥，定时翻身、加强皮肤护理，防止压疮发生。

（6）应用冰帽，降低颅内温度，减少能量消耗，保护脑细胞。

（7）观察生命体征和意识变化，尤其是肝性脑病前期的表现，观察用药效果。

（8）清除肠内毒素，减少吸收，使用生理盐水或弱酸性溶液（生理盐水500 mL加白醋50 mL）灌肠，禁用肥皂水灌肠。

（9）遵医嘱准确记录24小时出入量，尤其是尿量的变化。

3. 用药护理

（1）严格遵医嘱用药，将药物对肝脏的影响减到最少。病情需要时给予静脉注射复方氨基酸及抗生素治疗。

（2）出现肝功能不全或肝昏迷前期症状时，不能随意使用镇静药、麻醉药及四环素类药。注意事项具体如下：①应用谷氨酸钾和谷氨酸钠时，谷氨酸钾、谷氨酸钠比例应根据血清钾、钠浓度和病情而定。患者少尿时少用钾剂，明显腹腔积液和水肿时慎用钠剂。②应用精氨酸时，滴注速度不宜过快，否则可能出现流涎、呕吐、面色潮红等。因精氨酸呈酸性，含氯离子，不宜与碱性溶液配伍使用。③乳果糖因在肠内产气较多，可引起腹胀、腹绞痛、恶心、呕吐及电解质紊乱等，应用时应从小剂量开始。④长期服用新霉素的患者中少数可出现听力或肾功能损害，故服用新霉素不宜超过1个月，用药期间应做好听力和肾功能的监测。⑤大量输注葡萄糖的过程中，必须警惕低钾血症、心力衰竭和脑水肿的出现。

4. 饮食护理

发病数日内禁食蛋白质，每日供给足量的热量和维生素，以碳水化合物为主，能经口进食者可服蜂蜜、葡萄糖、果汁、面条、稀饭等，不能经口进食者可鼻饲饮食或静脉补液。神志清楚后可逐步增加蛋白质饮食20 g/d，以后每3～5日增加10 g，短期内不能超过40～50 g/d。

5. 心理护理

肝性脑病的心理护理以患者为主，兼顾其家庭成员。保持愉悦的心情，家属或护理人员可适当给予情感支持。对患者关心、爱护，缓解患者焦虑、紧张、不安的情绪，并鼓励、安慰患者，使患者改善不良生活方式、积极进行康复锻炼并配合治疗，防止病情进一步恶化。

五、健康宣教

1. 入院指导

向患者讲解肝性脑病的致病因素及自我保健知识，使其了解自身病情，正确对待疾病，树立战胜疾病的信心。

2. 预防知识指导

（1）介绍肝脏疾病和肝性脑病的有关知识。

（2）指导患者和家属认识肝性脑病的诱发因素。

（3）告知家属肝性脑病的早期征象，以便及时发现诊治。

（4）肝性脑病没有特异性的预防方法，肝病患者积极遵医嘱治疗、积极查找已发疾病的诱发因素可具有一定防控作用。

3. 疾病知识指导

患者要注意休息，避免剧烈运动及过度劳累。合理饮食，减少饮食中蛋白质的摄入量，摄入低盐、低脂、高热量、易消化的食物。掌握患者的病情、治疗用药、家庭状况及心理状况等，给予正确的指导，戒烟、禁酒。

4. 探视指导

探视者需要遵守医院要求，在规定时间进行探视。

5. 出院指导

（1）用药指导：遵医嘱正确服药，了解药物作用，定期随访复查。不可自行减药、停药。

（2）饮食指导：饮食要有规律，避免食用粗糙、辛辣、刺激性食物。避免食用过冷、过热食物，戒烟、戒酒。

（3）家庭消毒隔离指导：患者及家属须养成良好的卫生习惯，自觉注意个人卫生，勤洗手，避免交叉感染，指导患者和家属认识肝性脑病的诱发因素，如果出现肝性脑病症状，应立即到医院就诊。

（4）休息与活动：注意休息，避免劳累，适量活动。

（5）心理指导：保持良好的心态和乐观精神，正确对待疾病。

六、延伸护理

（1）认识疾病的严重性，加强患者自我保健意识，嘱家属给予患者支持。

（2）一般建议出院2周后复查1次，根据病情好转效果，可延长至3个月后复查1次。

（3）必要时建档和上门随访。

（马彩霞）

第七节　肝肾综合征的护理常规

一、概述

肝肾综合征（hepatorenal syndrome，HRS）是指在严重肝病时发生的功能性肾衰竭，由于门静脉高压、内源性血管活性物质明显异常、内脏血管扩张导致循环功能障碍及肾血管收缩，最终引起以肾功能损伤、血流动力学改变为特征的一种综合征。青海省和西藏自治区是我国肝脏疾病的高发地区之一。但HRS发病率尚不明确，常发生于肝硬化、肝衰竭患者，终末期肝病合并腹腔积液的患者35%～40%最终发生HRS。肝硬化腹腔积液患者1年和5年HRS的发病率分别为18%和39%。

二、观察要点

HRS常见于各种类型的失代偿肝硬化（特别是肝炎后肝硬化、酒精性肝硬化等），也可见于其他严重肝病，如暴发性肝功能衰竭、重症病毒性肝炎、原发性和继发性肝癌、妊娠脂肪肝等严重肝实质病变过程中。最常见的诱因是上消化道大出血、大量放腹腔积液、利尿过度、外科手术后、感染、腹泻、应激状态等。但也有部分患者可在无明显诱因下发生HRS。常分为3期去观察。

（1）氮质血症前期：除有肝硬化失代偿期的临床表现外，血尿素氮一般正常，或有短时间偏高，血肌酐正常，血钠偏低。值得注意的是少尿症状进行性加重，且一般利尿剂对其无效。此期维持数日或迁延月余。

（2）氮质血症期：一旦进入氮质血症期，肝肾综合征的所有症状变得明显。①早期：平均3～7日，血尿素氮中度升高，血肌酐尚正常，临床表现为食欲不振、全身乏力、消瘦、嗜睡，常伴有难治性腹腔积液，肝功能可有进行性恶化。②晚期：几日内氮质血症明显加重，血尿素氮和血肌酐进行性增高。并出现口渴、恶心、厌食、淡漠、嗜睡及扑翼样震颤等肝性脑病的表现。血钠明显降低，<125 mmol/L。尿钠排出量极低，<10 mmol/L。可有高血钾。少尿，每日尿量<400 mL，并逐日减少。尿比重正常或增高。部分患者后期发生急性肾小管坏死，尿比重低于正常值，镜检可出现明显异常，尿钠排出量增加，>40 mmol/L，尿内溶菌酶增高。

（3）氮质血症终末期：尿量明显减少或无尿，深度昏迷及低血压，最后多死于肝功能衰竭、消化道出血、感染及高钾血症等并发症。

三、常见护理诊断问题

（1）体液过多：与低蛋白血症致血浆胶体渗透压下降等有关。

（2）营养失调：与大量蛋白尿、营养摄入减少及吸收障碍有关。

（3）感染风险：与机体抵抗力下降、应用激素和（或）免疫抑制剂有关。

（4）皮肤完整性受损：与水肿、营养不良有关。

（5）语言沟通障碍：与少数民族语言交流障碍有关。

四、护理措施

1. 一般护理

（1）隔离：在标准预防的基础上，采用内科消化道隔离与预防。

（2）消毒：病室开窗通风，保持空气新鲜，湿式清扫，等离子消毒机每日消毒1次。

（3）休息与活动：绝对卧床休息。

2. 症状护理

（1）少尿期观察并记录尿液的性质和量，同时观察利尿剂应用效果。

（2）观察低钠血症的表现，若患者恶心、呕吐、腹胀、乏力的症状较重，且伴有腹腔积液，应注意电解质是否紊乱、是否存在低钠血症，根据血生化指标补充钠盐。

（3）在静脉补充高渗钠盐时，注意勿使药液外渗，确认针头在血管内后方可输入，以防高渗钠盐溶液外漏造成局部炎症、坏死。

（4）长期输液者，可采取静脉留置针，以保护血管。

3. 用药护理

按医嘱定时服药，不擅自增量或减量，禁止饮酒及应用对肝脏有害的药物，适当应用保肝药物，并注意观察药物疗效和不良反应，如出现恶心、呕吐、食欲减退或皮疹等，应及时告知医生。

4. 饮食护理

（1）饮食原则：选择低蛋白、低盐、低脂肪、营养丰富、易消化饮食，控制液体摄入量，以软食为主少食多餐，多食新鲜蔬菜和水果等富含维生素C的食品，以优质蛋白为主，如牛奶、豆制品、鸡肉、瘦猪肉、鱼等。

（2）饮食禁忌：忌食大量高蛋白、高脂肪、高盐的食物，如咸肉、酱菜、酱油、罐头、含钠味精等，忌食油腻、生冷、甜腻、辛辣、刺激性食物。应避免饮酒或含酒精类饮料，必要时戒烟、戒酒。

（3）患者可咨询营养师，根据疾病需求、疾病状态请营养师制订个体化膳食方案。

5. 心理护理

做好患者和家属的思想工作，以细致的关心和同情心发现和解除患者的各种心理障碍，使患者保持良好的心理状态，充分调动机体内在的因素，增强机体免疫功能，增强战胜疾病的信心，配合护理工作。

五、健康宣教

1. 入院指导

主动热情接待患者，根据病情安排床位，向患者或家属介绍病区环境及相关医护人员，告知患者及家属探视、请假、消毒隔离等相关制度及规定。

2. 预防知识指导

（1）避免大量放腹腔积液：大量放腹腔积液是HRS的重要诱因，可按每放1 L腹腔积液补充8～10 g白蛋白进行补液。

（2）积极预防和控制感染：感染是诱发HRS的重要诱因，积极依据病原菌证据抗感染治疗。

（3）预防上消化道出血，水、电解质紊乱等。

（4）正确使用利尿剂。

（5）避免使用肾毒性药物。

3. 疾病知识指导

向患者及家属讲解疾病的相关知识，指导患者正确认识疾病，树立战胜疾病的信心。

4. 探视指导

为防止院内感染，亲友探视时限制人数，佩戴口罩，遵照医院探视时间执行。

5. 出院指导

（1）用药指导：按医嘱定时服用保肝药物，不擅自增量或减量。禁止饮酒及应用对肝脏有害的药物，注意观察药效及不良反应，如恶心、呕吐、食欲减退或皮疹等，及时告知医生。提高患者用药的依从性，家属督促患者按时、按量、按疗程用药。

（2）饮食指导：肝病患者饮食应遵循少食多餐原则，宜食低蛋白、低盐、低脂肪、高糖和高热量、易消化食物，控制饮水及液体入量。

（3）家庭消毒隔离指导：患者及家属养成良好的卫生习惯，自觉注意个人卫生，勤洗手，避免交叉感染。

（4）休息与活动：注意休息，避免劳累，适量活动。

（5）心理指导：嘱患者保持良好的心态和乐观精神，正确对待疾病。

六、延伸护理

（1）药物的依从性和不良反应：嘱患者遵医嘱小心使用或停用利尿剂，防止电解质紊乱。

（2）复查：按医嘱要求出院后7～14日来院复查，院外出现不适症状应立即到医院就诊。

（3）随访：护士定期做好电话随访，告知患者院外应密切监测尿量、生命体征、血压及肾功能的变化。对于肝硬化患者应定期监测肝功能、腹部超声等检查。如出现顽固性腹腔积液、尿量减少等应立即复诊，警惕肝肾综合征的发生。

（何　蓉）

第七章 原发性肝癌的护理常规

一、概述

原发性肝癌是指在肝细胞或肝内胆管上皮细胞发生的恶性肿瘤。临床表现为腹腔积液、发生侧支循环、呕血及肢体水肿等；或是肿瘤本身所产生的症状，如体重减轻、周身乏力、肝区疼痛及肝脏肿大等。全球每年新发肝癌80余万人，我国占48%，青藏高原地区无显著差异。

二、观察要点

（1）观察有无腹痛、腹胀、腹泻情况，肝区疼痛的性质、部位、程度、持续时间，有无恶心、呕吐及强迫体位。

（2）观察意识状态有无烦躁不安或嗜睡。

（3）观察有无门静脉高压所致的出血现象，如肠鸣音亢进、黑便、呕血、便潜血。

（4）观察皮肤的完整性和躯体活动能力。

（5）观察进食情况及营养状态。

三、常见护理诊断问题

（1）语言沟通障碍：与少数民族语言沟通障碍有关。

（2）恐惧：与担忧疾病预后及生存期有关。

（3）疼痛：与肿瘤生长导致肝包膜张力增加或放疗、化疗、手术有关。

（4）营养失调：与食欲不振及肿瘤消耗有关。

（5）腹腔积液：与门静脉高压有关。

（6）感染风险：与长期消耗及化疗、放疗而导致白细胞减少、抵抗力减弱有关。

（7）潜在并发症：肝性脑病、上消化道出血、肝癌结节破裂、肠道感染等。

四、护理措施

1. 一般护理

（1）隔离：在标准预防的基础上，采用内科消化道隔离与预防。

（2）消毒：病室内定时通风换气，定时进行空气消毒（等离子消毒机），地面、桌面、床头应湿式清洁。

（3）休息与活动：为患者创造安全、舒适的环境，绝对卧床休息，避免剧烈运动，鼓励和帮助患者经常更换体位，保持床位清洁、整齐，预防压疮的发生。

2. 症状护理

（1）恐惧或预感性悲哀的护理：①评估患者恐惧的表现，协助患者寻找恐惧的原因；②加强心理护理，向患者解释保持乐观情绪的重要性；③为患者创造安全、舒适的环境，多与患者交谈，帮助患者尽快熟悉环境，用科学、熟练、安全的技术护理患者，以取得患者信任。减少对患者感觉的不良刺激，帮助患者减轻情绪反应，理解、同情患者，耐心倾听其诉说，帮助其树立战胜疾病的信心；④帮助患者正确评估目前病情，以使其配合治疗及护理。

（2）疼痛的护理：①观察、记录疼痛的性质、程度、伴随症状；②加强心理护理，给予精神安慰；③妥善固定引流管，防止引流管来回移动引起疼痛；④监测生命体征的变化及疼痛的性质；⑤指导患者使用松弛术、分散注意力等方法，以减轻患者对疼痛的感受性，减少止痛药物的用量；⑥遵医嘱给予镇痛药，并观察、记录用药后的反应；⑦指导患者用药知识，如药物的主要作用、用法，用药间隔时间等。

（3）腹腔积液的护理：①大量腹腔积液患者取半卧位，以缓解呼吸困难；②每日液体摄入量不超过1000 mL，并给予低盐饮食；③应用利尿剂时，遵医嘱记录24小时出入量，定期测量腹围和体重。

（4）感染的护理：①评估引起感染的潜在危险因素；②加强皮肤护理，保持床位清洁、干燥，每2小时协助患者翻身1次，以预防皮肤破损而诱发感染；③禁食期间加强口腔护理，每日2～3次，预防口腔感染；④加强营养，给予全身支持疗法，如输新鲜血、氨基酸等，以增强机体防御功能和组织修复能力；⑤保持各引流管畅通，观察并记录引流物的性质及量，必要时做细菌培养，一般24～48小时拔除切口引流管，以预防腹腔感染；⑥遵医嘱合理使用抗生素，预防和控制感染发生。

（5）潜在并发症的护理：①定期检查肝功能和凝血功能，如有出血倾向和低血浆蛋白者，遵医嘱执行全身支持和保肝治疗，以及给予改善凝血功能的药物；②绝对卧床休息，避免剧烈运动，防止癌肿破裂出血，密切观察血压、脉搏及腹部情况，及早发现腹腔内出血；③密切观察患者意识状况，注意有无精神错乱、自我照顾能力降低、性格改变和行为失常等肝昏迷前期症状；④禁食高蛋白食物，给予患者以碳水化合物为主的食物，保证水、电解质和其他营养的平衡；⑤遵医嘱慎重选择止痛、麻醉、安眠、镇静类药物。

3. 用药护理

肝癌患者的药物治疗需要根据其症状来进行选择，当患者出现消化道的症状（如腹胀、纳差）时，可以给予胃动力药进行干预。当患者出现腹腔积液、水肿等症状时，可以给予保钾利尿类药物进行治疗。当患者出现黄疸等胆汁排出不畅的症状时，可给予清肝利胆药物治疗。

肝癌和其他恶性肿瘤相同，到晚期患者会产生疼痛症状，肝癌疼痛形成可能和肝癌肿块侵犯到肝包膜、淋巴结、神经、骨转移有关，也有可能是肿瘤破裂出血造成疼痛，肝癌晚期止痛主要遵循如下规则。第一阶梯：非甾体类抗炎药属于较轻的抗炎药物，代表药物有阿司匹林、布洛芬、吲哚美辛栓。第二阶梯：中度镇痛药，代表药物有曲马多、奇曼丁、可待因、强痛定等，镇痛效果比第一阶梯更好，用药到标准剂量后，如果无效要转为第三阶梯治疗。第三阶梯：属于最强的镇痛药，是阿片类激动剂，主要代表药物是吗啡、缓释芬太尼，可以口服、直肠给药、皮肤透皮贴片等。阿片类药物如果患者疼痛加重，剂量可以逐步往上加，并且成瘾性并不高，镇痛效果较好。

4. 饮食护理

（1）饮食原则：选择高热量、适量蛋白、高维生素、低脂肪、易消化的食物。少食多餐，补充富含硒、维生素A、维生素C、维生素E的新鲜蔬菜及水果，以优质蛋白为主，如牛奶、豆制品、鸡肉、瘦猪肉、鱼等。

（2）饮食禁忌：避免食用刺激性食物。忌食油腻、煎炸、生冷、辛辣、刺激性及霉变食物，不吃隔夜饭菜；应避免饮酒及含酒精类饮料，必要时戒烟、戒酒。腹胀者可减少产气食品（如牛奶、豆制品）的摄入。

（3）患者可咨询营养师，根据疾病需求、疾病状态请营养师制订个体化膳食方案。

5. 心理护理

（1）告知患者疾病的治疗及预后，指导患者对治疗树立信心，增强患者战胜疾病的信心和勇气。

（2）做好患者与家属的解释安抚工作，稳定患者情绪，积极配合治疗护理。

五、健康宣教

1. 入院指导

介绍病区环境，做好入院生活指导和消毒隔离指导，介绍与疾病有关的治疗护理及相关检查。告知患者及家属探视、请假、消毒隔离等相关制度及规定。

2. 预防知识指导

积极防治病毒性肝炎可降低肝癌发病率，日常避免进食霉变粮食、改善饮水水质、戒酒是预防肝癌的重要措施，加强对高危对象肝癌的早期筛查。

3. 疾病知识指导

指导患者生活规律，注意劳逸结合，避免情绪剧烈波动和劳累。指导患者保持乐观情绪，建立健康的生活方式，有条件者可参加社会性抗癌组织活动，增加精神支持，以提高机体抗癌能力。指导患者合理进食，饮食以高蛋白、适当热量、多种维生素为宜。避免摄入高脂、高热量和刺激性食物，戒烟、戒酒，避免加重肝脏负担，减轻对肝脏的损害。如有肝性脑病倾向，应减少蛋白质摄入。

4. 探视指导

严格遵守医院的探视制度，办理陪护证，按规定时间探视，病情需要时按医嘱陪护。

5. 出院指导

（1）用药指导：指导患者按医嘱服药，了解药物的主要不良反应，忌服损伤肝功能的药物。

（2）饮食指导：向患者解释摄取营养物质的重要意义，指导患者采取合理的饮食结构，给予高热量、适量蛋白、高维生素、低脂、易消化的饮食，少量多餐，避免刺激性食物。采取增加食欲的措施，选择患者喜好的适合病情的食物品种，并经常更换，烹调时注意色、香、味及营养成分，创造良好的进食环境，鼓励患者进食，改善营养状况。

（3）家庭消毒隔离指导：保持室内空气新鲜、定时通风，注意环境卫生。

（4）休息与活动：适当活动，注意休息，避免劳累，以减轻肝脏负担，降低肝脏代谢率。

（5）心理指导：讲解疾病的恢复过程，帮助患者树立战胜疾病的信心，保持良好的情绪，使生活有规律，配合适当锻炼，促进身心康复。

六、延伸护理

（1）药物依从性和不良反应：讲明出院后所用药物的名称、用法、使用疗程及注意事项，按医嘱定时服药，不能随意停药或是加减药物剂量，如有恶心、呕吐、食欲不振等不适应及时复诊。

（2）复查：按医嘱定期复查，一般出院后1个月复查1次，之后每3个月复查，1年后每半年复查1次，如有特殊不适如肝区疼痛、呕吐、便血、尿量减少等应及时复查。

（3）随访：定时随访，必要时建档。

（马艳萍）

第八章 其他肝占位性病变的护理常规

第一节 肝血管瘤的护理常规

一、概述

肝血管瘤（hepatic hemangioma）是一种肝脏内大量的动静脉血管畸形构成的团状结构，是最常见的肝脏原发性良性肿瘤。

普通人群肝血管瘤的发病率为0.4%～20%。由于肝血管瘤很少引起症状，故通常在影像学检查中被意外发现。瘤体大小不等，绝大多数的肿瘤体积小，直径在2 cm以下，多为单发，亦可多发，目前尚未见有恶性病变的报道。

二、观察要点

（1）观察患者是否有上腹隐痛、餐后饱胀、恶心、呕吐、食欲减退、嗳气等症状，以及腹部有无包块，有无右上腹腹胀等不适感。

（2）若肝血管瘤内有急性出血、血栓形成或肝脏被膜有炎症反应时，应观察患者腹痛程度、是否有发热及肝功能异常等。

（3）瘤体压迫食道下段，应观察患者有无吞咽困难；压迫胆道，应观察患者有无胆汁淤积、黄疸；压迫门静脉系统，应观察患者有无脾大、腹腔积液；压迫膈肌，应观察患者有无呼吸不畅等。

三、常见护理诊断问题

（1）体液不足：与恶心、呕吐有关。

（2）知识缺乏：与缺乏接触相关疾病知识有关。

（3）语言沟通障碍：与使用方言有关。

四、护理措施

1. 一般护理

（1）隔离：本病无传染性无须隔离。

（2）消毒：常规病室消毒。

（3）休息与活动：无明显症状时患者可正常工作、学习，建立规律的生活作息习惯；避免过度劳累及受凉。

2. 症状护理

（1）无临床症状者可正常工作和学习。

（2）按时测量生命体征，观察伴随症状，如腹部包块、胃肠道不适、瘤体破裂出血、压迫相邻器官等，如患者出现上述症状应及时通知医生，给予对症处理。

3. 用药护理

用药期间注意患者服药依从性及观察药物不良反应。肝血管瘤虽然是良性疾病，但研究表明抑制血管生成的靶向药物如甲苯磺酸索拉菲尼、贝伐珠单抗，可以使瘤体缩小，但此治疗方式尚需广泛临床验证。

4. 饮食护理

（1）饮食原则：选择高热量、适量蛋白、高维生素、低脂肪、易消化、清淡食物。少食多餐，多食新鲜蔬菜及水果，多饮水。

（2）饮食禁忌：避免油腻、油炸食物，避免辛辣、刺激食物，忌生冷食物。应避免饮酒及含酒精类饮料。

（3）患者可咨询营养师，根据疾病需求、疾病状态请营养师制订个体化膳食方案。

5. 心理护理

使患者保持轻松、愉悦的心情。

五、健康宣教

1. 入院指导

（1）向患者及家属介绍病区环境及相关医护人员，消除其紧张情绪，告知其医院及科室的规章制度、注意事项。

（2）监测生命体征，掌握患者基本情况。

（3）协助患者完善相关化验检查。

2. 预防知识指导

每年定期体检，如出现腹胀等腹部不适症状时需引起重视，及时就医。

3. 疾病知识指导

肝血管瘤患者日常需注意饮食及雌激素摄入情况。有症状的患者或巨大肝血管瘤患者建议停服避孕药，采取其他避孕措施。

4. 探视指导

按医院要求正常探视。

5. 出院指导

（1）用药指导：甲苯磺酸索拉非尼是一种多激酶抑制剂，适用于肝脏多发性血管瘤的治疗。本品的性状为红色的圆形片，需遵医嘱口服本品治疗，使用温水吞服，但要调整好每次的用量，用药后需谨防眩晕等不良反应的出现。贝伐珠单抗注射液的主要成分为贝伐珠单抗，是一种静脉注射用无菌液。本品一般在静脉内注射使用，但要规律每次用药的剂量，避免过量用药的情况发生。

（2）饮食指导：保持饮水量，戒烟，避免摄入酒精等刺激性饮品，适当进食肉、奶、蛋等优质蛋白食物，增加新鲜蔬菜水果摄入量，避免过度摄入油腻食物。

（3）家庭消毒隔离指导：患者及家属应养成良好的卫生习惯，自觉注意个人卫生，勤洗手。

（4）休息与活动：注意休息，减少活动量，以减轻肝脏的负荷。

（5）心理指导：保持轻松愉悦的心情，建立规律的生活作息习惯。

六、延伸护理

（1）药物依从性和不良反应：嘱患者遵医嘱用药，注意观察药物疗效及不良反应，提高患者用药的依从性，家属督促患者按时、按量、按疗程用药。如有不良反应等发生，应及时告知医生，不可自行停药、减药。

（2）定期复查：暂时不需要治疗的肝血管瘤患者应定期复查，每6~12个月应当进行1次超生或其他影像学的复查，复查的目的在于观察肝血管瘤增长的速度。肝血管瘤患者应当监测是否有上腹部不适、腹胀、腹痛、食欲减退、恶心等症状，如症状加重，应及时就医。注意皮肤有无淤点、淤斑，若出现出血情况，也应及时就医。

（3）随访：对于小的无症状的肝海绵状血管瘤不需要治疗，可每隔6个月复查超声，以观察动态变化。对于巨大或特大瘤体，则需要加强随访。

（朱景丽）

第二节　细菌性肝脓肿的护理常规

一、概述

细菌性肝脓肿是由于化脓性细菌入侵肝脏，引起肝脏感染而形成的脓肿。致病菌多为肺炎克雷伯菌、大肠埃希菌、厌氧链球菌、葡萄球菌等，典型症状是寒战、高热、肝区疼痛和肝大。本病是肝脏感染的常见疾病，占肝脓肿发病率的80%，青藏高原地区发病率无显著差异。

二、观察要点

（1）观察患者有无寒战、高热、恶心、呕吐、下肢浮肿等症状。

（2）观察患者的生命体征。

（3）观察患者疼痛的程度及性质。

（4）观察引流管是否通畅。

三、常见护理诊断问题

（1）语言沟通障碍：与少数民族语言不通有关。

（2）疼痛：与炎症介质刺激有关。

（3）体温过高：与毒素作用及体温调节中枢有关。

（4）焦虑：与患者对环境陌生及疾病的预后有关。

（5）体液不足：与摄入减少及感染引起分解代谢增加有关。

（6）潜在并发症：脓毒血症、休克、腹膜炎、多器官衰竭。

四、护理措施

1. 一般护理

（1）隔离：在标准预防的基础上，采用内科消化道隔离与预防。

（2）消毒：病室开窗通风，保持空气新鲜，含氯消毒液500 mg/L擦拭物体表面每日2次，紫外线或等离子消毒机每日消毒2次，每次不少于30分钟。地巾片一室一用，抹布一桌一用。

（3）休息与活动：给患者提供安静、舒适的环境，减少不良刺激，避免过度劳累，保证充分的卧床休息，鼓励和帮助患者经常更换体位，保持床位清洁、整齐，预防压疮的发生。

2. 症状护理

（1）疼痛的护理：①观察、记录疼痛的性质、程度、伴随症状，评估诱发因素；②加强心理护理，给予精神安慰；③指导患者使用松弛术、分散注意力等方法，以减轻患者对疼痛的感受性，减少止痛药物的用量；④在疼痛加重时，遵医嘱给予镇痛药，并观察、记录用药后的效果。

（2）体温过高的护理：①评估体温升高程度及变化规律，观察生命体征、意识状态变化及食欲情况，以便及时处理；②体温超过38.5 ℃时，根据病情选择不同的降温方法，如冰袋外敷、温水或酒精擦浴、冰水灌肠等，降温半小时后测量体温1次，如降温时患者出现颤抖等反应，应立即停用；③经物理降温无效，可遵医嘱给予药物降温，注意用药后反应，防止患者因大汗发生虚脱；④高热患者给予吸氧，氧浓度不超过40%，流量2~4 L/min，可保证各重要脏器有足够的氧供应，缓解组织缺氧状态；⑤定时测量并记录体温，观察、记录降温效果。

（3）焦虑的护理：①评估患者焦虑的表现，协助患者寻找焦虑的原因；②向患者解释情绪与疾病的关系，以及保持乐观情绪的重要性；③为患者创造安全、舒适的环境，多与患者交谈，帮助患者尽快熟悉环境，减少不良刺激。

（4）口腔感染的护理：①评估口腔黏膜完好程度，向患者宣教保持口腔清洁的重要性，取得患者的配合；②保持口腔清洁、湿润，用指定的含漱液漱口，必要时给予口腔护理；③经常观察口腔黏膜情况，倾听患者主诉，及早发现异常情况。

（5）体液不足的护理：①评估出汗量、引流量、摄入量等与体液有关的指标；②准确记录出入水量，及时记录每小时尿量；③鼓励患者进食、饮水，提供可口、营养丰富的饮食，增加机体的摄入量；④密切观察生命体征变化及末梢循环情况；⑤告知患者体液不足的症状及诱因，使其能及时发现并配合治疗、护理。

（6）引流管的护理：①告知患者妥善固定引流管的方法，活动时勿拉扯引流管，保持适当的松度，防止滑脱入腹而使管内脓液流入腹腔；②保持引流管通畅，避免扭曲、受压，如有堵塞可用少量生理盐水低压冲洗及抽吸；③观察引流液的量、性质，并做好记录；④注意保护引流管周围皮肤，及时更换潮湿的敷料，保持其干燥，必要时涂氧化锌软膏；⑤告知患者腹部感染时的腹痛变化情况，若出现应及时报告。

3. 用药护理

（1）细菌性肝脓肿患者可以给予全身支持治疗，纠正低蛋白血症，增强机体抵抗能力，并纠正水和电解质平衡失调。

（2）遵医嘱合理使用抗生素，并注意观察药物不良反应，对长期应用抗菌药物者应警惕继发双重感染。

4. 饮食护理

（1）饮食原则：给予清淡、低脂、易消化、高热量、高维生素的流食或半流食，多饮水。选用优质蛋白（如鸡蛋、鱼肉、豆制品）。

（2）饮食禁忌：戒酒，忌辛辣、刺激性食物。肝棘球蚴患者不要吃生及不熟的肉类（如风干牛肉、风干羊肉）。

（3）患者可咨询营养师，根据疾病需求、疾病状态请营养师制订个体化膳食方案。

5. 心理护理

（1）告知患者疾病的治疗及预后，减轻患者的心理压力，增强患者战胜疾病的信心和勇气。

（2）做好患者与家属的解释安抚工作，稳定患者情绪，使其积极配合治疗、护理。

五、健康宣教

1. 入院指导

向患者或家属介绍病区环境，做好入院生活指导和消毒隔离指导，介绍与疾病有关的治疗护理检查，做好心理护理。

2. 预防知识指导

提高机体的抵抗力，尽可能避免可能诱发机体免疫力降低的因素，对易诱发细菌性肝脓肿的疾病应及时治疗，在感染早期使用抗生素，有助于防止细菌性肝脓肿的形成。

3. 疾病知识指导

向患者介绍细菌性肝脓肿预防和治疗的一般知识，指导患者遵守治疗、护理要求，解释引流管的意义和注意事项。

4. 探视指导

按医院要求正常探视。

5. 出院指导

（1）用药指导：保护肝功能，忌用对肝脏有损害的药物。遵医嘱合理使用抗生素，并注意观察药物不良反应，对长期应用抗菌药物者应警惕继发双重感染。

（2）饮食指导：给予清淡、低脂、易消化、高热量、高维生素的流食或半流食，戒烟、戒酒，忌辛辣、刺激性食物，鼓励患者多饮水。

（3）家庭消毒隔离指导：保持室内空气新鲜，定时开窗通风，注意环境清洁及自身卫生。

（4）休息与活动：避免过度劳累，保证充分的卧床休息。

（5）心理指导：保持良好的情绪，生活规律，配合适当锻炼，促进身心康复。

六、延伸护理

（1）药物依从性和不良反应：向患者说明出院后所用药物的名称、用法、剂量、服药疗程及注意事项，按医嘱定时服药，不能随意停药或是加减药物剂量，如有恶心、腹痛、黄疸等药物不良要反应要及时复诊。

（2）定期复查：按医嘱定期复查，一般出院后1个月复查1次，之后每3个月复查1次，半年后每年复查1次，如有特殊不适如腹部疼痛、发热等及时复查。

（3）随访：定时随访，必要时建档。

（马艳萍）

第三节　肝囊肿的护理常规

一、概述

肝囊肿（hepatic cyst，HC）是由各种致病因素导致的肝脏出现囊性病变的一组疾病，属于肝脏良性疾病，属常见病，全球发病率在4.5%～7.0%，仅5%需要治疗。本病常多发，一般根据囊肿数目分类，可分为单纯性肝囊肿（含单发性肝囊肿和多发性肝囊肿）和多囊性肝病（多囊肝），此外还有一个特殊类型——肝包虫病，即肝包虫囊肿。临床上先天性肝囊肿比较多见。

二、观察要点

观察患者是否有食后饱胀、恶心、呕吐、胃部不适、右上腹隐痛、黄疸、腹腔积液等症状。

三、常见护理诊断问题

（1）体液不足：与恶心、呕吐有关。

（2）知识缺乏：与缺乏接触相关疾病知识有关。

（3）语言沟通障碍：与使用方言有关。

四、护理措施

1. 一般护理

（1）消毒隔离：在标准预防的基础上，采取内科消化道隔离与预防。病室开窗通风，保持空气新鲜，含氯消毒液500 mg/L擦拭物体表面每日2次，紫外线或等离子消毒机每日消毒2次，每次不少于30分钟。

（2）休息与活动：无明显症状时可正常工作、学习。

2. 症状护理

（1）无明显症状时注意休息及饮食即可。

（2）按时测量生命体征，观察伴随症状，有无食后饱胀、恶心、呕吐、胃部不适、右上腹隐痛、黄疸、腹腔积液等症状。

（3）对症处理。①恶心、呕吐的护理：当患者发生呕吐时，首先可以适当地给予拍背，如果呕吐量较大时，为了防止误吸，要将患者头偏向一侧，如果口腔中有呕吐物，要及时清除干净；患者饮食上应先从清淡的、容易消化、少渣的食物开始进食，进食后患者的胃肠道没有不良反应时，可以逐渐过渡到普通食物。必要时使用止吐药物。②腹腔积液的护理：记录24小时出入量，限制水钠的摄入。定期测量患者的体重、腹围，监测尿量的变化，注意维持水电解质平衡。加强皮肤护理，防止压疮。③引流管的护理：严格交接班，注意防导管脱落。如有渗液，及时更换无菌敷料。保持引流管通畅，避免受压、打折、扭曲，妥善固定。注意无菌操作，引流袋位置低于穿刺处且不落地。准确记录腹腔积液的性质、颜色及量。

3. 用药护理

用药期间注意患者服药依从性及观察药物不良反应。

（1）单纯性肝囊肿：此类肝囊肿无药物治疗。

（2）多囊性肝病：可选择的药物包括生长抑素类似物、熊去氧胆酸、血管加压素-2受体拮抗剂等。

（3）肝包虫病：常用的抗包虫病药物有丙硫苯咪唑类（如阿苯达唑和甲苯达唑）和吡喹酮片剂等。长期应用阿苯达唑、甲苯达唑等药物治疗可抑制病灶发展，延长病程。

4. 饮食护理

（1）饮食原则：给予清淡、低脂、易消化、高热量、高维生素的饮食，选用优质蛋白（如鸡蛋、鱼肉、豆制品）。

（2）饮食禁忌：戒酒，忌辛辣、刺激性食物。

（3）患者可咨询营养师，根据疾病需求、疾病状态请营养师制订个体化膳食方案。

5. 心理护理

告知患者保持心情舒畅。

五、健康宣教

1. 入院指导

（1）向患者及家属介绍病区环境及相关医护人员，消除患者紧张情绪，告知医院及科室的规章制度及注意事项。

（2）监测生命体征，掌握患者基本情况。

（3）协助患者完善相关化验检查。

2. 预防知识指导

（1）如果体检时发现肝囊肿，应由医生评估是否需要治疗。

（2）注意卫生，尤其是饮食卫生，避免误食包虫卵而患包虫病。

（3）注意保护肝脏，避免酗酒或服用损害肝脏的药物，保持心情舒畅及大便通畅。

3. 疾病知识指导

大多数肝囊肿是良性的，而且没有明显症状，当体检或因其他疾病进行腹部影像学检查、腹部手术探查时发现肝内囊肿，或出现右上腹痛、腹部包块、肝大等表现时，应立即就医。

4. 探视指导

按医院要求正常探视。

5. 出院指导

（1）用药指导：根据囊肿的类型，严格按医嘱服药。

（2）饮食指导：注意饮食卫生、戒酒、补充优质蛋白，常吃鸡蛋、鱼肉、豆制品等。

（3）家庭消毒隔离指导：患者及家属养成良好的卫生习惯，自觉注意个人卫生，勤洗手。

（4）心理指导：保持良好的心态和乐观精神，正确对待疾病。

六、延伸护理

（1）药物依从性和不良反应：嘱患者遵医嘱用药，注意观察药物疗效及不良反应，提高患者用药的依从性，家属督促患者按时、按量、按疗程用药。如有不良反应等发生，要及时告知医生，不可自行停药、减药。

（2）定期复查：暂时不需要治疗的肝囊肿应定期复查，复诊时间遵医嘱。如果出现相关症状及并发症，应及时就医。

（3）随访：定时随访，必要时建档。

（朱景丽）

第九章　肝衰竭的护理常规

一、概述

肝功能衰竭（简称肝衰竭）是由多种原因引起的肝细胞功能严重障碍所致的一种临床综合征。主要分为急性肝衰竭、亚急性肝衰竭、慢加急性（亚急性）肝衰竭、慢性肝衰竭。

二、观察要点

（1）观察患者生命体征，有无乏力、厌食、呕吐、腹胀、黄疸等。

（2）观察有无肝性脑病、腹腔积液、感染、出血、少尿、呕血、黑便、发热、神志不清等。

三、常见护理诊断问题

（1）体温过高：与长期卧床、营养失调、抵抗力下降有关。

（2）体液过多：与肝功能下降、门静脉高压引起水钠潴留有关。

（3）营养失调：与肝功能下降引起的食欲减退、消化吸收障碍有关。

（4）潜在并发症：上消化道出血、肝性脑病、肝肾综合征。

（5）焦虑：与病情迁延不愈有关。

（6）语言沟通障碍：与青藏高原少数民族语言不通有关。

四、护理措施

1. 一般护理

（1）隔离：在标准预防的基础上，采取内科消化道隔离与预防。

（2）消毒：病室开窗通风，保持空气新鲜，湿式清扫、紫外线或等离子消毒机每日消毒2次，每次不少于30分钟。

（3）休息与活动：患者应绝对卧床休息，待病情好转后，逐渐增加活动量，如散步、打太极拳等，以活动后不感觉劳累为准。

2. 症状护理

（1）肝性脑病的护理：吸氧或机械通气；清洁肠道，保持大便通畅，禁用肥皂水灌肠；使用降血氨药物；控制感染；去除和避免诱因，注意安全防护，保持气道通畅，防止意外伤害，必要时给予约束。

（2）出血的护理：有牙龈出血者使用软毛牙刷；黑便者便后保持肛门清洁、干燥；呕血时迅速建立两组以上的静脉通路，尽快补充葡萄糖生理盐水或血浆代用品，保持呼吸道通畅，头偏向一侧，及时清理床旁血迹，减少恶心刺激，消除患者紧张情绪；大量出血时应及时使用三腔二囊管压迫止血，必要时行内镜治疗或介入治疗。

（3）腹腔积液患者护理：准确记录24小时液体出入量，定期测量腹围和体重，以观察腹腔积液消长情况。放腹腔积液不可过快、过多，首次放腹腔积液量不能超过1000 mL，首次后放腹腔积液不能超过3000 mL，以免一次放腹腔积液量过大，引起患者血压下降、脉速快、甚至休克等一系列血液循环障碍；长期卧床患者避免长时间局部受压，以免压疮的发生；限制水和钠的摄入，一般每日钠摄入量不超过2 g，水摄入量不超过1000 mL。

3. 用药护理

应用保肝降酶药，不滥用药物，尤其注意禁用损害肝脏的药物，如吗啡、苯巴比妥类、磺胺类及氯丙嗪等药物，注意观察药物疗效及不良反应。

4. 饮食护理

（1）饮食原则：选择清淡、易消化、低脂、低盐、高热量、高维生素、适量蛋白质（以植物蛋白为主）的食物，少食多餐。口服肠道益生菌、乳果糖、少量酸奶（可两餐间服用），肝昏迷患者采用低蛋白饮食，限制蛋白质摄入，对于合并大量腹腔积液或浮肿患者，应适当控制食盐和水的摄入，盐不超过1.2～2 g/d，限制进水量在1000 mL/d，如有严重低钠血症，在医生指导下调整。

（2）饮食禁忌：忌食辛辣、生冷等刺激性强及粗糙的食物。禁饮酒，勿暴饮暴食。

（3）患者可咨询营养师，根据疾病需求、疾病状态请营养师制订个体化膳食方案。

5. 心理护理

做好心理护理和生活护理，随时了解患者的心理活动，及时与之交谈，耐心细致地做好解释工作，消除患者的孤独感，减轻患者的恐惧心理，尊重患者，给予患者心理支持和安全感。

五、健康宣教

1. 入院指导

入院后向患者及家属介绍病区环境及相关医护人员，讲解入院须知，进行健康宣教。

2. 预防知识指导

存在慢性肝炎病毒感染的患者，应做到每年定期检查肝功能和乙肝病毒复制状态。已经口服抗病毒药物治疗的患者，不可擅自停用药物，若发现肝功能异常，在专科医生指导下积极采取有效治疗措施。酗酒者必须坚持戒酒。

3. 疾病知识指导

向患者及家属讲解疾病的相关知识，讲解诱发肝衰竭的相关因素。嘱患者不可私自停药或减量，如有病情变化及不适，及时来院就医。

4. 探视指导

探视者需严格遵守医院相关要求，在规定时间进行探视。

5. 出院指导

（1）向患者讲解出院后注意事项，嘱患者院外注意休息，合理饮食，遵医嘱用药，保持心情舒畅。

（2）家庭消毒隔离指导：患者及家属应养成良好的卫生习惯，患者自觉注意卫生，勤洗手，避免交叉感染，对于乙肝患者，实施适当的家庭隔离，物品专人专用，防止血液及其他排泄物污染环境。

（3）药物依从性和不良反应：尽量避免使用肝脏毒性的药物，并尽量少用药物，严格遵医嘱用药，提高用药依从性，如有不适，及时就医。

（4）饮食：清淡、易消化、低盐、低脂、高维生素、适量蛋白饮食，忌辛辣、生冷、硬、刺激性饮食，戒烟，禁酒。

（5）注意休息、劳逸结合：安慰患者，保持心情舒畅，适当地进行户外锻炼，运动以不感劳累为宜。

六、延伸护理

（1）护士定期电话随访了解患者的病情，指导患者遵医嘱用药，明确患者用药剂量、使用方法，告知患者漏服药物或私自停药可能导致的风险。

（2）告知患者有任何不适及时到医院就诊，定期复查肝功能、肝脏B超等。

（3）遵医嘱定期随诊。

（张海清）

第二篇

结核病护理常规

第十章　胸部结核的护理常规

第一节　肺结核的护理常规

一、概述

肺结核（pulmonary tuberculosis）是由结核分枝杆菌引起的肺部慢性传染病。结核分枝杆菌主要通过呼吸道传播，排菌期肺结核的患者为其主要的传染源。

二、观察要点

（1）观察呼吸系统症状：咳嗽、咳痰最常见，约1/3的患者有不同程度的咯血、胸痛，干酪样肺炎和大量胸腔积液的患者还会出现呼吸困难。

（2）观察全身症状：发热，多为午后低热；患者易感到疲劳，全身无力，休息后也不能缓解；盗汗，严重者可使内衣湿透；消瘦，患者体重下降。

（3）观察药物的不良反应：异烟肼会引起周围神经和中枢神经兴奋；利福平会导致患者出现食欲缺乏、恶心等胃肠道症状；吡嗪酰胺会导致尿酸升高；乙胺丁醇会引起视神经炎等。

三、常见护理诊断问题

（1）语言沟通障碍：与方言有关。

（2）知识缺乏：与缺乏结核病防治的相关知识有关。

（3）窒息风险：与大咯血有关。

（4）营养失调：与结核病消耗增加、摄入不足有关。

（5）气体交换受损：与肺部炎症、痰液黏稠、胸腔积液等引起呼吸面积减少有关。

（6）焦虑：与疾病病程长、耐药有关。

（7）疲乏：与结核病毒性症状、营养失调有关。

（8）遵守治疗方案无效：与长期化疗及药物的不良反应有关。

（9）体温过高：与结核分枝杆菌引起肺部感染有关。

（10）胸痛：与结核分枝杆菌累及胸膜有关。

四、护理措施

1. 一般护理

（1）隔离消毒

1）排菌传染期患者不要互串病房，与家人分居、分餐，不到公共场所，外出戴口罩。

2）严禁随地吐痰，痰液吐到含有消毒液的带盖容器内，或吐到纸巾内放入黄色垃圾袋统一处理，咳嗽、打喷嚏时遮住口鼻，减少结核分枝杆菌的传播。

3）病房保持清洁，开窗通风每日2次，每次30分钟以上，上照式恒时紫外线消毒灯进行空气消毒，患者出院后进行终末消毒。

（2）休息与活动：症状严重时绝对卧床休息；症状好转后，可适当进行活动及锻炼。

2. 症状护理

（1）咳嗽、咳痰的护理：鼓励和协助患者有效咳嗽，痰液黏稠不易咳出者，鼓励其多饮水以湿化气道。病情允许时可扶患者坐起，给予拍背，协助咳痰，可采用超声雾化吸入，稀释痰液，促进痰液的排出。必要时吸痰，防止窒息。或遵医嘱应用止咳祛痰药。

（2）咯血的护理：①患者咯血时取俯卧头低位，防止血液被吸入气道造成窒息。一旦患者出现胸闷、憋气、唇甲发绀、面色苍白、冷汗淋漓、烦躁不安等窒息征象，应立即使患者取头低脚高位，轻叩其背部，排出气道和口咽部的血块，必要时进行机械吸引，并做好气管插管或气管切开的准备与配合工作，以解除患者呼吸道阻塞。②药物止血首选垂体后叶素，必要时建立两条静脉通路，一条输注止血药物，另一条补充血容量及抗感染治疗，必要时输入新鲜的同型全血，以补充凝血因子。③咯血时禁食，停止后应进食有足够热量、富含维生素、易消化的温凉食物（半流食或流食为宜）。④保持大便通畅，防止用力排便时腹压增加，再次发生咯血。

（3）胸痛、呼吸困难的护理：让患者选择舒适的体位，采用放松疗法（如听音乐）转移患者注意力。剧烈咳嗽时给予止咳药物，疼痛明显时给予止痛药。呼吸困难伴低氧血症者，遵医嘱给予吸氧治疗，监测动脉血气分析值。

（4）体温过高的护理：患者体温高于38.5 ℃时采用物理降温，如额头冷敷湿毛巾、酒精擦浴等，应用药物降温时患者出汗较多，注意保持皮肤清洁、干燥，防止受凉。嘱患者保持口腔清洁，多饮水。

3. 用药护理

（1）治疗原则：遵循早期、联合、适量、规律、全程的原则是化疗成功的关键，否则，非但不能完全治愈，还会出现继发性耐药，从而增加治疗的困难和患者的经济负担。①早期：活动性病灶内的结核分枝杆菌生长代谢旺盛，病灶局部血管丰富，如果此时局部药物浓度高，抗结核药物可以充分发挥其杀菌或抑菌作用，使炎症成分吸收，空洞缩小或关闭，痰菌转阴。所以，应早期治疗。②联合：联合使用2种以上的药物，以增强和确保疗效，同时通过交叉杀菌作用减少或防止耐药性的产生。③适量：指严格遵照适当的药物剂量用药。用药剂量过低不能达到有效血药浓度，影响疗效，易产生耐药性；剂量过大易发生药物不良反应。④规律：即患者严格按照化疗方案规定的用药方法，按时服药，未经医生同意不可随意停药或自行更改方案，以免产生耐药性。⑤全程：指患者必须按治疗方案，坚持完成规定疗程，这是提高治愈率和降低复发率的重要措施。

（2）常用化疗药物：治疗结核通常要同时应用至少2种杀菌药物，以提高疗效，防止耐药菌的形成。异烟肼、利福平、吡嗪酰胺、乙胺丁醇是首选的几种药物。

（3）常用抗结核药物的主要不良反应及使用方法见附录C抗结核药物的分类、不良反应及护理方法。

4. 饮食护理

（1）饮食原则：建议高热量、高蛋白、高钙、高铁、富含丰富维生素及矿物质饮食。

（2）饮食禁忌：禁食辛辣、刺激性饮食。

（3）根据疾病需求、疾病状态患者可咨询营养师并请其制订个体化膳食方案。

5. 心理护理

因结核病是慢性传染病，需要住院隔离治疗且服药治疗时间长，不能与家属和朋友亲密接触。患者对结核病往往缺乏正确的认识，患病后怕影响生活和工作。患者会出现焦虑、恐惧心理。护理人员耐心做好解释工作，向患者介绍相关疾病的治疗、护理知识，使患者树立信心。同时做好家属的工作，保证家属既能做到消毒隔离，又能关心爱护患者，给予患者精神和经济上的支持，解决患者的后顾之忧。

五、健康宣教

1. 入院指导

热情接待患者，并向患者讲解病区环境及相关医护人员。

2. 预防知识指导

肺结核是由结核分枝杆菌引起的慢性传染性疾病。在人群中流行的3个生物学环节：①传染源：排菌的患者是重要的传染源。②传播途径：主要通过呼吸道传播。③易感人群。切断结核病在人群中流行的3个生物学环节其中的任意环节，就可有效地阻止结核病在人群中传播流行。

3. 疾病知识指导

结核分枝杆菌由一种称为飞沫核的空气传播粒子携带，这种飞沫核可由患有肺部或喉部结核者咳嗽、喷嚏、大喊或唱歌时产生。通常只经空气传播而非接触传播。飞沫核进入肺泡后可发生局部感染，继而播散在流动的淋巴液或者血液，再扩散至全身。结核病通过正确治疗可治愈。

4. 探视指导

为防止院内传染，亲友探视时限制人数，佩戴口罩，遵照医院规定探视时间。

5. 出院指导

（1）保持室内空气清新，温度、湿度适宜。

（2）注意休息、劳逸结合、避免情绪波动及呼吸道感染，适当进行户外锻炼，增强抵抗力，运动以不感觉累为宜。

（3）家庭消毒隔离指导：室内保持良好的通风，患者外出时最好戴口罩，避免与他人亲密接触。患者的衣服、被褥、书籍在烈日下暴晒2小时以上，进行消毒处理，碗筷分开使用，煮沸30分钟进行消毒。

（4）饮食指导：肺结核是一种慢性消耗性疾病，需要加强营养来增强机体抵抗力，促进疾病的康复。护理人员应向患者解释加强营养的重要性，每周为患者称1次体重并记录，观察患者营养状况的改善及进食情况。应为患者制订全面的饮食营养计划，让患者进食高热量、高蛋白、富含维生素的食物；同时调理饮食，增加患者食欲。

（5）用药指导（表2）：指导患者正确服用抗结核药物，提高治疗依从性并讲明不遵医嘱服药会导致复发难治的严重后果，尤其应对短期治疗后症状减轻或消失的患者应加强教育和管理，向患者说明症状改善不是治愈的客观指标，一定要坚持规律、全程用药。

表2 患者用药教育单

入院诊断：①浸润型肺结核；②慢性乙型病毒性肝炎
目前口服用药：

药品名称	规格	用法用量	用药时间	用药目的	注意事项
利福喷丁胶囊	0.15 g	0.45 g，每周2次	晨起空腹顿服	抗结核	过敏反应，偶见白细胞减少、血小板减少、转氨酶一过性升高。大小便、唾液、泪和痰可呈红色
异烟肼片	0.1 g	0.3 g，每日1次	上午10点，顿服，可空腹（胃肠道刺激者可改为晚上服用）	抗结核	常见不良反应如头痛、眩晕等轻微反应

续表

药品名称	规格	用法用量	用药时间	用药目的	注意事项
乙胺丁醇片	0.25 g	0.75 mg，每日1次	上午10点，顿服，可空腹（胃肠道刺激者可改为晚上服用）	抗结核	视力模糊，眼痛、红、绿色盲或任何视力减退
吡嗪酰胺片	0.25 g	1.0 g，每日1次	上午10点，顿服，可空腹（胃肠道刺激者可改为晚上服用）	抗结核	关节痛
胸腺肽肠溶胶囊	5 mg	10 mg，每日3次	任意时间饭后吞服	提高免疫力	个别可见恶心、发热、头晕、胸闷、无力等不良反应，少数患者偶有嗜睡感
左氧氟沙星片	0.5 g	0.5 g，每日1次	任意时间饭后吞服	抗炎抗结核	常见不良反应如恶心、呕吐、过敏、失眠、头晕、头痛，可出现一过性肝功能异常
六味五灵片	0.5 g	1.5 g，每日3次	任意时间饭后吞服	保肝	

服药时间详细表：

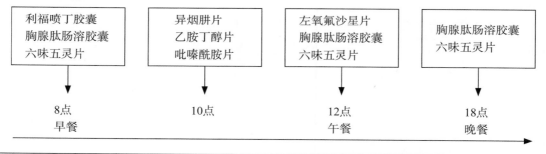

利福喷丁胶囊 胸腺肽肠溶胶囊 六味五灵片	异烟肼片 乙胺丁醇片 吡嗪酰胺片	左氧氟沙星片 胸腺肽肠溶胶囊 六味五灵片	胸腺肽肠溶胶囊 六味五灵片
↓	↓	↓	↓
8点 早餐	10点	12点 午餐	18点 晚餐

六、延伸护理

（1）电话随访，询问患者服药情况及有无药物不良反应。

（2）鼓励患者保持情绪稳定、心情舒畅，积极配合治疗。

（3）合理饮食，加强营养。

（4）定期复查：检查血常规、肝肾功能和胸部X线，便于了解治疗效果和病情变化。

（杨启平）

第二节 结核性胸膜炎的护理常规

一、概述

结核性胸膜炎（tuberculous pleurisy）是指由结核分枝杆菌直接感染和（或）胸膜对结核分枝杆菌感染产生高度变态反应而发生的炎症。结核性胸膜炎通常在临床上分为干性胸膜炎、渗出性胸膜炎、结核性脓胸。结核性胸膜炎是最常见的胸膜炎症疾病，可发生在任何年龄，但多见于儿童和青少年。

二、观察要点

（1）干性胸膜炎：深呼吸及咳嗽时胸痛加重、呼吸急促而浅表、顽固性咳嗽，部分患者可有较明显的发热、全身乏力、夜间盗汗、消瘦等全身结核中毒症状，部分患者只有局部症状。

（2）渗出性胸膜炎：起病急，有发热、乏力、盗汗等结核中毒症状，发病初期表现为刺激性咳嗽，痰量少。大量胸腔积液迅速生成，可导致呼吸困难、端坐呼吸、发绀。

三、常见护理诊断问题

（1）气体交换受损：与胸廓运动受限、肺组织破坏、肺萎陷等有关。

（2）体温过高：与结核菌感染有关。

（3）营养失调：与营养摄入不足、代谢增高、消耗增加有关。

（4）疼痛：与原发病引起的胸膜粘连有关。

（5）恐惧、焦虑：与对疾病的担心、环境改变有关。

（6）语言沟通障碍：与方言有关。

（7）潜在并发症：胸部或胸腔继发性感染。

四、护理措施

1. 一般护理

（1）消毒：注意个人卫生，打喷嚏或咳嗽时用双层纸巾遮住口鼻，严禁随地吐痰，被褥、书籍可在烈日下暴晒6小时以上进行灭菌；注意环境清洁，用紫外线消毒病室，每日1～2次，定时开门窗通风，物体表面、地面用有效消毒剂擦拭。

（2）隔离：加强病区管理，减少陪护及探视人员，患者及家属应佩戴口罩，避免互串病房，以免引起交叉感染。医务人员进入病区应做好标准预防，佩戴N95口罩，必要时戴手套。

（3）休息与活动：结核中毒症状明显、呼吸困难或大量胸腔积液者，应注意休息，保证充足的睡眠。恢复期患者适当增加户外活动，如散步、打太极拳、做保健操等，促进肺功能恢复，充分调动人体内在的自身康复能力，提高机体免疫力。

2. 症状护理

（1）舒适体位，抬高床头，半卧、患侧卧位。

（2）必要时给予吸氧，保持鼻导管的通畅。

（3）鼓励患者积极排痰，保持呼吸道通畅。

（4）对胸腔积液的患者，可协助医生抽胸腔积液，做好抽出胸腔积液后的引流管护理。

（5）高热患者按高热护理常规进行护理。

3. 用药护理

督促患者坚持全程、规律、联合、适量服药。观察抗结核药物的不良反应，避免不规则用药或过早停药而导致治疗失败、使结核菌产生继发耐药性，如有不适及时复查。

4. 饮食护理

（1）饮食原则：建议高热量、高蛋白、高钙、高铁、富含丰富维生素及矿物质饮食。

（2）饮食禁忌：禁食辛辣、刺激性食物。

（3）患者可根据疾病需求、疾病状态咨询营养师并请其制订个体化膳食方案。

5. 心理护理

结核性胸膜炎是继发性肺结核的临床症状，病程长，有时治疗效果不明显，患者长期受疾病的折磨，容易出现焦虑、烦躁、恐惧心理。护理时要帮助他们认识病情，介绍治疗方法及治疗效果，增强患者的信心，减轻患者的焦虑及恐惧心理。经常与患者交谈，生活上多关心患者，多使用鼓励性、安慰性、解释性、指导性语言。

五、健康宣教

1. 入院指导

向患者及家属讲解结核病的传播途径、发病过程及发病后的症状等知识，取得患者的配合和家属的信任。

2. 预防知识指导

本病常见传播途径有呼吸道传播及淋巴回流传播，做好个人防护避免与开放性结核患者接触。保持环境清洁，常开窗通风，注意个人卫生，不随地吐痰，分开使用餐具，外出应佩戴口罩。

3. 疾病知识指导

本病由结核分枝杆菌直接感染和（或）胸膜对结核分枝杆菌感染产生高度变态反应而发生的炎症。临床表现有午后低热、盗汗、乏力、咳嗽及胸痛。经呼吸道传播。嘱患者及家属养成良好的个人卫生习惯。指导患者戒烟，并且由家属或病友监督执行。

4. 用药指导

督促患者坚持全程、规律、联合、适量服药。避免不规则用药或过早停药而导致治疗失败，使结核菌产生继发耐药性。

5. 探视指导

为防止院内传染，亲友探视时限制人数，佩戴口罩，遵照医院探视时间进行探视。

6. 出院指导

（1）日常生活中，应注意环境温度与季节变化对疾病的影响，注意保暖，预防感冒；减少去公共场所的次数，以免感冒后加重病情。

（2）家庭消毒隔离指导：居室经常通风，保持室内空气新鲜，温度适宜。以免刺激呼吸道和加重呼吸系统症状。患者及家属应养成良好的卫生习惯，勤洗手，不随地吐痰避免交叉感染。

（3）药物依从性和不良反应：嘱患者遵医嘱服用药物，注意观察药物的疗效及不良反应，提高患者用药依从性，如有不适反应，及时告知医生，不可自行停药或减量。

（4）饮食指导：饮食要注意营养搭配，避免辛辣、刺激性食物，避免食用过冷或过热的食物，戒烟、戒酒。

（5）定期复查肝肾功能、血常规、胸部CT等，每年定期体格检查1次。

六、延伸护理

（1）随访：定期随访，必要时建档。

（2）定期复查：如出现胃肠道不适等症状，应立即到医院就诊。

（3）长期服药者定期门诊随诊。

（4）保持良好的心态和乐观的情绪，积极对待疾病。

（昝清英）

第三节　结核性脓胸的护理常规

一、概述

结核性脓胸（tuberculous empyema）多由于肺结核空洞或胸膜下干酪样病灶破裂，感染胸膜而引起，也可由脊椎结核的椎旁脓肿直接蔓延所致，肺结核外科手术并发支气管胸膜瘘或胸膜腔感染也可引起脓气胸。此外，渗出性胸膜炎积液长期不吸收，有一部分可逐渐发展成脓胸。自从抗结核药物被广泛应用以来，结合性脓胸的发病率已大大降低。

二、观察要点

（1）全身症状：患者可出现乏力、低热、盗汗、胸闷、消瘦等症状，当积脓较多时可有气喘、呼吸困难。咳嗽、咳痰量多，以脓痰为主。急性起病者有明显中毒症状，如高热、多汗、胸痛、寒战等。胸壁可有压痛。

（2）体征：杵状指（趾），疾病晚期患者脊柱弯向对侧。

三、常见护理诊断问题

（1）体温过高：与结核菌感染有关。

（2）营养失调：与营养摄入不足、代谢增高、消耗增加有关。

（3）气体交换受损：与胸廓运动受限、肺组织破坏、肺萎陷等有关。

（4）潜在并发症：胸部或胸腔继发性感染

（5）疼痛：与原发病引起的胸膜粘连有关。

（6）恐惧、焦虑：与对疾病的担心、环境改变有关。

（7）语言沟通障碍：与方言有关。

四、护理措施

1. 一般护理

（1）消毒：注意环境清洁每日（24小时）上照式紫外线消毒，加强病房床单位的消毒，定时开门窗通风，地面用500 mg/L含氯消毒液擦拭。注意个人卫生，打喷嚏或咳嗽时用双层纸巾遮住口鼻，严禁随地吐痰，痰液应吐在卫生纸上然后将纸放入污物袋中焚烧处理；床旁需备痰盂，痰盂内加入500 mg/L的含氯消毒液浸泡，接触痰液后须用流动水清洗。

（2）隔离：加强病区管理，减少陪护及探视人员，避免互串病房，以免引起交叉感染，向患者及家属讲解疾病的传播途径及预防知识，嘱患者及家属戴口罩，做好呼吸道隔离工作。

（3）休息与活动：结核中毒症状明显、呼吸困难或胸腔积脓较多者，应注意休息，保证充足的睡眠。恢复期患者适当增加户外活动，如散步、打太极拳、做保健操等，充分调动人体内在的自身康复能力，提高机体免疫力；术后注意多休息，不要进行剧烈运动。

2. 症状护理

（1）舒适体位，抬高床头，半卧、患侧卧位。

（2）必要时给予吸氧，保持鼻导管的通畅。

（3）鼓励患者积极排痰，痰液黏稠不易咳出予以雾化稀释，保持呼吸道通畅，遵医嘱给予抗菌药物治疗。

（4）病情允许的情况下，鼓励患者下床活动，增加肺活量。

（5）胸腔闭式引流的患者注意管道的护理，并教会长期置管的患者自我护理的方法。

（6）高热患者按高热护理常规进行护理。

3. 用药护理

结核性脓胸患者需长期服用药物，督促患者按医嘱坚持规律、全程服药。应用抗结核药应注意不良反应。避免不规则用药或过早停药而导致治疗失败、诱导结核菌产生继发耐药，增加复治的困难。通过观察及定期复查及时发现问题，采取相应措施，避免给患者带来不必要的痛苦。

4. 饮食护理

（1）饮食原则：建议高热量、高蛋白、高钙、高铁、富含丰富维生素及矿物质饮食。

（2）饮食禁忌：禁食辛辣、刺激性食物。

（3）患者可根据疾病需求、疾病状态咨询营养师并请其制订个体化膳食方案。

5. 心理护理

结核性脓胸是继发性肺结核的临床症状，病程长，有时治疗效果不明显，患者长期受疾病的折磨，容易出现焦虑、烦躁、恐惧心理。护理时要帮助他们认识病情，介绍治疗方法及治疗效果，增强患者的信心，减轻患者的焦虑及恐惧心理。经常与患者交谈，生活上多关心患者，多使用鼓励性、安慰性、解释性、指导性语言。

五、健康宣教

1. 入院指导

向患者及家属进行知识宣教，讲解病区的格局、呼叫器的使用等。

2. 预防知识指导

本病可通过飞沫传播，预防本病主要是早期发现、早期诊断、早期治疗；早期结核积脓不多，经积极有效的抗结核治疗，加强营养，适当休息，有可能吸收好转，如果有大量积液，可以行胸腔穿刺抽液促进吸收，但要注意防止继发感染，在发生药物无法控制的继发感染之前应避免行胸腔闭式引流，保持环境清洁，常开窗通风，注意个人卫生，不随地吐痰，分开使用餐具，外出应佩戴口罩。

3. 疾病知识指导

本病是由于肺结核空洞或胸膜下干酪样病灶破裂感染胸膜而引起，也可由脊椎结核的椎旁脓肿直接蔓延所致，肺结核外科手术并发支气管胸膜瘘或胸膜腔感染也可引起脓气胸。

4. 出院指导

定期随诊复查血常规及肝肾功能，每月复查胸腔B超、胸部X线片或胸部CT等，以便医生及时调整治疗方案。合理安排休息，避免劳累、情绪波动及呼吸道感染，适当地进行户外锻炼，增强抗病能力。

六、延伸护理

（1）随访：对患者在治疗期间实施全程随访，随访采用电话、微信和门诊随访相结合的方式。内容主要包括指导患者遵医嘱服用药物，告知用药后不良反应，随访内容做好登记，若有异常情况及时反馈到责任医生，并对患者做好回复及后续治疗。

（2）日常生活中，应注意环境温度与季节对疾病的影响，注意保暖，预防感冒；流感流行期间要减少去公共场所的次数，以免感冒后加重病情。居室经常通风，保持室内空气新鲜，温度适宜。戒烟、戒酒，以免刺激呼吸道和加重呼吸系统症状。

（3）出院带药严格根据医嘱服用药物，根据病情服用不同的药物和不同的剂量，定期复查肝肾功能、血常规、胸部CT等。定期体格检查。密切观察不良反应，如有发生，门诊随诊。

（昝清英）

第四节　气管、支气管内膜结核的护理常规

一、概述

气管、支气管内膜结核是发生在气管、支气管的黏膜或黏膜下层的结核病，亦称气管或支气管结核。气管、支气管内膜结核的诊断主要依靠支气管镜的检查，均为继发性，多

与肺结核或支气管淋巴结结核并发。

2. 观察要点

（1）具有与肺结核相同的全身症状，如乏力、盗汗、午后低热、食欲不振、体重下降等。

（2）主要的症状有咳嗽（多为刺激性干咳）、喘鸣、咯血、呼吸困难，呼吸时胸骨旁可闻及哮鸣音，胸骨后疼痛、有压迫感，内科治疗时使用支气管扩张剂无效。

（3）支气管内膜结核在各年龄段均可发生，以青壮年多见。支气管内膜结核因局部渗出性浸润、肉芽组织增生及干酪性坏死物阻塞管腔，导致气道狭窄，患者咳嗽剧烈，全身用药效果不佳。

三、常见护理诊断问题

（1）语言沟通障碍：与方言有关。

（2）焦虑：缺乏对该疾病的认识，与结核病的传染性、疗程长、治疗费用较高有关。

（3）低效性呼吸形态：与呼吸困难、胸痛有关。

（4）营养失调：与结核病消耗增加、摄入不足有关。

（5）窒息风险：与气管狭窄致痰液阻塞有关。

四、护理措施

1. 一般护理

（1）隔离：在标准预防的基础上，采用飞沫传播、空气传播及接触传播的隔离预防，耐药患者尽量安排单间居住，防止耐药结核分枝杆菌在医院内传播。

（2）消毒：咳嗽或打喷嚏时应遮住口鼻，接触患者痰液、分泌物、引流液后使用流动水清洗双手。病房保持清洁，开窗通风，上照式紫外线消毒灯24小时空气消毒，患者出院后进行终末消毒。

（3）休息与活动：症状严重时绝对卧床休息，症状好转后，可适当进行活动及锻炼。

2. 症状护理

（1）指导患者做慢而深的呼吸，对氧疗患者根据其病情及血气分析结果采取不同的给氧方法和给氧浓度。

（2）指导患者取舒适体位，呼吸困难者可取半卧位，保证舒适、安全，必要时设置跨床小桌，以便患者伏桌休息，减轻呼吸困难症状。

（3）进行雾化吸入时，指导患者用嘴吸气鼻呼气方法，讲解正确吸入的重要性。

（4）纤维支气管镜检查、治疗的护理。①常规行支气管镜下治疗的患者应提前备好药物及漱口水，核对好药物后送至气管镜室，漱口水交给患者并教会患者正确使用。②术前告知患者检查目的，做好心理护理，要求禁食6小时、禁水4小时，避免检查中误吸呕吐物。③告知患者术中配合医生的重要性，指导患者全身放松，自由呼吸，有分泌物不要乱吐，不能耐受时可举手示意，不可咬镜、抓镜管。④术后监测患者生命体征，要求禁食、禁饮2小时。2小时后饮少量温开水，若无呛咳可进食温凉流质或半流质食物，以免食物误入气道，造成吸入性肺炎。减少说话，使声带得以充分休息，如有声嘶或咽部疼痛，可给予雾化吸入。痰中带少量血丝属正常现象，无须特殊处理，1～3日可自行愈合。

3. 用药护理

（1）严格遵医嘱给予患者抗结核治疗，让患者了解抗结核药物的作用及不良反应，遵守抗结核治疗原则，鼓励患者按时、按量服用抗结核药物，禁止自行减量、停药等。

（2）禁止吸烟及饮酒。因为烟里含有焦油和尼古丁，会进一步损伤呼吸道，不利于疾病恢复。酒精对肝脏有毒性作用，而抗结核药物对肝脏也有损害作用，因此饮酒会加重肝脏的负担。

（3）雾化吸入时要严格按医嘱配制药物，遵循现用现配原则，设专人负责，严格做好"三查七对"。

4. 饮食护理

（1）饮食原则：建议高热量、高蛋白、高钙、高铁、富含丰富维生素及矿物质饮食。

（2）饮食禁忌：禁食辛辣、刺激性食物。

（3）患者根据疾病需求、疾病状态可咨询营养师并请其制订个体化膳食方案。

5. 心理护理

因结核病是慢性传染病，患者需要住院隔离治疗，不能与家属和朋友密切接触，加上疾病带来的痛苦，患者常出现自卑、多虑、悲观等情绪。护理人员要尊重患者，公平、公正地对待患者，做好耐心、细致的解释，使患者树立信心。同时，应做好家属的工作，保证家属既能做到消毒隔离，又能关心爱护患者，给予患者精神和经济上的支持。

五、健康宣教

1. 入院指导

热情接待，向患者讲解病区环境及相关医护人员。

2. 预防知识指导

早期发现传染源，早期治疗。戴口罩、勤洗手，切断传播途径，排菌传染期患者不要互串病房，与家人分居、分餐，不到公共场所，外出戴口罩，保护易感人群。

3. 疾病知识指导

支气管内膜结核属于结核病的一种特殊临床类型，主要病变造成气道狭窄或气管软化，致使通气功能丧失。

4. 用药指导

遵医嘱坚持按时、足量用药，出现药物不良反应及时告知医生。

5. 探视指导

为防止院内传染，亲友探视时限制人数，佩戴口罩，遵照医院规定探视时间。

6. 出院指导

（1）注意休息、劳逸结合、避免情绪波动及呼吸道感染，适当进行户外锻炼，增强抵抗力，运动以不感觉累为宜。

（2）家庭消毒隔离指导：室内保持良好的通风，患者外出时最好戴口罩，避免与他人亲密接触。患者的衣服、被褥、书籍在烈日下暴晒2小时以上，进行消毒处理，碗筷分开使用，煮沸30分钟进行消毒。

（3）饮食：注意合理膳食，保持营养均衡，食物最好是优质蛋白如瘦猪肉、牛肉、羊肉、鸡蛋等，以及高纤维素食物如新鲜蔬菜、水果。

（4）用药指导：向患者及家属解释病情，嘱患者坚持正确服药。介绍服药方法、药物的剂量和不良反应；详细说明坚持规律用药、全程用药的重要性。

（5）定期复查红细胞沉降率、血常规、肝肾功能、淋巴结彩超。需纤维支气管镜下治疗者按时来院检查、治疗。

六、延伸护理

（1）电话随访：询问患者服药情况及有无药物不良反应，呼吸是否通畅。

（2）鼓励患者保持情绪稳定、心情舒畅，积极配合治疗。

（3）合理饮食，加强营养。

（4）出现不适症状及时就诊。

（杨启平）

第五节　胸壁及乳腺结核的护理常规

一、概述

胸壁及乳腺结核是结核分枝杆菌经淋巴道转移、血行转移或直接浸润胸壁软组织、乳腺、肋骨或胸骨而形成的结核病变。常继发于肺结核、胸膜结核，易形成寒性脓肿和慢性窦道。好发于前胸壁，侧壁、后壁亦可见。

二、观察要点

（1）全身症状不明显，原发的活动结核病灶期可出现结核中毒症状，如低热、盗汗、乏力、消瘦等。

（2）病变局部有不同程度的疼痛。

（3）乳腺结核的病变多表现为包块，质地较硬，活动度差，随着病变的进展，肿块逐渐长大，穿破皮肤，形成不易愈合的慢性窦道。

三、常见护理诊断问题

（1）气体交换受损：与胸廓运动受限、肺组织破坏、肺萎陷等有关。

（2）体温过高：与结核感染有关。

（3）营养失调：与营养摄入不足、代谢增高、消耗增加有关。

（4）疼痛：与手术创伤有关。

（5）恐惧、焦虑：与对疾病的担心、环境改变有关。

（6）潜在并发症：胸部或胸腔继发性感染。

（7）语言沟通障碍：与方言有关。

四、护理措施

1. 一般护理

（1）隔离：在标准预防的基础上严格执行呼吸道隔离与预防。

（2）消毒：保持室内良好通风，每日24小时上照式紫外线消毒，物体表面用500 mg/L的含氯消毒液擦拭，痰液用纸巾包住按医疗垃圾处理，餐具应分开使用。

（3）休息与活动：指导患者合理安排休息，避免劳累，避免情绪波动及呼吸道感染，适当进行户外锻炼，增强抵抗力。

2. 症状护理

（1）疼痛护理：局部胸壁及乳腺结核的患者由于病灶浸润胸壁软组织、乳腺、肋骨或胸骨而导致肢体活动受限，多采取强迫体位，应给予健侧卧位。

（2）皮肤护理：皮肤破溃处应定期给予换药、红外线治疗，防止局部发生感染，观察破溃处脓肿及分泌物的性质、量、颜色及伤口愈合情况并做好记录，如渗出液较多时及时更换敷料并严格执行无菌技术。

3. 胸壁及乳腺结核手术护理

（1）术前护理：①心理护理：向患者及家属讲解手术的必要性和重要性，鼓励患者树立战胜疾病的信心，提高患者治疗疾病的依存性。②向患者讲解加压包扎的作用，教会患者正确的腹式呼吸，以减轻术后的伤口疼痛。③术前禁水6小时，禁食12小时，做好手术部位皮肤准备等。

（2）术后护理：①体位护理：生命体征平稳的患者取半卧位，以利呼吸和引流。②病情观察：严密观察生命体征变化，观察切口敷料渗血、渗液情况，并给予记录。

（3）伤口护理：①有效包扎：手术部位用弹力绷带加压包扎，防止积液积气。②观察局部血液循环：注意局部皮肤颜色及创面愈合情况，若局部皮肤颜色暗红，提示血流循环欠佳，有可能坏死。③观察患侧上肢远端血液循环：若手指发麻、皮肤发绀、皮温下降、动脉搏动不能扪及，提示腋窝部血管受压，应及时调整绷带的松紧度。

（4）患侧上肢功能锻炼：由于手术切除了胸部肌肉、筋膜和皮肤，使患侧肩关节活动明显受限。鼓励和协助患者术后加强肩关节活动可增强肌肉力量，预防组织粘连，最大限度地恢复肩关节活动范围。

4. 用药护理

（1）全身化疗：向患者及家属逐步介绍有关抗结核药物的知识，胸壁及乳腺结核化疗时间长，强调早期、联合、适量、规律、全程的治疗原则。鼓励患者按时、按量服用抗结核药物，禁止自行减量、停药等。

（2）局部治疗：局部治疗是全身化疗过程中的一种有效的辅助治疗手段，可分为局部用药与局部手术。胸壁及乳腺结核局部穿刺排脓后注入抗结核药物治疗（如异烟肼、利福平）并加压包扎。

5. 饮食护理

（1）饮食原则：建议高热量、高蛋白、高钙、高铁、富含丰富维生素及矿物质饮食。

（2）饮食禁忌：禁食辛辣、刺激性食物。

（3）患者根据疾病需求、疾病状态可咨询营养师并请其制订个体化膳食方案。

6. 心理护理

（1）为患者提供安静、舒适的病房环境。

（2）建立良好的护患关系，取得患者信任。鼓励患者表达自己的感受，并对其表示理解。如患者精神不振、焦虑、自感胸痛时应设法分散患者注意力。指导患者健侧卧位，以缓解症状。

（3）了解患者的需要，帮助患者解决问题，提供必要的护理措施，避免患者产生自卑感，导致出现悲观、抑郁情绪。

五、健康宣教

1. 入院指导

向患者及家属进行知识宣教，讲解病区环境、呼叫器的使用等。

2. 预防知识指导

加强锻炼提高机体抵抗力，定期体检尽早发现和治疗原发结核病，完成治疗疗程，彻底治愈，以避免结核杆菌播散至胸壁及乳腺。

3. 疾病知识指导

本病是由结核杆菌经淋巴道、血行转移及直接浸润胸壁软组织、乳腺、肋骨或胸骨而形成的结核病变，常见临床表现为乳房内单个或数个肿块、常有皮肤粘连，随病情发展，肿块可破溃排出干酪样碎屑的稀薄脓液，进一步形成窦道或大片溃疡，经久不愈。

4. 用药指导

督促患者坚持全程、规律、联合、适量服药。避免不规则用药或过早停药而导致治疗失败、诱导结核菌产生继发耐药。

5. 探视指导

严格执行探视与陪护制度。减少探视人员，如有探视，向家属介绍本病的传播途径，做好自我防护。

6. 出院指导

（1）定期复查血常规、肝肾功能、胸壁及乳腺B超等，以便医生及时调整用药方案。

（2）指导患者合理安排休息，避免劳累、情绪波动及呼吸道感染，适当进行户外锻炼，增强抗病能力。注意个人卫生，保持皮肤清洁，避免细菌侵犯皮肤黏膜。指导患者做患肢功能锻炼、循序渐进，逐渐增加功能锻炼的内容。

（3）家庭消毒指导：患者的餐具应分开使用，每次应煮沸30分钟消毒；患者的被褥、衣服应在日光下暴晒6小时以上，室内应通风，保持空气流通；勤洗手，外出时佩戴口罩。

（4）药物依存性和不良反应：向患者再次解释抗结核药物的知识及按时服药的重要性。嘱患者培养按时服药的习惯。

六、延伸护理

（1）定期随访建档管理，患者在抗结核治疗期间实施全程随访，随访采用电话、微信和门诊随访相结合的方式。

（2）饮食指导：指导患者进食高热量、高蛋白、高维生素的饮食，如瘦肉、鸡蛋、牛奶、豆浆、西蓝花等；增强机体免疫力，有利于病情的恢复；避免辛辣、刺激的饮食，戒烟、戒酒。

（3）定期复查。

（群玛吉）

第十一章　中枢神经系统结核的护理常规

第一节　结核性脑膜炎的护理常规

一、概述

结核性脑膜炎（tuberculous meningitis，TBM）是结核分枝杆菌经血液循环累及脑膜而引起的中枢神经系统结核病，在肺外结核中有5%～15%的患者累及神经系统，其中又以结核性脑膜炎最为常见。

二、观察要点

（1）体温、呼吸、脉搏和血压的观察：轻型患者没有过多变化，重型结核性脑膜炎患者，如果出现血压明显升高、呼吸深慢、脉搏频率变快这些症状表明患者颅内压增高，发热表明患者有颅内感染，为了避免脑疝的发生，患者需要积极配合医生进行脱水、降低颅内压、抗炎等治疗。

（2）意识的观察：通过对患者意识的观察，可以了解其大脑机能，观察患者有无昏迷或嗜睡等意识障碍，以及脑膜刺激、烦躁等情况。

（3）瞳孔变化：观察患者两边瞳孔大小、对光反射是否灵敏。若患者出现瞳孔不等大、对光反射反应迟钝的症状，表明意识障碍加重，需要注意是否发生脑疝。

（4）颅内压增高的观察：患者产生恶心、头疼、喷射性呕吐、颈项强直等症状，则表示患者颅内压出现增高。

三、常见护理诊断问题

（1）疼痛：与颅内压增高有关。

（2）发热：与结核分枝杆菌感染有关。

（3）营养失调：与摄入不足和消耗增加有关。

（4）感染风险：与机体抵抗力下降，长期使用激素有关。

（5）知识缺乏：缺乏疾病相关的知识。

（6）皮肤完整性受损：与患者昏迷长期卧床有关。

（7）跌倒、坠床风险：与身体虚弱、乏力、神志不清有关。

（8）潜在并发症：颅内压增高、脑疝。

（9）语言沟通障碍：与文化差异有关（如使用不同的语言）。

四、护理措施

1. 一般护理

（1）隔离：医护人员实施标准预防，同种疾病患者可收住在同一个病室，耐药患者单间隔离。

（2）消毒：病室开窗通风，并保证紫外线消毒机每日消毒，物体表面用含氯消毒液或者酒精湿巾擦拭消毒。

（3）休息与活动：症状明显者或头痛症状较重者，应注意休息，保证充足的睡眠；恢复期患者可适当增加户外活动，如打太极拳、散步、做保健操等；轻症患者在积极治疗的同时，可正常工作，充分调动人体内在的自身康复能力，提高机体免疫力。

（4）腰椎穿刺的护理：术前做好解释工作，消除患者紧张情绪，并协助患者摆好体位。穿刺过程中密切观察患者面色、意识的变化。术后嘱患者去枕平卧6小时，脑脊液标本及时送检。

（5）侧脑室引流护理：同脑结核瘤护理常规。

2. 症状护理

（1）头痛、呕吐、脑膜刺激征的护理：适当采取低枕卧位，头痛患者予以药物降低颅内压治疗。

（2）发热、盗汗的护理：给予患者物理降温或者药物治疗。对盗汗的患者做好皮肤护理，保持其衣物及床位的清洁、干燥。

（3）颅内压急剧增高、脑疝、昏迷的护理：要严密观察患者的神志及生命体征，配合医生做好抢救工作。

（4）皮肤护理：保持皮肤清洁、干燥，定时翻身，必要时使用气垫床、水袋防止压疮。

3. 用药护理

（1）脱水剂的应用与护理：结核性脑膜炎常用的脱水剂为高渗脱水剂和利尿药，对血管刺激性很大，故首先要保持静脉通道的通畅，如发生渗液、漏液，可立即用50%硫酸镁溶液湿敷以减少对皮肤黏膜的刺激。准确记录24小时出入量并检测血钾的指标，观察用药效果。

（2）激素的应用与护理：激素计量不准确、用量过大或减量不合适易造成反跳现象，因此要严格遵照医嘱给药，并嘱患者不要随意增药、减药。

（3）抗结核药的应用与护理：应用结核药的同时应密切观察药物的不良反应，如胃肠道反应、肝功能损害、肾功能损害、听力障碍、过敏反应等，如出现不适应及时报告医生。

4. 饮食护理

（1）饮食原则：建议高热量、高蛋白、高钙、高铁、富含丰富维生素及矿物质饮食。

（2）饮食禁忌：禁食辛辣、刺激性食物。

（3）患者根据疾病需求、疾病状态可咨询营养师并请其制订个体化膳食方案。

5. 心理护理

由于结核性脑膜炎病情严重，连续治疗所用时间较多，花费多在治疗时病情容易反复，所以患者难免会出现害怕、烦躁、失望的情绪，护士要多与患者交谈并进行及时有效的疏导，鼓励患者表达自己的感受，耐心倾听患者的诉说，帮助患者建立战胜疾病的信心。

五、健康宣教

1. 入院指导

向患者及家属介绍病区环境、探视制度、相关的医护人员。

2. 预防知识指导

接种卡介苗可以防止或减少结核性脑膜炎的发生。进行合理的生活锻炼，提高身体的抵抗力。早期发现并且彻底治愈原发性结核病，也可大大减少结核性脑膜炎的发生。

3. 疾病知识指导

结核性脑膜炎是最严重的肺外结核，起病隐匿，病程长，预后较差，致残率高。早期表现为发热、头痛、呕吐及脑膜刺激征。出现完全或不完全性梗阻性脑积水时颅内压明显增高，表现为头痛、呕吐和视盘水肿，严重时出现颈项强直症状。

4. 用药指导

告知患者及家属抗结核药物一定要坚持早期、联合、适量、规律、全程治疗的重要性，以及不按时按量服药、自行增减药的危害性及对愈后的影响，让家属督促患者服药。

5. 饮食指导

（1）结核性脑膜炎患者因为病情的原因会经常出现呕吐的现象，使用抗结核药物进行治疗，会对患者的胃肠道产生刺激，造成患者水、电解质紊乱，鼓励患者多饮水，摄取足够的蛋白质与热量，对于重症结核性脑膜炎患者来说十分重要。

（2）昏迷患者鼻饲营养期间由营养科供给肠内营养液以补充患者所需的营养物质。疾病恢复期间，逐渐每2小时1次，每次10 mL无渣米汤训练吞咽功能，过渡至口服易消化半流质饮食，及时观察患者有无腹泻、腹胀、胃潴留等消化道耐受症状。

6. 探视指导

给患者及家属做好宣教，在指定的时间内探视，人员不要过多，保持病房的安静，家属在进出病区时一定要洗手，戴好口罩，以免交叉感染。

7. 出院指导

（1）指导患者保持乐观情绪，积极配合治疗，促进恢复。

（2）家庭消毒隔离指导：患者应单独居住，使用专用的餐具，餐具使用后应及时开水煮沸消毒或者使用消毒柜，被服等物品日光下暴晒，痰液包在纸中进行焚烧。

（3）药物依从性和不良反应：告知患者抗结核药物的主要不良反应，需按照医嘱按时、按量每日服用，不能间断，服药时分次服药疗效为佳。

（4）饮食指导：食用一些高蛋白、高维生素、高热量、易消化的食物，少食多餐，食物品种要多样化，可促进食欲，进食时要细嚼慢咽，促进食物消化吸收。

（5）心理指导：结核性脑膜炎患者病程长，易发生心情抑郁、情绪低落，家属要多与患者沟通并让患者倾诉自己焦虑不安的原因，消除其悲观、失望的思想，增强其战胜疾病的信心，以积极配合治疗，促进康复。

六、延伸护理

（1）随访：定时电话随访，随访时询问患者服药情况、有何不适、有无药物不良反应、日常生活情况。

（2）随诊时间应根据患者病情和治疗需要而定，治疗用药不良反应较大、病情复杂和危重的患者出院后应随时随访，结核性脑膜炎患者需长期治疗，患者出院后1周、2周、1个月应进行随访，此后至少3个月随访1次，必要时建档。

（3）指导患者按时复查肝肾功能、血常规、CT、核磁共振，按照医嘱按时来院就诊。头疼、呕吐等症状加重时应立即到院就诊。

（韩晓茹）

第二节　脑结核瘤、结核性脑脓肿的护理常规

一、概述

脑结核瘤是中枢神经系统感染结核杆菌后形成的一种肉芽肿性病变，既可单独发生，也可合并脑膜结核，是结核病的特殊表现。

结核性脑脓肿是指因感染结核杆菌，导致大脑神经细胞内部产生的脓肿，多由颅内结核瘤发展而来，当结核瘤增大时，瘤内干酪样物质中心液化坏死，周围组织形成肉芽，也可形成脓肿。

二、观察要点

（1）全身症状：发热、盗汗、消瘦等症状。

（2）常见症状：头痛、恶心、呕吐、抽搐、局部神经功能障碍和颅内压增高，癫痫最为常见，伴有偏瘫、失语、视力下降等。脑结核瘤若多发，可明显引起颅内压的升高，造成脑疝。因此，应早期发现瞳孔缩小继而放大的进展，观察呕吐情况。

（3）呼吸道症状：有无呼吸困难、血氧饱和度降低，以及口、鼻、咽部的分泌物增多等现象。

三、常见护理诊断问题

（1）疼痛：头痛，与颅内压增高有关。

（2）发热：与结核分枝杆菌感染有关。

（3）焦虑：与不了解疾病预后有关。

（4）知识缺乏：缺乏疾病相关的知识。

（5）跌倒、坠床风险：与意识障碍有关。

（6）潜在并发症：癫痫、偏瘫、窒息、脑积水。

（7）语言沟通障碍：与文化差异有关（如使用不同的语言）。

四、护理措施

1. 一般护理

（1）隔离：医护人员实施标准预防，发热、抵抗力低下的患者尽量安排单间居住，耐药患者应单间隔离。

（2）消毒：①给患者准备好痰盂，痰盂内加入2000 mg/L的含氯消毒剂，将痰液浸泡1小时后弃去；②餐具可煮沸消毒或放到消毒柜进行消毒后再用，被服、书籍在日光下暴晒消毒或者用紫外线灯消毒。

（3）休息与活动：患者应绝对卧床休息，避免剧烈活动引起头痛、头晕。

2. 症状护理

（1）头痛、呕吐、脑膜刺激征的护理：限制入量，防止水钠潴留加重脑水肿，适当采取低枕卧位，头痛患者给予药物降低颅内压治疗。

（2）发热、盗汗的护理：给予患者物理降温或者药物治疗。对盗汗的患者做好皮肤护理，保持其衣物及床位的清洁、干燥。

（3）癫痫发作的护理：癫痫发作时立即置患者于平卧位，头偏向一侧，给予吸氧，及时吸出口鼻分泌物，舌后坠时用舌钳将舌拉出，保持呼吸道通畅，防止窒息，牙关紧闭时用开口器或压舌板放于上下齿之间，以防咬伤。

（4）偏瘫的护理：在床上进行早期四肢活动锻炼，以促进功能恢复，病情稳定后，逐渐进行运动功能康复训练、日常生活能力训练，保持床单干燥、整洁，加强皮肤黏膜的护理，防止压疮，及时排痰，以防坠积性肺炎。

（5）昏迷的护理：按时做口腔护理、尿道护理、皮肤护理、角膜护理。

（6）侧脑室引流护理：①术前护理：意识清醒者做好心理护理，消除其焦虑、恐惧情绪，备皮，禁食4～6小时。②术后护理：严防引流管脱出，在无菌操作下接好引流袋并将其固定稳妥，保持通畅，使引流管出口的高度距侧脑室平面10～15 cm，据引流速度适当调整引流袋高低；严密观察患者神志、生命体征及瞳孔变化及有无头痛、呕吐，保持引流管通畅，观察引流液的颜色、性质及引流量。

3. 用药护理

（1）使用抗结核药物遵循早期、联合、适量、规律、全程的原则，在治疗中观察抗结核药物的不良反应。

（2）合理使用脱水药物，脱水治疗期间监测血钾的指标，防止药液外渗导致局部组织坏死。

（3）激素治疗时严格遵医嘱用药，掌握合适剂量，禁止少用、多用。

4. 饮食护理

（1）饮食原则：高热量、高蛋白、匀浆膳食。

（2）昏迷患者请营养科会诊，及时予以肠内营养鼻饲治疗，给予个体化营养支持治疗。

（3）饮食禁忌：忌肉汤、巧克力等高嘌呤、高脂食物。

（4）鼻饲营养期间由营养科供给肠内营养液以补充患者所需的营养物质。疾病恢复期间，逐渐训练吞咽功能，每2小时1次，每次10 mL无渣米汤，过渡至口服易消化、半流质食物。

（5）观察患者有无腹泻、腹胀、胃潴留等消化道症状，及时与营养师沟通联系。

5. 心理护理

该病病程长且病情易反复，加之多数患者对病情不了解等，患者易出现烦躁、抑郁等心理问题，医护人员应针对不同患者的心理特点进行不同的心理护理。护理人员应该经常主动、温柔的和患者谈心，疏通其心理障碍，消除患者因陌生环境和治疗过程带来的不适、恐惧，使其以良好的心理状态积极配合临床治疗和护理。

五、健康宣教

1. 入院指导

向患者及家属介绍病区环境、探视制度、相关的医护人员，与患者建立良好护患关系。

2. 预防知识指导

彻底治愈结核病是预防脑结核瘤的关键。

3. 疾病知识指导

脑结核瘤的患者治好的可能性比较大，但是个别患者由于病情比较严重，没有及时进行抗结核药物治疗，以及手术治疗后，也可能出现治疗效果欠佳、预后不良。患者在治疗以后，要定期进行头部核磁共振的复查，按时进行随访大约需要6个月的时间，以便及时了解病情变化。

4. 用药指导

告知患者抗结核药物的主要不良反应，需遵医嘱按时、按量服用，分次服药疗效佳。

5. 探视指导

给家属做好宣教，在指定时间内探视，人员不要过多，保持病房安静，家属在进出病区时要洗手，戴好口罩，以免交叉感染。

6. 出院指导

（1）尿潴留患者，嘱其携带导尿管出院，夹闭尿管，定时放尿，以锻炼膀胱功能并定期更换导尿管。

（2）面瘫、肢瘫和视力下降患者，嘱其加用营养神经药物，保持肢体功能位置，多做功能性锻炼。

（3）家庭消毒隔离指导：患者使用专用的餐具，餐具使用后应及时开水煮沸消毒或使用消毒柜，被服等物品日光下暴晒，痰液包在纸中进行焚烧。

（4）药物依从性和不良反应：告知患者抗结核药物的主要不良反应，需按照医嘱按时、按量服用，不能间断，服药时分次服药疗效为佳，告知家属督促患者按时服药。

（5）饮食指导：给患者食用一些高蛋白、高维生素、高热量、易消化的食物，烹饪时尽量按照患者喜欢的方式烹饪，可促进食欲，食物品种要多样化，进食时要细嚼慢咽，促进食物消化吸收。

（6）心理指导：患者发生偏瘫时心理承受能力差，对疾病缺乏正确的认识，极易产生焦虑、猜测、恐惧等心理问题，家属要多鼓励患者，帮助患者树立战胜疾病的信心。

六、延伸护理

（1）随访：定时电话随访，随访内容包括了解出院患者出院后的治疗效果、病情变化和恢复情况，指导患者如何用药、如何康复、何时回院复诊、病情变化后立即来院就诊；进行住院满意度调查并征求患者及家属的建议和意见。必要时建档。

（2）按照医嘱定期复查，偏瘫患者定期到康复中心进行康复训练，有任何不适及时来院就诊。

（韩晓茹）

第十二章　其他肺外结核的护理常规

第一节　骨与关节结核的护理常规

一、概述

骨与关节结核是由结核分枝杆菌侵入骨或关节而引起的一种继发性结核病。其原发病灶大多源于肺结核。骨与关节结核的发病率占结核患者总数的5%~10%。本病好发于儿童和青少年，30岁以下的患者约占80%。好发于负重大、活动多、易发生损伤的部位，如脊柱、膝关节、髋关节等。

二、观察要点

（1）全身表现：起病缓慢，低热、盗汗、疲倦、消瘦、食欲不振等结核中毒表现。

（2）局部表现：脊柱结核疼痛、特殊姿势、畸形、寒性脓肿和窦道、瘫痪。髋关节结核患侧髋部疼痛，活动加重，休息减轻，重者跛行。膝关节结核膝部疼痛，活动时加重，休息减轻；膝部肿胀，有"鹤膝"之称；关节内积液，浮髌试验阳性。

三、常见护理诊断问题

（1）焦虑、恐惧：与病程缓慢、治疗时间长、担心功能障碍、手术及预后有关。

（2）疼痛：与炎症刺激和手术有关。

（3）躯体移动障碍：与患肢疼痛、肿胀、制动、手术或截瘫等有关。

（4）营养失调：与食欲不振、长期慢性消耗有关。

（5）低效性呼吸形态紊乱：与颈椎结核及咽后壁寒性脓肿、胸椎结核有关。

（6）潜在并发症：病理性骨折、脱位、截瘫、抗结核药物的不良反应等。

四、护理措施

1. 一般护理

（1）隔离：采用呼吸道隔离与预防。

（2）消毒：病房内（24小时）上照式紫外线灯进行空气消毒，定时开门窗通风，床头柜使用含氯消毒剂浸泡过的抹布一桌一巾擦拭。加强病区管理，减少陪护及探视人员，患者及家属应佩戴口罩，避免住院患者互串病房，以免引起交叉感染。医务人员进入病区应做好标准预防，佩戴N95口罩，必要时戴手套。

（3）休息与活动：病情轻者可适当活动，但患脊柱结核和病情严重者应卧床休息，局部制动，以减轻疼痛、防止病理性骨折、截瘫的发生及发展。

2. 症状护理

（1）疼痛护理：评估患者疼痛程度，遵医嘱给予镇痛药物，对有镇痛泵患者，应维持管道通畅，评估镇痛效果。

（2）皮肤护理：注意保持床单位的整洁，避免压疮。对窦道应及时换药，遵守无菌原则。

（3）呼吸道护理：保持呼吸道顺畅，指导患者正确的咳嗽、咳痰，定时为患者拍背或给予雾化吸入。

3. 围手术期护理

（1）心理指导：该病病程长，抗结核药使用时间长达1~2年，用药过程中可出现毒副作用，一定要有充分的思想准备和治疗信心，配合治疗。

（2）休息指导：术前严格卧床休息，既可预防瘫痪加重，又可使机体代谢降低、消耗减少。术后绝对卧床休息，增加机体抗病能力；在医务人员的指导下变换体位，不可随意变换体位，注意防止引流管的脱出，行病灶清除术后每2小时翻身1次。

（3）饮食指导：术前给予高蛋白、高热量、富含维生素的饮食，同时注意饮食的多样化及其色、香、味等，以促进消化液的分泌，增加食欲，保证营养成分的供给。脊柱结核行前路手术时，待排气后可饮水，进流食；行后路手术时，禁饮食，6小时后改流食。

（4）伤口观察及护理：观察伤口有无渗血、渗液，若有渗血、渗液，应及时更换敷料；观察患者颈部肿胀情况、气管是否居中、切口周围张力有无增厚，有无发音改变、胸闷、气短、呼吸困难、发绀等症状，如有异常，应立即通知医生并及时处理。

（5）引流管护理：保持伤口引流管固定稳妥，维持引流管通畅，观察引流液的性状、颜色、量。一般引流液为暗红色，如果引流液为鲜红色且引流液量大，应考虑有无活动性出血的可能；如果引流量多且为淡红色或清水样，应考虑有无脑脊液漏的可能，应及时通知医生。

4. 用药护理

合理抗结核治疗，控制病变发展。对于骨关节结核，主张疗程不得少于12个月，必要时可延长至18~24个月，疼痛明显时给予药物止痛。

5. 饮食护理

（1）饮食原则：建议高热量、高蛋白、高钙、高铁、富含丰富维生素及矿物质饮食。

（2）饮食禁忌：禁食辛辣、刺激性食物。

（3）患者根据疾病需求、疾病状态可咨询营养师并请其制订个体化膳食方案。

5. 心理护理

骨关节结核患者病程较漫长，脊柱结核手术可能影响患者术后的活动能力，患者担心手术失败或预后不良等影响日后生活和工作，因此表现出不同程度的焦虑、悲观情绪，对生活和前途失去信心。护士应耐心向患者及家属解释手术的意义，提高患者对手术的信心，积极配合手术治疗。

五、健康宣教

1. 入院指导

主动热情接待患者，让患者尽快熟悉病区环境及相关医护人员，向患者讲解疾病的临床表现、治疗方法及消毒隔离措施。

2. 预防知识指导

骨关节结核是一种继发性结核病，对有肺结核、消化道结核的患者应正规、全程应用抗结核药；卫生医疗部门应建成强有力的监控体系，做好预防、隔离工作。

3. 疾病知识指导

评估患者对疾病知识的需求、文化程度、接受能力，采用形式多样的方法为患者提供相关知识，向患者讲明规律、全程应用抗结核药物的重要性；讲解抗结核药物的作用和不良反应、空腹服抗结核药物的目的；讲解手术治疗的意义及手术前后的注意事项。

4. 用药指导

规律服用抗结核药物，用药过程中若出现眩晕、口周麻木、肢端疼痛、耳鸣、听力异常、恶心、肝功能受损等改变，及时告知医生调整药物。

5. 饮食指导

鼓励患者摄入高热量、高蛋白、高维生素、易消化的食物，如牛奶、鸡蛋、鱼、瘦肉、豆制品、蔬菜和水果等。贫血者应及时纠正贫血。

6. 探视指导

为加强传染病管理，预防交叉感染，探视者需在医院规定时间内探视，每次探视限1～2人，时间不超过1小时，儿童谢绝探视，探视人员需佩戴口罩，洗手，不可近距离接触患者。

7. 出院指导

（1）休息活动

嘱患者出院后注意休息，避免过度劳累，适当运动，增强机体抵抗力，脊柱结核患者出院后仍要卧硬板床，可平卧或侧卧，最大限度减轻或解除背部肌肉的收缩、紧张和痉挛。

行病灶清除术和椎间植骨融合术患者的卧床时间一般为：颈椎手术3个月，胸、腰椎手术4~5个月。当植骨已达到融合时，即可起床活动。

颈椎结核的患者，可选择大小合适的颈围固定，避免头颈部上下左右的转动，忌用推拿、按摩。

腰椎及胸椎结核的患者，要学会如何正确使用胸腰带，保持脊柱的稳定。避免坐软椅，避免久坐，每坐30分钟应站立休息3分钟；避免弯腰等负重活动，防止胸、腰部极度扭曲或屈曲。

继续进行功能锻炼，应循序渐进，幅度由小到大，次数由少到多，以不加重伤口疼痛、不疲劳为度。

（2）用药指导：遵医嘱继续使用抗结核药物治疗1~2年，并定期到医院检查，若有不良反应及时来院就诊，以便医生采取相应措施。

（3）家庭消毒隔离指导：让患者独居一室，告知患者咳嗽、打喷嚏和讲话时不要面对旁人，更不要随地吐痰，所用食具单独分开，煮沸消毒，被褥、书籍每日在日光下暴晒2小时，室内每日开窗通风，保持空气清新。

（4）药物依从性和不良反应：鼓励患者按时服药，指导患者及家属观察抗结核药物疗效及不良反应，不可私自停药或间断服药，更不可私自更改治疗方案，定期复查。

（5）饮食指导：告知患者要加强营养，宜进食清淡、易消化、高热量、高蛋白等营养丰富的食物，少食多餐，忌辛辣、生冷的食物。

六、延伸护理

（1）电话随访，询问患者服药情况及有无不良反应，呼吸是否通畅。

（2）鼓励患者保持情绪安定、心情舒畅，积极配合治疗。

（3）合理饮食，加强营养。

（4）出现不适症状应及时就诊。

（赵海燕）

第二节　结核性腹膜炎的护理常规

一、概述

结核性腹膜炎是由结核分枝杆菌感染腹膜引起，多继发于体内其他部位结核病。大多数结核性腹膜炎是腹腔脏器如肠系膜淋巴结结核、肠结核、输卵管结核等活动性结核病灶直接蔓延侵及腹膜引起。少数病例可由血行播散引起，常见的原发病灶有粟粒型肺结核、关节结核、骨结核、睾丸结核，可伴有结核性多浆膜炎等。高原地区藏牧民结核病患病率比其他民族高，多见于中青年，女性较男性多见。结核性腹膜炎属于乙类传染病。

二、观察要点

（1）询问患者既往身体状况、有无体重下降、有无结核病病史及结核病接触史，观察患者有无消瘦、水肿、苍白、口角炎等。

（2）观察患者有无发热和盗汗，判断发热的热型。有无高热等现象。

（3）观察患者腹部症状，有无腹痛及腹痛的部位、性质、持续时间。观察患者有无腹胀及腹胀程度。观察患者有无腹泻及便秘，腹泻的次数及大便性质。

（4）观察患者腹部体征，观察患者的腹壁柔韧感，有无压痛及反跳痛，有无腹部包块，有无腹腔积液，以及肠梗阻等现象。

三、常见护理诊断问题

（1）体温过高：与结核毒血症有关。

（2）疼痛：腹痛，与腹膜炎症有关。

（3）体液过多：与大量腹腔积液有关。

（4）腹泻：与腹膜炎所致肠功能紊乱有关。

（5）便秘：与肠道狭窄、梗阻有关。

（6）营养失调：与结核杆菌毒性作用、消化吸收功能障碍有关。

四、护理措施

1. 一般护理

（1）消毒隔离：严格执行呼吸道隔离、消化道隔离措施。室内要经常通风，空气可采用紫外线灯照射60～90分钟进行消毒。患者的呕吐物及排泄物用2000 mg/L有效含氯消毒液浸泡消毒。医务人员要注意戴手套、口罩，严格执行手卫生，患者与家人分床、分餐、分筷、分毛巾等。

（2）休息与活动：提供整洁、舒适、安静的休息环境，减少不良刺激，帮助患者取舒适卧位缓解腹痛，病情严重时应卧床休息，减少热量消耗，改善营养，增强机体抗病能力。

2. 症状护理

（1）发热护理：保持病房内空气的新鲜，温湿度适宜，高热时绝对卧床休息，给予高热量、高蛋白、高维生素的流质或半流质饮食，并鼓励患者多饮水，每日达3000 mL以上。做好基础护理，加强口腔护理，预防口腔感染，加强皮肤护理，及时擦干汗液，勤更换衣物。

（2）疼痛护理：对于慢性疼痛，可为患者采用非药物性缓解疼痛的方法，如深呼吸、音乐疗法、转移注意力等。对疼痛局部可采用热水袋进行热敷，但避免烫伤，从而解除肌肉痉挛患儿达到止痛效果。必要时遵医嘱给予镇痛药物。

（3）腹腔积液护理：大量腹腔积液者取半卧位，使膈肌下降，减轻呼吸困难。限制钠盐的摄入，每日3~5 g。严格限制液体的进入量，每日约1000 mL。有腹腔引流管时，遵医嘱放腹腔积液，注意每次放腹腔积液不宜过多，并观察患者的一般情况，如面色、血压、脉搏等；监测血清电解质及肝功能的变化。在放置腹腔引流管时，护士应加强交接班，定时巡视病房，观察引流液的颜色、性质、数量及管路是否在位且通畅，查看是否有异常。做好患者及家属的健康宣教，避免管路打折、扭曲，保持引流袋低于引流口，防止逆流感染，转动身体时避免牵拉引流管，防止脱出。

（4）腹泻与便秘护理：腹泻患者饮食以少渣、易消化食物为主，避免生冷、味道浓烈的刺激食物。症状明显时应卧床休息，注意腹部保暖。排便频繁时应用温水清洗肛周，保持清洁干燥，涂无菌凡士林或抗生素软膏以保护肛周。便秘时嘱患者多饮水，多食高纤维的食物，促进肠蠕动，必要时遵医嘱给予灌肠等。

3. 用药护理

（1）抗结核药用药原则：早期、联合、适量、规律、全程。宜空腹服用，服药后有恶心、呕吐等不良反应时告知医生，定期检查肝功能。

（2）向患者讲解药物的作用、不良反应、服用时的注意事项，根据患者情况和药物性质调节滴注速度，合理安排所用药物的前后顺序。

4. 饮食护理

（1）饮食原则：建议高热量、高蛋白、高钙、高铁、富含丰富维生素及矿物质饮食。

（2）饮食禁忌：禁食辛辣、刺激性食物。

（3）患者可根据疾病需求、疾病状态咨询营养师并请其制订个体化膳食方案。

5. 心理护理

（1）提供安静、舒适的病房环境，主动向患者介绍环境，消除其陌生感和紧张感。

（2）注意安慰患者，进行必要的解释，以缓解患者紧张不安的情绪。建立良好的护患关系，取得患者的信任。鼓励患者表达自己的感受，对其表示理解。

（3）了解患者的需要，帮助患者解决问题，提供必要的护理措施，避免患者产生自卑感，导致悲观、抑郁情绪。

（4）患者腹胀、腹痛、腹泻时，应耐心倾听患者主诉，安慰患者，稳定患者情绪，帮助患者建立战胜疾病的信心。

（5）向患者讲解结核性腹膜炎的相关知识，介绍各种检查的必要性，消除患者紧张、恐惧的心理，使其积极配合治疗。

五、健康宣教

1. 入院指导

介绍病区环境，相关医护人员、解释有关病因、临床表现、治疗方法及隔离的必要性。

2. 预防知识指导

加强有关结核病的卫生宣教，肺结核患者不可吞咽痰液，提倡用公筷进餐及分餐制，牛奶及乳制品应煮沸后饮用。

3. 疾病知识指导

结核性腹膜炎早期病症常隐匿出现且病情发展缓慢，所以不容易引起重视，常在治疗其他疾病或体检时发现。临床上诊断结核性腹膜炎是通过临床表现、结核菌素实验和X线钡餐检查。结核性腹膜炎发展到晚期时，可能导致体内酸碱平衡紊乱，病情较严重。

4. 饮食指导

与患者及家属共同制订饮食计划。腹泻明显的患者应少食乳制品、富含脂肪的食物和粗纤维食物，以免加快肠蠕动。根据患者的症状调整饮食结构。严重营养不良者应协助医生进行静脉营养治疗，以满足机体代谢需要。

5. 探视指导

传染病患者一般不得探视，必要时遵守医院陪护及探视制度。

6. 出院指导

（1）出院后患者应保证充足的休息，生活规律，劳逸结合，保持良好的心态，以增强机体抵抗力。

（2）家庭消毒隔离指导：指导患者家属避免接触患者的痰液及排泄物，接触患者后要勤洗手，指导患者不可随地吐痰，呕吐物及排泄物要消毒处理后方可倾倒，应与家人分床、分餐、分筷、分毛巾等。

（3）药物依存性和不良反应：在生活中家属要起到协助和监督的作用，教给患者抗结核药的应用原则，治疗的目的及坚持治疗的重要性，学会自我监测抗结核药物的作用和不良反应，如有异常，及时复诊。

（4）饮食指导：告知患者及家属养成良好的均衡饮食习惯的重要性，多食高蛋白、高热量食物，如鱼类、蛋类、牛奶、豆制品、瘦肉等，每日还应摄入一定量的新鲜蔬菜和水果，以补充维生素，增强抵抗力和机体的修复能力。

（5）心理指导：出院后家属要积极配合患者，给予患者心理支持，增强患者战胜疾病的信心，减轻心理压力，保持乐观的心态。

六、延伸护理

（1）随访：定时电话随访，随访时询问患者服药情况、有何不适、有无药物不良反应、日常生活情况。

（2）随诊时间应根据患者病情和治疗需要而定，治疗用药不良反应较大、病情复杂和危重的患者出院后应随时随访。

（3）指导患者按时复查肝肾功能、血常规、CT、核磁共振，按照医嘱按时来院就诊。症状加重时立即到院就诊。

（辛芝兰）

第三节　肠结核的护理常规

一、概述

肠结核是由于结核分枝杆菌侵犯肠道引起的慢性特异性感染，在消化系统结核病中最为常见。肠结核主要由人型结核分枝杆菌引起，少数患者可因感染牛型结核分枝杆菌致病，结核分枝杆菌侵犯肠道的主要途径是经口感染。高原地区藏牧民结核病患病率比其他民族高，多见于中青年，女性较男性多见。

二、观察要点

（1）全身症状：乏力、盗汗、消瘦、食欲减退等结核毒性症状。

（2）观察患者腹部疼痛的部位、性质、持续时间。

（3）观察患者有无腹泻与便秘交替情况，观察大便的颜色、性质、量。

（4）观察患者腹部症状与体征，右下腹有无肿块，是否伴有发热、盗汗等结核中毒症状。

三、常见护理诊断问题

（1）疼痛：腹痛，与肠结核、肠梗阻有关。

（2）腹泻：与腹膜炎所致肠功能紊乱有关。

（3）便秘：与肠道狭窄、梗阻有关。

（4）知识缺乏：缺乏结核病治疗的相关知识。

（5）营养失调：与结核杆菌毒性作用、消化吸收功能障碍有关。

（6）潜在并发症：肠穿孔、肠梗阻、肠瘘、腹腔脓肿。

四、护理措施

1. 一般护理

（1）隔离：在标准预防的基础上严格执行呼吸道隔离、消化道隔离等措施。肠结核患者应有专门的病房、病区，并配以黄色隔离标志，医务人员注意戴手套、口罩，严格执行手卫生，与家人分床、分餐、分筷、分毛巾等。

（2）消毒：室内要经常通风，空气采用上照式紫外线灯24小时消毒。物体表面使用500 mg/L含氯消毒液浸泡的抹布擦拭。

（3）休息与活动：为患者提供整洁、舒适、安静的休息环境，减少不良刺激，帮助患者取舒适卧位缓解腹痛，活动性肠结核患者应强调卧床休息，减少热量消耗，增加营养，增强机体抵抗力。

2. 症状护理

（1）疼痛的护理：教会患者相应的心理防卫机制，以提高疼痛阈值，减轻痛感。与患者多交流，分散其注意力，根据医嘱给患者解痉、止痛等药物。

（2）腹泻的护理：全身症状明显时患者应卧床休息，饮食以少渣、易消化食物为主，避免生冷、多纤维、刺激性食物。注意保护肛周皮肤，排便后用温水清洗，保持清洁、干燥。注意腹部保暖，可以热敷，以减弱肠道运动，减少排便次数，并有利于腹痛等症状的减轻。

（3）便秘的护理：注意指导患者的饮食、运动，必要的药物治疗。多进食粗纤维食物及水果、蔬菜等，在病情允许的情况下，增加活动，还可按摩腹部。遵医嘱给予缓泻剂或甘油灌肠剂。必要时遵医嘱灌肠，在灌肠前做好患者的健康宣教工作，取得患者配合，在灌肠时应注意保护患者的隐私，灌肠时的速度、压力不应过大，若患者感觉腹胀或有便意时，嘱患者张口深呼吸，放松腹部肌肉，如患者出现脉速、面色苍白、大汗、剧烈腹痛、心慌、气促时，可能发生肠道剧烈痉挛或出血，应立即停止灌肠，与医生联系，及时给予处理。灌肠后，注意观察患者的反应，观察大便的颜色、性状、量，做好记录。

3. 用药护理

向患者讲解药物的作用、不良反应、服用时的注意事项，抗结核药用药原则：早期、联合、适量、规律、全程。禁止自行减量或停药等。

4. 饮食护理

（1）饮食原则：建议高热量、高蛋白、高钙、高铁、富含丰富维生素及矿物质饮食。

（2）饮食禁忌：禁食辛辣、刺激性食物。

（3）患者可根据疾病需求、疾病状态咨询营养师并请其制订个体化膳食方案。

5. 心理护理

由于肠结核病程长，腹痛、腹胀等症状反复发作，且抗结核治疗时间长、抗结核药不良反应较多，患者往往存在不同程度的焦虑、恐惧、抑郁等情况。因此，护理人员应耐心向患者及家属说明本病的病因、临床特点及治疗过程，通过解释、鼓励来提高患者对配合检查和治疗的认识，鼓励患者正视疾病，消除其不良情绪，积极配合治疗。

五、健康宣教

1. 入院指导

向患者及家属介绍病区环境、相关医护人员，嘱患者不可私自外出。

2. 预防知识指导

肠结核最常见的感染途径是因为肺结核患者吞咽含有结核杆菌的痰液，食用未经消毒的牛奶或经常与痰菌阳性患者共餐而感染，因此应加强有关结核病的卫生宣教，肺结核患者不可吞咽痰液，提倡用公筷进餐及分餐制，牛奶及乳制品应灭菌后饮用，对肠结核患者的粪便要消毒处理，可防止病原体传播。

3. 疾病知识指导

肠结核在消化系统中最为常见，可发生于肠道任何部位。并发完全性肠梗阻、急性肠穿孔、肠道大量出血经内科治疗不能缓解，诊断困难等会考虑手术治疗。

4. 饮食指导

向患者解释营养对治疗肠结核的重要性。由于结核病是一种慢性消耗性疾病，且肠结核的最常见症状就是腹泻，只有保证营养的供给，提高机体抵抗力，才能促进疾病的痊愈。腹泻明显的患者应少食乳制品、富含脂肪的食物和粗纤维食物，以免加快肠蠕动。肠梗阻的患者要严格禁食。

5. 探视指导

传染病患者一般不得探视，必要时遵守医院陪护及探视制度。

6. 出院指导

（1）休息与活动：恢复期可适当增加户外活动，循序渐进，量力而行，但避免劳累和重体力劳动，保证充足的睡眠和休息，做到劳逸结合。

（2）家庭消毒隔离指导：指导患者家属避免接触患者的痰液及排泄物，接触患者后要勤洗手，指导患者不可随地吐痰，呕吐物及排泄物要消毒处理后方可倾倒，应与家人分床、分餐、分筷、分毛巾等。

（3）药物依存性和不良反应：在生活中家属要起到协助和监督的作用，告知患者抗结核药的应用原则、治疗的目的及坚持治疗的重要性，学会自我监测抗结核药物的作用和不良反应，如有异常及时复诊。

（4）饮食指导：告知患者及家属养成良好的均衡饮食习惯的重要性，多食高蛋白、高热量食物，如鱼类、蛋类、牛奶、豆制品、瘦肉等，每日还应摄入一定量的新鲜蔬菜和水果，以补充维生素，增强抵抗力和机体的修复能力。

（5）心理指导：出院后家属要积极配合患者，给予患者心理支持，增强患者战胜疾病的信心，减轻心理压力，保持乐观的心态。

（6）定期复查：学会自我监测抗结核药物的作用和不良反应，如有异常及时复诊。

六、延伸护理

（1）随访：定时电话随访，随访时询问患者服药情况、有何不适、有无药物不良反应、日常生活情况。

（2）随诊时间应根据患者病情和治疗需要而定，治疗用药不良反应较大、病情复杂和危重的患者出院后应随时随访。

（3）指导患者按时复查肝肾功能、血常规、CT、核磁共振，遵医嘱按时来院就诊。症状加重时应立即到院就诊。

（辛芝兰）

第四节　结核性心包炎的护理常规

一、概述

结核性心包炎是心包膜被结核分枝杆菌侵犯所致的急慢性炎症。初期心包积液的性质可表现为漏出液，中晚期呈渗出样改变。伴有血液渗出时，为血性心包积液。心包炎转为慢性期后，心包脏壁层增厚，最终导致缩窄性心包炎，心包钙化。

二、观察要点

1. 渗出性心包炎

（1）症状：呼吸困难最突出，全身症状表现为发热、乏力、胸痛、胸闷及因气管受压而产生干咳、声音嘶哑及吞咽困难等。

（2）体征：大量心包积液可累及静脉回流，出现颈静脉怒张、肝大、水肿及腹腔积液。

2. 缩窄性心包炎

（1）症状：劳力性呼吸困难常见，可伴有疲乏、食欲不振、上腹胀满或疼痛等症状。

（2）体征：吸气时颈静脉怒张明显，肝大、水肿及腹腔积液。心脏体检示心尖搏动减弱或消失，可出现奇脉。

三、常见护理诊断问题

（1）气体交换受损：与心包压塞有关。

（2）疼痛、胸痛：与急性心包炎症有关。

（3）活动无耐力：与急性心包炎症有关。

（4）体液过多：与心包积液导致的静脉回流受阻有关。

（6）双下肢呈凹陷性水肿：与心功能下降有关。

（6）语言沟通障碍：与方言有关。

四、护理措施

1. 一般护理

（1）隔离：采取呼吸道隔离注意个人卫生，打喷嚏或咳嗽时用双层纸巾遮住口鼻，严禁随地吐痰。

（2）消毒：保持室内良好通风，每日（24小时）上照式紫外线消毒，物体表面用500 mg/L的含氯消毒液擦拭，餐具应分开使用。

（3）休息与活动：嘱患者卧床休息给予端正位或半卧位以缓解呼吸困难，必要时提供可以依靠的床上小桌，使患者取舒适体位。指导患者勿用力咳嗽、深呼吸或突然改变体位，以免引起疼痛加重。

2. 症状护理

（1）一般护理：保持环境安静，限制探视，注意保暖避免患者受凉，以免发生呼吸道感染而加重呼吸困难。患者衣着应宽松，以免妨碍胸廓运动。遵医嘱用药，控制输液速度，防止加重心脏负荷。胸闷气急者给予氧气吸入。疼痛明显者给予止痛剂，以减轻疼痛对呼吸功能的影响。呼吸困难时协助患者取端坐卧位，减少回心血量，遵医嘱吸氧。

（2）心包积液引流护理：①术前护理：向患者及家属介绍心包穿刺可降低心包腔内压，是急性心脏压塞的急救措施以解除思想顾虑，询问患者是否有咳嗽，必要时给予可待因镇咳治疗，开放静脉通路，准备抢救药品如阿托品等以备急需。②术后护理：每次引流量不超过1000 mL，以防急性右室扩张，一般第1次引流量不宜超过200～300 mL，若抽出新鲜血，立即停止抽吸，密切观察有无心脏压塞症状；记录抽液量、性质，按要求及时送检。密切观察患者的反应和主诉，如面色、呼吸、血压、脉搏、心电等变化，如有异常，应及时协助医生处理。③引流管护理：引流袋应低于穿刺点，以防积液倒流而引起感染。保持引流管通畅、固定且安置稳妥。更换引流袋时严格执行无菌技术。

3. 用药护理

（1）抗结核治疗要坚持早期、适量、联合、规律及全程用药。督促患者按时、按量服用抗结核药，禁止自行减量、停药等。

（2）皮质激素的应用：在急性期抗结核治疗的同时应用皮质激素。4周后逐渐减量，总疗程10～12周，可加速渗出液的吸收，减少粘连，防止缩窄性心包炎的发生。如果停药过早，心包渗出液可重复出现，则需要再重复一疗程。

4. 饮食护理

（1）饮食原则：建议高热量、高蛋白、高钙、高铁、富含维生素及矿物质饮食。

（2）饮食禁忌：禁食辛辣、刺激性食物。

（3）患者可根据疾病需求、疾病状态咨询营养师并请其制订个体化膳食方案。

5. 心理护理

（1）提供安静、舒适的病房环境，向患者介绍环境及相关医护人员。

（2）注意安慰患者，以缓解患者紧张不安的情绪。建立良好的护患关系，取得患者的信任。鼓励患者表达自己的感受，对其表示理解。如患者出现焦虑、自感胸痛时应设法分散患者注意力，指导患者健侧卧位，以缓解症状。

（3）了解患者的需要，帮助患者解决问题，提供必要的护理措施，避免患者产生自卑感，导致出现悲观、抑郁情绪。

五、健康宣教

1. 入院指导

向患者及家属进行知识宣教，讲解病区的环境、呼叫器的使用等。

2. 预防知识指导

如出现肺结核、结核性胸膜炎等结核病变时，积极治疗原发病能显著降低结核性心包炎的发病率。

3. 疾病知识指导

结核性心包炎预后以渗出性心包炎较好，尤以早期诊疗者为佳。缩窄性心包炎预后较差。及时手术治疗可使预后改善，许多患者可以治愈。如手术过晚，心肌易受严重损害，预后则较差。

4. 用药指导

严格遵守抗结核药物的治疗原则，即早期、联合、适量、规律、全程的服药。可同时加用糖皮质激素治疗，除了可以改善临床症状以外，还可以显著降低缩窄性心包炎的发生，降低死亡率。

5. 探视指导

严格执行医院的探视与陪护制度。

6. 出院指导

（1）合理安排休息，避免劳累、情绪波动及呼吸道感染，适当地进行户外锻炼，增强抗病能力。

（2）家庭消毒指导：患者的餐具应分开放置，每次应煮沸消毒；患者的被褥、衣服应在日光下暴晒6小时以上，室内应通风，保持空气流通。外出时佩戴口罩。

（3）药物依存性和不良反应：询问患者是否按时服药有无不良反应，向患者再次解释抗结核药物的知识及按时服药的重要性。使患者培养按时服药的习惯。观察激素的不良反应。

（4）饮食指导：指导患者进食高热量、高蛋白、高维生素的食物，如瘦肉、鸡蛋、牛奶、豆浆、西蓝花等；增强机体免疫力，促进病情的恢复；避免辛辣、刺激的食物，戒烟、戒酒。

（5）心理指导：做好心理护理，使患者心情愉悦，树立战胜疾病的信心。

六、延伸护理

（1）定期随访、建档管理，患者在抗结核、激素治疗期间实施全程随访，随访采用电话、微信和门诊随访相结合的方式。

（2）督导定期复查血常规及肝肾功能，每月复查心包B超、胸部X线片或胸部CT等，以便医生及时调整治疗方案。

（群玛吉）

第五节　泌尿系统结核的护理常规

一、概述

泌尿系统结核是由结核杆菌引起的慢性、进行性、破坏性病变，是肺外结核主要侵犯的部位之一。肾结核在泌尿系统结核中占有重要位置，输尿管、膀胱和尿道的结核都是起源于肾结核的继发病变。

二、观察要点

（1）监测生命体征，注意观察患者尿急、尿频、尿痛等症状，重点评估有无脓尿、血尿、腰痛、膀胱痉挛等。

（2）观察全身症状：注意观察有无消瘦、发热、盗汗、贫血、乏力、食欲减退、慢性肾功能不全及肾衰竭等症状。

三、常见护理诊断问题

（1）体温过高：与尿路感染有关。

（2）恐惧、焦虑：与病程长、病肾切除、晚期并发症等有关。

（3）排尿形态异常：与肾结核、结核性膀胱炎、膀胱挛缩等有关。

（4）有感染的危险：与机体抵抗力降低、肾积水、置管引流等有关。

（5）潜在并发症：肾功能障碍。

四、护理措施

1. 一般护理

（1）消毒：保持病室干净整洁，开窗通风，紫外线灯照射消毒，物体表面使用含氯消毒液擦拭或含酒精湿巾擦拭。

（2）休息与活动：保证充足的休息，并提供安静、舒适的休息环境。

2. 症状护理

（1）体温过高：每日定时准确监测体温，高热时及时给予物理降温，必要时遵医嘱给予退热剂，高热汗出时立即擦干汗液，更换衣服，保持皮肤清洁干燥。遵医嘱使用抗生素。

（2）疼痛护理：泌尿系结核患者膀胱刺激症状较重，遵医嘱给予抗生素及抗结核药物治疗来减轻疼痛症状。多饮水、勤排尿，发作时采取屈曲体位缓解疼痛。

（3）观察尿液的颜色、性质、量，做好记录，遵医嘱做好出入量记录，及时反馈医生。

（4）如出现肾功能不全或肾衰竭时，遵医嘱进行血液透析治疗。

（5）肾切除术：①术前护理：按泌尿外科手术前常规护理。协助患者做好各项检查包括腹部平片和静脉肾盂造影等。术前8~12小时禁食，术前4小时禁水。②术后护理：a.生命体征的监测：肾切除术后严密观察血压和尿量的变化准确记录。b.术后体位：根据病情和手术方式的不同指导相应的体位。肾切除术后应卧床2~3日。肾部分切除患者应卧床10~14日。定时翻身防止压疮。c.引流管的护理：妥善固定引流管，避免扭曲和打折，密切观察引流液的颜色、性质和量并记录。若引流量异常，及时通知医生。d.手术患者麻醉刚醒、术后3日内疼痛显著。用药后止痛效果不明显，向患者及家属讲明疼痛原因。给予舒适的体位，转移注意力。必要时遵医嘱给予止痛药，也可由麻醉医生给予安装止痛泵持续止痛。e.饮食指导：观察患者排气情况，如排气应由清淡流食开始逐渐过渡到普食，并食高蛋白、高热量、高维生素食物。

3. 用药护理

抗结核药物联合方案治疗是泌尿系统结核病最基本、最重要的治疗，均应执行现代结核病治疗的"早期、联合、规律、适量、全程"原则，疗程参照肺外结核病，联合使用抗结核药物时需注意观察有无不良反应及肝肾功能。

4. 饮食护理

（1）饮食原则：建议高热量、高蛋白、高钙、高铁、富含丰富维生素及矿物质饮食。

（2）饮食禁忌：禁食辛辣、刺激性食物。

（3）患者可根据疾病需求、疾病状态咨询营养师并请其制订个体化膳食方案。

5. 心理护理

做好患者的心理护理工作也有助于病情的恢复，家属和医护人员应该多安慰和鼓励患者，尽可能的解除他们的思想顾虑，特别是在面对年老体弱及反复发作的患者时，这方面更要做好，因为这一类人很容易对治疗失去信心，变得意志消沉或情绪低落，如果能够和他们充分的沟通，使其能够树立起战胜病魔的信心，那么疾病的恢复会变得更加快速。

五、健康宣教

1. 入院指导

向患者介绍病区环境、相关医护人员，嘱其注意安全、防止跌倒，不可私自外出。

2. 预防知识指导

对于泌尿系统结核的预防主要是针对病因预防，因为泌尿系统结核主要是由于外界结核杆菌通过呼吸道播散感染到肺，然后通过肺结核运行到全身，通过血液系统进入到肾脏、肾皮质、肾髓质，从而导致肾结核的发生。如果结核没有得到控制，进一步会导致输尿管结核、膀胱结核，引起泌尿系统的播散。

3. 疾病知识指导

泌尿系统结核最常继发于肺结核，青少年或壮年发病率高，男性多于女性（2∶1），传染性低。泌尿系统结核菌沿尿流方向到达输尿管、膀胱甚至尿道，可能造成男性生殖系统感染，如附睾炎、前列腺炎、睾丸炎。

4. 饮食指导

给予高蛋白、高维生素、高热量食物，如精肉、牛奶、动物肝脏、蛋类、绿叶蔬菜等；忌高脂肪、生冷、辛辣、刺激饮食；多饮水，保证身体有足够的水分，提高身体的抵抗力。服抗结核药物时，如果吃茄子可能诱发过敏，则应少吃或不吃茄子。

5. 探视指导

为防止院内交叉感染，亲友探视时限制人数，佩戴口罩，遵照医院探视时间进行探视。

6. 出院指导

（1）用药指导：口服结核药物，注意有无过敏反应及不良反应。定期复查血常规、肝功能、肾功能、电解质。

（2）饮食：应限制动物脂肪的摄入，食盐量每日不超过6 g，多食用纤维素含量较高的食物促进消化。

（3）家庭消毒隔离指导：室内保持良好的通风，患者外出时最好戴口罩避免与他人亲密接触。衣服、被褥、书籍在日光下暴晒2小时以上，进行消毒处理、碗筷分开使用煮沸30分钟进行消毒。

（4）注意休息、劳逸结合，适当地进行户外锻炼，增强抗病能力，运动以不感觉累为宜，以稳定的情绪和愉悦的心情正确对待疾病。

六、延伸护理

（1）随访：了解患者病情督导其定期复查。

（2）家庭消毒隔离指导：保持环境清洁，常开窗通风换气。对患者日用品及排泄物进行消毒，做好手卫生。

（3）预防上呼吸道感染及其他各种感染：防止机体抵抗力下降，疾病复发。

（4）用药：嘱患者遵医嘱用药，如有不适应立即前往医院就诊，不可私自停药或加减剂量，防止治疗失败。

（5）心理：做好心理疏导，保持心情舒畅，增强治病信心。

（马青花）

第六节　淋巴结结核的护理常规

一、概述

淋巴结结核是淋巴结受到结核分枝杆菌感染后出现的一系列疾病的总称。淋巴结分布于全身，包括体表淋巴结和深部淋巴结，是肺外结核的好发部位。其中以纵隔淋巴结结核、颈部淋巴结结核和肠系膜淋巴结结核最常见，占80%～90%；淋巴结结核常见于儿童及青年。

二、观察要点

（1）全身症状：轻者仅有淋巴结肿大而无全身症状；重者可伴体虚、低热、盗汗、乏力、食欲减退等结核中毒症状，女性的结核患者可以出现月经不调，甚至闭经的表现。

（2）局部表现：淋巴结结核可发生在不同的部位，以右颈、双颈上部多见，局部有肿胀感、疼痛和压痛，吞咽困难、转头受限、呼吸困难等。

（3）浸润型淋巴结脓肿自行破溃或切开引流后，长期不治愈可形成瘘管或溃疡。

三、常见护理诊断问题

（1）活动无耐力：与结核中毒症状有关。

（2）营养失调：与疾病造成的肿胀、疼痛及吞咽困难有关。

（3）皮肤完整性受损：与肿大的淋巴结破溃有关。

（4）疼痛：与手术切口有关。

（5）知识缺乏：缺乏该疾病的相关知识。

（6）肢体活动受限：与局部淋巴结肿胀疼痛有关。

（7）潜在并发症：常见的有大出血、切口感染、气胸、皮下气肿、转头受限。

四、护理措施

1. 一般护理

（1）隔离消毒：采用呼吸道及接触隔离预防，耐药患者尽量安排单间居住，防止耐药结核分枝杆菌在医院内传播。咳嗽或打喷嚏时应遮住口鼻，接触患者痰液、分泌物、引流液后使用流动水清洗双手。餐具可煮沸消毒或用含氯消毒剂浸泡消毒；病室开窗通风，保证上照式紫外线消毒机24小时工作状态。

（2）休息与活动：症状严重时绝对卧床休息，症状好转后，可适当进行活动及锻炼。

2. 症状护理

（1）局部淋巴结肿胀、疼痛的护理：患者肢体活动受限，多采取强迫体位，应给予软枕适当衬垫保护。防止局部破溃处发生感染，观察破溃处脓液及分泌物的性质、量、颜色、气味、伤口愈合情况及敷料污染情况，如局部渗出较多，及时更换敷料，注意无菌操作。

（2）治疗护理

①术前护理：a.皮肤准备：脓肿型颈部淋巴结结核患者术前备皮时动作应轻柔，避免碰破脓肿。溃疡瘘管型结核患者备皮时进行伤口换药，术后皮肤消毒后再进行伤口换药。b.术前8~12小时给予禁食，术前4小时禁水。

②术后护理：a.体位护理：全身麻醉清醒后患者取半坐卧位，有利于减轻切口张力，减轻局部充血，利于切口愈合，缓解疼痛。b.伤口护理：有渗出物应及时清创换药，行病灶清除术和颈淋巴结清扫术后切口局部加压包扎3日，引流管一般于术后24~48小时拔除。

3. 用药护理

（1）向患者及家属讲解使用抗结核药物对控制结核病的决定性作用，坚持早期、联合、规律、适量、全程用药原则的重要性，鼓励患者坚持全程化疗，不要自行停药，防止治疗失败而产生耐药结核病。

（2）向患者讲解抗结核药物的不良反应。①毒性反应：抗结核药物主要对神经、消化、心血管、泌尿、血液等系统产生影响。如链霉素、卡那霉素、异烟肼、利福平、吡嗪酰胺、对氨基水杨酸等对肝脏、胃肠道、神经、血液、听力、前庭功能及肾脏有一定毒性作用。②变态反应：又称过敏反应，如药物热、药疹等，严重者可出现过敏性休克。

（3）局部治疗：局部治疗是全身化疗过程中的一种有效的辅助治疗手段，可分为局部用药与局部手术。淋巴结肿块可使用自制夏枯草膏热敷。

4. 饮食护理

（1）饮食原则：建议高热量、高蛋白、高钙、高铁、富含丰富维生素及矿物质饮食。

（2）饮食禁忌：禁食辛辣、刺激性食物。

（3）患者可根据疾病需求、疾病状态咨询营养师并请其制订个体化膳食方案。

5. 心理护理

抗结核治疗时间长、抗结核药不良反应较多，患者往往存在不同程度的焦虑、恐惧、抑郁等情况。因此，护理人员应耐心向患者及家属说明本病的病因、临床特点及治疗过程，通过解释、鼓励来提高患者对配合检查和治疗的认识，鼓励患者正视疾病，消除其不良情绪，积极配合治疗。

五、健康宣教

1. 入院指导

热情接待患者，向患者讲解病区环境及相关医护人员。

2. 预防知识指导

淋巴结结核诊断明确病因尽早治疗，不可延迟。由于在淋巴结肿大前期，病灶血流供给极好，有利于药物渗透进入病灶内。假如不及时医治，病情进行性加重，淋巴结明显肿大且融合成块，中心坏死液化，形成寒性脓肿，如不及时处理，可自行破溃，形成经久不愈的窦道或慢性溃疡。

3. 疾病知识指导

淋巴结结核为最常见的肺外结核，主要传播途径是淋巴源性和血源性。临床上经过化疗后肺部病灶被吸收、消散或钙化，仅留有纵隔淋巴结肿大。

4. 用药指导

遵医嘱坚持按时、足量用药，出现药物不良反应及时告知医生。

5. 探视指导

为防止院内传染，亲友探视时限制人数，佩戴口罩，遵照医院规定探视时间。

6. 出院指导

（1）休息与活动：指导患者注意休息，劳逸结合，避免情绪波动及呼吸道感染，适当进行户外锻炼，增强抵抗力，运动以不感觉累为宜。

（2）家庭消毒隔离指导：室内保持良好的通风，患者外出时最好戴口罩，避免与他人亲密接触。衣服、被褥、书籍在日光下暴晒2小时以上，进行消毒处理，碗筷分开使用，煮沸30分钟进行消毒。

（3）饮食：注意合理膳食，保持营养均衡，食物最好是优质蛋白如瘦猪肉、牛肉、羊肉、鸡蛋等，以及高纤维素食物如新鲜蔬菜、水果和坚果。

（4）用药指导：向患者及家属解释病情，嘱患者坚持正确服药。介绍服药方法、药物的剂量和不良反应；详细说明坚持规律用药、全程用药的重要性。

（5）遵医嘱定期复查红细胞沉降率、血常规、肝肾功能、淋巴结彩超。

六、延伸护理

（1）电话随访：询问患者服药情况及有无不良反应。

（2）鼓励患者保持情绪稳定、心情舒畅，积极配合治疗。

（3）合理饮食，加强营养。

（4）嘱患者定期复查。

（杨启平）

第七节　皮肤结核的护理常规

一、概述

皮肤结核是结核分枝杆菌感染皮肤而引起的，可以是直接感染，也可以继发于其他器官或组织的结核病灶，可发生于全身各个部位。外源性结核分枝杆菌直接接种可造成皮损，见于结核性下疳、疣状皮肤结核，偶尔见于寻常狼疮。内源性感染引起的皮肤结核包括瘰疬性皮肤结核、急性粟粒性结核、结核性树胶肿、口腔部皮肤结核和寻常狼疮。

二、观察要点

（1）局部症状：结核侵犯皮肤后，可引起不同的皮损，如丘疹、结节、溃疡。

（2）全身症状：包括乏力、食欲减退、体重减轻和夜间盗汗等症状。

三、常见护理诊断问题

（1）皮肤完整性受损：与结核分枝杆菌感染、皮肤溃烂有关。

（2）体温过高：与结核分枝杆菌感染有关。

（3）焦虑：与不了解疾病预后有关。

（4）自我形象紊乱：与皮肤溃烂、家庭关系失调有关。

（5）知识缺乏：缺乏疾病相关的知识。

（6）语言沟通障碍：与文化差异有关，如使用不同的语言。

四、护理措施

1. 一般护理

（1）隔离消毒：严格执行呼吸道隔离、接触隔离等措施，物品专人专用，限制患者活动范围，避免交叉感染。在护理的过程中做好防护工作，穿戴手套、隔离衣及护目镜。床边及门口粘贴隔离标识。护理人员相对固定换药，过程严格手卫生消毒及无菌操作。减少家属的探视，告知家属探视期间避免接触患者的伤口、污染的衣物等。患者更换的被服用双层黄色垃圾袋装好做好标记。严格执行空气消毒，紫外线照射消毒。

（2）休息与活动：改善生活作息，改变生活方式，注意劳逸结合，起居有节。皮肤破溃时绝对卧床休息。

2. 症状护理

（1）皮肤的护理：局部皮肤清洁加用抗结核药物是治疗皮肤结核的重要措施之一，换药在晨间护理30分钟后进行，最好能在换药室换药，操作时严格执行无菌操作，观察伤口情况。每日用注射器抽取0.9%氯化钠注射液反复冲洗伤口，去除溃疡的污物和分泌物，再对溃疡环形消毒2～3次，然后用异烟肼条填塞溃疡，最后用无菌纱布覆盖，胶布固定。

（2）发热、盗汗的护理：保持充足睡眠和休息。室温最好保持在 18～22 ℃，室温过高影响机体散热，使患者烦躁，室温过低使人缺乏活力，湿度应保持在55%～65%，病房每日开窗通风。体温高时，按医嘱予以物理降温后30分钟复测体温，并且做好记录及交班，鼓励患者多饮水，补充水及电解质。患者退热出汗时，及时擦干汗液，更换衣裤和床单，保持床单位和皮肤清洁、干燥，防止受凉。

3. 用药护理

有计划、有目的地向患者及家属逐步介绍有关药物治疗的知识，强调抗结核药物的应用原则坚持规律、全程、合理用药的重要性，取得患者与家属的主动配合，护士每日都要送药到口，督促患者按医嘱服药，建立按时服药的习惯。解释药物不良反应，鼓励患者完成整个化疗过程，避免结核分枝杆菌产生耐药造成治疗失败，增加治疗难度和经济负担。

4. 饮食护理

（1）饮食原则：建议高热量、高蛋白、高钙、高铁、富含维生素及矿物质饮食。

（2）饮食禁忌：禁食辛辣、刺激性食物。

（3）患者根据疾病需求、疾病状态可咨询营养师并请其制订个体化膳食方案。

5. 心理护理

做好皮肤结核病患者的心理护理，首先要理解患者，设身处地为患者着想，这样才能细心去观察患者各个时期不同的心理变化，掌握不同时期特征，从而做好心理护理；其次，必须掌握有效的护理技巧，如护患沟通技巧及指导等，积极为患者创造宽松的气氛和情境。还应有积极、主动、细致和耐心的态度及良好的职业道德修养，全心全意做好每一项工作，尽量为患者提供最好的护理；再次，应充分发挥医护、家庭、社会支持系统的作用。

五、健康宣教

1. 入院指导

向患者及家属介绍病区环境、相关的医护人员，与患者建立良好护患关系。

2. 预防知识指导

对有传染性的患者做好消毒隔离工作，加强营养，改善焦虑情绪提高机体抵抗力。

3. 疾病知识指导

皮肤结核是肺外结核的一部分，病程缓慢，可迁延多年，因病变不典型容易误诊。

4. 用药指导

由于服用抗结核药物的疗程长，只有坚持合理、全程化疗，指导患者规律服药，持之以恒，并将每日服药纳入日常生活中，才能完全康复。家人应起协助和督促作用。

5. 探视指导

由于患者抵抗力低下，应指导患者家属减少探视，探视时应戴好口罩，不要近距离接触患者，出入病区时洗手。

6.出院指导

（1）出院后注意休息要保持皮肤清洁、干燥，应教会皮肤破溃患者自行换药方法，外出戴好口罩。

（2）家庭消毒隔离指导：最好要有单独的卧室，光线要充足，通风良好，房间要经常消毒，有条件的备用紫外线消毒灯消毒，患者用过的餐具煮沸消毒或者消毒柜消毒，患者用过的被服要单独清洗并在日光下曝晒。

（3）药物依从性和不良反应：给患者讲解服药的间隔时间，要遵医嘱按时服药，不可随意减量或停药，讲解药物的不良反应。

（4）饮食指导：告知患者及家属养成良好的均衡饮食习惯的重要性，多食高蛋白、高维生素食物，应该注意粗细搭配，每日饮食规律，不暴饮暴食，忌食辛辣、生冷、油腻食物，戒烟、戒酒。

（5）心理护理：患者病程长、治疗时间长、费用高、心理压力大，指导家属要经常陪伴患者，督促患者服药，安慰患者，增强其战胜疾病的信心，保持最佳治疗状态。

六、延伸护理

（1）随访：患者在出院后按时打电话随访，随访内容包括了解患者出院后治疗效果病情变化和恢复情况、患者用药情况、日常生活情况，指导患者按时、按量服药，告知患者有任何不适，及时打电话咨询，必要时建档。

（2）指导患者按照医嘱定期复查血常规、肝肾功能、CT等，随时观察皮肤情况，如有不适，应立即到院就诊。

（闫晓萍）

第十三章　特殊人群结核的护理常规

第一节　儿童结核病的护理常规

一、概述

儿童结核病是指0～14岁小儿发生的结核病，以原发性肺结核病最为常见，易全身播散。

二、观察要点

（1）小儿肺结核往往会有发热、咳嗽、厌食、盗汗、乏力及反复呼吸道感染、体重减轻或不增等症状。

（2）神经系统改变，如性情反常、头痛、易哭闹、精神不振、睡眠不安。

（3）不同类型的肺外结核根据其不同的发病部位，存在不同的症状。

三、常见护理诊断问题

（1）沟通障碍：与年龄较小有关。

（2）体温过高：与结核分枝杆菌引起肺部感染及反复呼吸道感染有关。

（3）受伤风险：与陌生环境、年龄较小有关。

（3）体重减轻或不增：与疾病消耗营养不良有关。

四、护理措施

1. 一般护理

（1）隔离：在标准预防的基础上进行呼吸道隔离。

（2）消毒：保持病房的整洁干净，加强通风，严格空气消毒。严格执行无菌操作及手卫生，预防交叉感染。同时限制探视人员，固定陪护家属，指导家属接触患儿时清洁双手，剪短指甲，手消毒液常规消毒。

（3）休息与活动：严重的结核病型有发热等中毒症状，极度衰弱者应卧床休息，病情较轻者可根据具体情况做适当的室内室外活动。不要蹦跳，急性期过后可适当锻炼身体。医务人员合理安排各项工作，各项操作尽量集中进行，减少对患儿的刺激，保证患儿充分睡眠和休息。

2. 症状护理

（1）发热患儿及时给予物理降温或者药物对症治疗，防止高热惊厥情况的发生。盗汗的患儿做好皮肤护理，保持衣物及床单位的清洁、干燥。咳嗽较重时，应适当给予止咳祛痰药物口服，避免剧烈咳嗽，防止痰块、血块堵塞较大的气道而引起窒息。

（2）出现反复呼吸道感染症状应给予雾化或对症治疗。

（3）不同类型的肺外结核根据其不同的发病部位、症状给予对症处理。

3. 用药护理

（1）使用抗结核药物应遵循早期、联合、适量、规律、全程的原则，在治疗中观察抗结核药物的不良反应。

（2）对急性血行播散型肺结核患儿，使用激素治疗时应严格遵医嘱用药，掌握剂量，禁止少用、多用。

4. 饮食护理

体温、咀嚼功能、吞咽功能、消化功能正常、疾病恢复期的患儿，临床治疗对膳食无特殊要求的结核性疾病患儿。

（1）饮食原则：应适当增加富含维生素A、维生素D、铁、锌、钙等营养素的食物。食物选择多样化、荤素搭配、粗细搭配、干稀搭配。

可选食物原料：谷薯类、瘦肉类、禽类、鱼虾类、蛋类、牛奶、奶制品、豆浆等豆制品、嫩绿叶蔬菜、应季水果等食物。每日4~6餐，其中2~3餐为加餐，加餐次数视年龄和患病状况而定。

（2）饮食禁忌：少食或不食用肥肉、筋腱类、内脏类、过硬、过粗、腌熏的食物，不宜食用韭菜、蒜苗、辣椒、坚果类食物。禁食粗纤维多的蔬菜、易胀气的食物、水果、刺激性食物和调味品。

（3）根据临床治疗需求可设计低盐半流、高蛋白半流、低蛋白半流、无蛋白半流、无渣半流等食物，请营养师会诊并请其制订个体化膳食方案。

5. 心理护理

由于患儿年龄小，加上结核病病程长，长期的吃药、打针、输液等治疗会让患儿在心理上产生强烈的恐惧、焦虑等不良情绪，患儿可能会出现哭闹不安、拒绝治疗等行为。年长患儿担心学业受到影响；家属担心疾病威胁患儿生命和自身的经济承受力等，此时护理人员通过与患儿分享玩具、讲故事、积极奖励等方式鼓励患儿积极配合治疗；同时不要忽略对患儿家属的心理关注，通过交流沟通消除患儿家属的顾虑，使其树立帮助患儿战胜疾病的信心，全身心地照顾好患儿。

五、健康宣教

1. 入院指导

向患儿及家属介绍病区环境、探视制度、相关的医护人员，与患儿及家属建立良好的护患关系。

2. 预防知识指导

提高机体免疫力，预防感染。加强锻炼，增强体质，婴幼儿应接种卡介苗，产生对结核菌的免疫力。早期发现是患儿早期治疗的先决条件。通过接触者检查小儿有无结核感染或患病是早期发现结核病的一个重要途径。

3. 疾病知识指导

小儿是结核病的主要易感人群，小儿结核病的传染源主要为成人患者，尤其是家庭内传染极为重要。如果小儿有咳嗽、咯血等症状，经2周正规治疗休息仍不见好转者，应及时到医院检查，通过痰液的结核菌检查和胸部X线片，即可发现和诊断肺结核。发现后要及时住院隔离治疗。

4. 用药指导

小儿年龄、体质量、体质强弱各有不同，用药的适宜剂量也就有较大的差异，告知患儿家属一定要遵医嘱服药。因患儿年幼不会表述一些药物不良反应，所以家长一定要严密观察，目前所有的抗结核治疗药物都没有儿童剂型，儿童抗结核治疗都是用的成人剂量，是根据千克体重数掰开来用，在掰开这个过程中就要注意剂量的精确性，防止过量或者不够。

5. 探视指导

给患儿及家属做好宣教，在指定的时间内探视，人员不要过多，保持病房的安静，家属在进出病区时一定要洗手，戴好口罩，以免交叉感染。

6. 出院指导

（1）出院后患儿要注意休息，房间应保持安静、整洁，开窗通风，在病情允许的情况下适当运动，增强抵抗力。

（2）家庭消毒隔离指导：患儿使用专用的餐具，餐具使用后应及时开水煮沸消毒或者使用消毒柜，被服等物品太阳下暴晒，痰液包在纸中进行焚烧。家属戴好口罩，勤洗手，做好个人防护。

（3）应向患儿父母及其他家庭成员或护理者进行结核病及全程治疗重要性的宣教。尽可能使用固定药物剂量组合，让家属监督患儿，做到看到服到，对于漏服者，应及时（24小时内）帮助补服药，以保证治疗效果。提高治愈率，减少传染和发病。推荐采用患儿治疗卡记录治疗。

（4）饮食指导：出院后给患儿食用一些高蛋白、高维生素、高热量、易消化的食物，食物品种要多样化，进食时要细嚼慢咽，促进食物消化吸收。

（5）日常生活护理：患儿出汗多，须做好皮肤护理。小儿呼吸道抵抗力差，严防受凉引起上呼吸道感染。避免继续与开放性结核患者接触，以免重复感染。积极防治各种急性传染病，如麻疹、百日咳等，防止病情恶化。

六、延伸护理

（1）护士定期电话随访。

（2）观察患儿有无胃肠道反应、耳鸣、耳聋、眩晕、视力减退或视野缺损、手足麻木、皮疹等；定期复查肝功能、胸部X线片。

（3）有任何不适及时到医院就诊。

（程乐霞）

第二节　老年肺结核的护理常规

一、概述

老年肺结核是指60岁或65岁以上的老年人所患的结核病。老年结核中约75%为肺结核，由于患者机体衰弱，常患多种慢性疾病，如糖尿病、恶性肿瘤等，临床表现和胸部X线改变往往不典型，不仅易使潜伏感染复燃或重新感染，也增加了老年结核病的诊断和治疗难度。由于误诊率较高，老年结核病抗结核治疗的效果不如年轻人满意，已成为社会上重要的感染源。

二、观察要点

（1）发病隐匿，起病缓慢，结核中毒症状不明显，咳嗽是最早出现的症状，其次为咯血、胸痛、气急、发热。

（2）老年患者并发症多，如肺部感染、糖尿病、尘肺病、气胸、心功能衰竭、呼吸衰竭等，可出现一系列相应症状。密切观察患者病情，注意生命体征变化，发现问题及时予以处理。

三、常见护理诊断问题

（1）语言沟通障碍：与方言有关。

（2）知识缺乏：与缺乏结核病防治的相关知识有关。

（3）有窒息的危险：与大咯血有关。

（4）营养失调：与结核病消耗增加、摄入不足有关。

（5）气体交换受损：与肺部炎症、痰液黏稠、胸腔积液等引起呼吸面积减少有关。

（6）焦虑：与疾病病程长、耐药有关。

（7）疲乏：与结核病毒性症状、营养失调有关。

（8）体温过高：与结核分枝杆菌引起肺部感染有关。

（9）胸痛：与结核分枝杆菌累及胸膜有关。

（10）跌倒、坠床风险：与活动无耐力有关。

四、护理措施

1. 一般护理

（1）隔离消毒：严格呼吸道隔离。加强病区管理，减少陪护及探视人员，避免住院患者互串病房，以免引起交叉感染。注意环境清洁每日（24小时）上照式紫外线消毒，加强病房床单位的消毒，定时开门窗通风，地面用有效消毒剂擦拭。注意个人卫生，打喷嚏或咳嗽时用双层纸巾遮住口鼻，严禁随地吐痰，痰液应吐在卫生纸上然后将纸放入污物袋中焚烧处理；床旁需备痰盂，痰盂内加入500 mg/L的含氯消毒液浸泡，接触痰液后须用流动水清洗。

（2）休息与活动：患者充分休息，安心静养，尤其是合并肺心病患者，要绝对卧床休息，以减少全身的耗氧量。恢复期患者适当增加户外活动，促进肺康复，如散步、打太极拳、做保健操等，充分调动人体内在的自身康复能力，提高机体的免疫力。

（3）加强安全护理，防止压疮、跌倒、坠床发生。

2. 症状护理

（1）保持呼吸道通畅，促进痰液引流：①指导并协助患者有效地咳嗽、咳痰；②病情危重、意识不清的患者可给予吸痰，吸痰时注意无菌操作；③饮水、口服或雾化吸入祛痰药可湿化和稀释痰液，使痰液易于咳出或吸出。

（2）氧疗护理：根据病情和血气分析结果采取不同的给氧方法和浓度。

（3）出现并发症给予相应的护理措施。

3. 用药护理

老年患者年老体衰，常合并心、肝、肾等多脏器功能的损害，对药物耐受性差，容易造成药物蓄积中毒，故老年人药物代谢和排泄有其特殊性，抗结核药物的用量应低于常规剂量的1/3，并注意观察药物不良反应的发生，心力衰竭患者常常需要利尿治疗，要警惕大剂量利尿剂应用后水电解质的丢失，如使用洋地黄类药物强心时，应注意观察有无中毒症状的出现，积极预防和及时处理。

4. 饮食护理

（1）饮食原则：建议高热量、高蛋白、易消化、高钙、高铁、富含维生素及矿物质饮食。

（2）饮食禁忌：避免辛辣、刺激性食物。①调料类：如干辣椒、花椒、麻椒、胡椒、生姜、生蒜头、大葱、芥末、孜然、咖喱、桂皮、八角、茴香等，它们的共同特征是具有强烈的芳香或辛辣气味。②蔬菜、肉类：如洋葱、香菜、韭菜、羊肉、烟熏腊肉、腊鱼等。③饮品类：如酒、咖啡、浓茶等。④虾、蟹等海鲜产品对有些过敏体质的人来说也属于刺激性食物。

（3）饮食多样化，不要因为咀嚼功能受限（牙齿不好）而减少或拒绝水果与蔬菜，可以把水果和蔬菜切细、煮软，从而易于咀嚼和消化。主食中包括一定量的粗杂粮。粗杂粮包括全麦面、玉米、小米、荞麦、燕麦等，每日饮用牛奶或奶制品，吃大豆或大豆制品，大豆富含大量蛋白、大豆异黄酮，可预防骨质疏松，增加冠状动脉和脑血流量，预防心脑血管疾病。适量食用动物性食品，鱼类脂肪含量低，易消化，适合老年人。

（4）急重症患者请咨询营养师，根据疾病需求、疾病状态请营养师制订个体化膳食方案。

5. 心理护理

在住院老年肺结核患者中，有相当一部分患者认为自己得了传染病，由此会产生强烈的自卑感和忧虑心理。一方面表现为缺乏信心，不肯与医生配合治疗；另一方面又向往着健康长寿，对衰老死亡存在忧虑和恐惧感。因此，对老年肺结核患者的护理，要注重关心和体贴。给予恰当的称呼，多给患者安慰性语言；让患者消除焦虑，积极配合治疗。

五、健康宣教

1. 入院指导

向患者及家属介绍病区环境，相关医护人员讲解尽早完善相关检查的必要性，解释病区消毒隔离的重要性，引导患者积极配合治疗。

2. 预防知识指导

加强结核病传播途径的宣教，预防措施主要采取管理传染源（患者）、切断传播途径（消毒隔离）、保护易感人群。

3. 疾病知识指导

发放疾病知识的宣传资料，讲解疾病发生、发展、主要的治疗措施、康复及预后的相关知识。指导患者进行疾病的预防和控制，帮助患者正确面对疾病。

4. 用药护理

观察用药情况，询问患者是否有不良反应产生。出现如下症状及时就诊：耳鸣、听力减退、尿少、水肿、腹胀、肝区疼痛、巩膜黄染、胃肠不适、视力下降等。反复强调坚持规则、合理化疗的重要性，提高患者服药依从性。

5. 探视指导

为防止院内传染，亲友探视时限制人数，佩戴口罩，遵照医院探视时间。

6. 出院指导

（1）注意休息、劳逸结合、避免情绪波动及呼吸道感染，适当地进行户外锻炼，增强抵抗力，运动以不感觉累为宜。

（2）家庭消毒隔离指导：室内保持良好的通风，患者外出时最好戴口罩，避免与他人亲密接触。衣服、被褥、书籍在日光下暴晒2小时以上，碗筷分开使用，煮沸30分钟进行消毒。

（3）饮食指导：注意合理膳食，保持营养均衡，最好是优质蛋白如瘦猪肉、牛肉、羊肉、鸡蛋等，以及高纤维素食物如新鲜蔬菜、水果和坚果。

（4）用药指导：向患者及家属解释病情，嘱患者坚持正确服药。介绍服药方法、药物的剂量和不良反应；详细说明坚持规律用药、全程用药的重要性。

（5）遵医嘱定期复查红细胞沉降率、血常规、肝肾功能、胸部X线片等。

六、延伸护理

（1）为老年患者建立健康档案，具体内容包括用药方案、治疗情况、个人爱好。

（2）保证患者在有效掌握用药原则的基础上主动、积极配合治疗。将结核相关疾病知识告知老年患者，使其了解即使症状有所改善也应继续治疗，要严格避免改变药物剂量或停止治疗。

（3）告知患者进行循序渐进的全身功能锻炼，尤其是呼吸功能的锻炼，加强膈肌运动，增加有效通气量，鼓励患者保持情绪稳定、心情舒畅，积极配合治疗。

（4）引导老年患者形成健康、科学的生活方式，使其了解不良生活习惯对疾病的影响，要嘱咐其戒酒、戒烟。同时叮嘱患者要保持充足睡眠，并在饮食方面贯彻少食多餐的原则，增加富含维生素、高蛋白食物的摄入量。

（5）叮嘱患者定期复查。

（程乐霞）

第十四章 耐药结核病的护理常规

一、概述

耐药结核病是指由耐药结核分枝杆菌引起的结核病，系结核病患者感染的结核分枝杆菌经体外药物敏感性实验证实对一种或多种抗结核药物耐药。

二、观察要点

（1）呼吸系统症状：咳嗽、咳痰最常见，约1/3的患者有不同程度的咯血、胸痛，发生气胸、大量胸腔积液时可出现渐进性呼吸困难。

（2）全身症状：最常见发热为午后低热，当合并感染时会出现高热。患者易感到疲劳、全身无力，休息后也不能缓解，体重减轻、盗汗、妇女有月经失调或闭经。

（3）观察抗结核药物的不良反应：如异烟肼会引起周围和中枢神经兴奋，利福平会引起食欲缺乏、恶心等胃肠道症状；吡嗪酰胺会引起尿酸升高；乙胺丁醇会引起视神经炎等。

（4）并发症：有自发性气胸、脓气胸、支气管扩张、肺心病。结核菌随血行播散可并发淋巴结、脑膜、骨及泌尿生殖器官结核等。

三、常见护理诊断问题

（1）焦虑、恐惧：与耐药结核病迁延不愈、传染性强有关。

（2）营养失调：与耐药结核病消耗增加、摄入不足有关。

（3）清理呼吸道无效：与肺部炎症、痰液黏稠、咳嗽无力有关。

（4）气体交换受损：与肺部炎症、痰液黏稠等引起呼吸面积减少有关。

（5）治疗依从性差：与治疗时间长、难度大、费用高、药物的不良反应有关。

（6）知识缺乏：与缺乏耐药结核病相关知识有关。

（7）传播感染风险：与受教育程度低，自我保护意识不强有关。

（8）沟通障碍：与方言有关。

四、护理措施

1. 一般护理

（1）消毒隔离：①采取呼吸道隔离、耐药隔离，患者尽量安排单间居住，耐药标识放置明显，医疗物品与其他患者分开，床单位物体表面每日2次消毒。病室内定时开窗通风，紫外线灯消毒以降低居室内结核分枝杆菌的浓度。患者出院后，用臭氧消毒机进行床单位消毒。床单、被套装入双层黄色垃圾袋，粘贴感染性标志后送洗。地面、物品表面用500 mg/L含氯消毒液喷洒或擦拭消毒。②告知患者不能随地吐痰，咳嗽、打喷嚏时要用手帕遮住口鼻，患者痰液用含有消毒液的容器盛装或将痰液吐在纸内，包好后放入黄色医疗垃圾袋内统一处理，减少耐药结核分枝杆菌的传播。③耐药结核患者要减少陪护，必要时家属做好个人防护。患者应少去公共场所，外出自觉戴口罩。④医护人员依据标准预防的要求做好个人防护。进入病房穿隔离衣、戴圆帽及N95口罩。进行床头交接班、给患者做治疗均放在最后做好手卫生，防止交叉感染。

（2）休息与活动：保持充足的睡眠，进行适宜的活动锻炼。当有咯血时应卧床休息，待症状明显改善后进行活动，活动应根据患者的病情而定。病情允许的情况下，鼓励患者下床活动，增加肺活量。

2. 症状护理

（1）舒适体位，抬高床头，半卧、患侧卧位。

（2）指导患者有效咳嗽，进行排痰，保持呼吸道通畅。合理氧疗，给予低流量吸氧，1~2 L/min，纠正缺氧症状。呼吸困难时，可给予短时间高流量吸氧。

（3）咯血的护理：嘱患者取患侧卧位，给予心理护理和安慰，必要时给小量镇静药，但禁用吗啡。大咯血时应采取措施确保呼吸道通畅，迅速清除口腔内血块，立即给予止血药，并给高浓度吸氧，必要时做好输血准备。

（4）胸痛的护理：患侧卧位，如因胸部活动引起剧烈疼痛，可在呼气状态下用宽胶布固定患侧胸部。配合医生尽早抽气、抽液，以减轻压迫状态。做好引流管的护理。

3. 用药护理

耐药患者及其家属一定要牢记坚持早期、联合、适量、规律、全程抗结核治疗的重要性，宣教不按时按量、自行增减药量的危害性及对预后的影响，家属做好监督工作。患者的服药依从性是治疗成败的关键。

4. 饮食护理

（1）饮食原则：建议高热量、高蛋白、高钙、易消化、富含维生素及矿物质饮食。

（2）饮食禁忌：避免辛辣、刺激性食物。①调料类：如干辣椒、花椒、麻椒、胡椒、生姜、生蒜头、大葱、芥末、孜然、咖喱、桂皮、八角、茴香等。②蔬菜、肉类：如洋葱、香菜、韭菜、辣椒、羊肉、烟熏腊肉、腊鱼等。③饮品类：如酒、咖啡、浓茶等。④虾、蟹等海鲜产品对于过敏体质的人也属于刺激性食物。

（3）患者可咨询营养师，根据疾病需求、疾病状态请营养师制订个体化膳食方案。

5. 心理护理

告知患者既然已经患了慢性病，就要调整好自己的心态，正确面对疾病，保持乐观、积极的情绪配合治疗。鼓励家属多与患者沟通交流，给予经济支持，消除患者的顾虑，引导患者放松心情打赢这场"持久战"。

五、健康宣教

1. 入院指导

向患者介绍病区环境，消除其陌生感和紧张感，保持环境安静，减少不良刺激，向其介绍相关医护人员，告知病房实施耐药隔离措施的目的及重要性。

2. 预防知识指导

慢性肺结核患者、复治涂阳患者和治疗3个月痰涂片仍为阳性的初治患者、与耐多药肺结核患者有密切接触史的涂阳患者和复发的肺结核患者均为耐多药肺结核高危人群，应及早进行耐药结核病筛查。

3. 疾病知识指导

获得性耐药主要是医务人员提供化疗方案不合理、患者依从性差、药品质量差等原因造成的。另一种耐药为原发耐药，是指直接感染耐药菌株而导致的耐药。未接受过抗结核药物性治疗或抗结核治疗不足1个月的耐药结核病通常属于原发耐药。耐药结核病的早期诊断和治疗是取得良好疗效的重要因素。

4. 探视指导

为防止院内传染，亲友探视时限制人数，佩戴口罩，遵照医院探视时间进行探视。

5. 出院指导

（1）日常生活护理：嘱患者戒烟、戒酒；保证营养的补充；合理安排休息，避免劳累；避免情绪波动及呼吸道感染；住处应尽可能保持通风干燥，有条件者可选择空气新鲜、气候温和处疗养，以促进身体健康，提高抵抗疾病的能力。

（2）家庭消毒隔离指导：患者应单独居住，使用专用的餐具，餐具使用后应及时开水煮沸消毒或者使用消毒柜，被服等物品应在日光下暴晒，痰液包在纸中进行焚烧。

（3）药物依从性和不良反应：告知患者抗结核药物的主要不良反应，需按照医嘱按时、按量每日服用，不能间断，服药时分次服药疗效为佳。

（4）饮食指导：给患者食用一些高蛋白、高维生素、高热量、易消化的食物，烹饪时尽量按照患者喜欢的方式烹饪，可促进食欲。食物品种要多样化，患者进食时要细嚼慢咽，促进食物消化吸收。

（5）心理指导：若患者心理承受能力差，对疾病缺乏正确的认识，极易产生焦虑、猜测、恐惧等心理问题，家属要多鼓励患者，帮助患者树立战胜疾病的信心。

六、延伸护理

（1）护士定期电话随访：患者服用抗结核药物的情况。

（2）有任何不适及时到医院就诊。

（3）对年龄偏大或记忆力减退患者，指导其家属全面了解所用药物的治疗作用及不良反应以做好监督工作。

（4）强调早期、联合、适量、规律、全程治疗的重要性，患者要树立治愈疾病的信心，积极配合治疗。

（5）定期复查：定期复查胸部X线片和肝肾功能，了解治疗效果和病情变化。

（杨启平）

第十五章　类固醇性结核病的护理常规

一、概述

类固醇性结核病是指因较长时间应用肾上腺皮质激素（类固醇激素）或促肾上腺皮质激素而诱发的结核病。

二、观察要点

（1）结核中毒症状：发热、盗汗、咳嗽、咳痰等。

（2）此类患者免疫功能下降，常会出现细菌真菌的感染。

（3）长期服用类固醇药物，皮肤不良反应包括痤疮、多毛症、萎缩纹、紫癜、皮肤变薄和伤口不愈合等，也可出现骨质疏松、肌肉疾病和骨坏死。胃肠道不良反应有溃疡引起的出血、穿孔。由于水潴留，高血压和水肿现象十分常见。中枢神经系统不良反应有类固醇精神异常、良性颅内压升高、白内障和青光眼。

三、常见护理诊断问题

（1）疼痛：胸痛。

（2）发热：与结核分枝杆菌感染有关。

（3）营养失调：与食欲欠佳有关。

（4）焦虑：与不了解疾病预后有关。

（5）自我形象紊乱：与使用激素肥胖有关。

（6）知识缺乏：与缺乏疾病相关知识有关。

（7）语言沟通障碍：与文化差异有关（如使用不同的语言）。

四、护理措施

1. 一般护理

（1）隔离：①在标准预防的基础上，严格执行呼吸道隔离、接触隔离等措施；②患者长期应用激素免疫力低下，实施保护性隔离。耐药患者单间接触隔离，外出时戴好口罩。

（2）消毒：病室每日用紫外线灯消毒，物体表面每日用含氯消毒液或者酒精擦拭。减少家属探视，在探视时一定要做好手卫生，戴好口罩。

（3）休息与活动：类固醇相关结核重症时绝对卧床休息；症状好转后可适当进行活动及锻炼，以增强机体免疫功能，保持病室空气新鲜、环境舒适。

2. 症状护理

（1）咳嗽、咳痰的护理：指导患者有效咳嗽、咳痰，必要时给予止咳祛痰药。

（2）发热、盗汗的护理：结核病一般午后低热，应加强休息，多饮水，出现高热，应及时物理和药物降温。

（3）疼痛的护理：遵医嘱给予止痛药对症治疗。

（4）口腔及皮肤的护理：患者长期服用类固醇类的药物，应及时观察患者的口腔、皮肤情况，加强口腔、皮肤的护理，长期卧床患者注意检查皮肤受压情况，防止发生压疮。

3. 用药护理

（1）抗结核药物对控制结核病起决定性作用，治疗应遵循早期、联合、规律、适量、全程用药的原则，督促患者遵医嘱服药，给患者讲解药物的不良反应，有任何不适及时告知医护人员，勿随意增减药量。

（2）使用激素类药物时应按医嘱严格控制剂量，不能少用、多用、随意停用。

4. 饮食护理

（1）饮食原则：进食高蛋白、高维生素、高热量、富含钙质食物。

（2）饮食禁忌：禁食辛辣、刺激性饮食。

（3）患者可咨询营养师并根据疾病需求、疾病状态请营养师制订个体化膳食方案。

5. 心理护理

患者因长期服用激素出现一些皮肤的并发症，自我形象紊乱，心理压力比较大。应指导患者放松心情，家属多鼓励患者，医护人员应尊重患者，以平等眼光对待患者，关心其生活，鼓励患者表达主观感受，对于一些消极的情绪进行心理上的疏导，能够形成良好的三方（患者、家属、医务人员）互动。

五、健康宣教

1. 入院指导

入院时主动向患者介绍环境及医护人员，消除其陌生感和紧张感，让患者放松心情，积极配合治疗。

2. 预防知识指导

用激素治疗的基础病未确诊之前，不宜用激素作诊断性治疗，可因误用激素作诊断性治疗，导致结核病恶化播散发生血行结核。长期用激素治疗的患者，用激素过程中，应定期胸部X线检查，以便早期发现肺结核，及时治疗。

3. 疾病知识指导

临床上常常因使用剂量大而疗程长的糖皮质激素治疗疾病可引发类固醇相关的结核病。它可以使静止的结核病重新活动，也可以因原发感染或再感染而发病。因为糖皮质激素通常有免疫抑制作用，使患者免疫力低下，使原来的静止的病灶发生感染。宜采用高效的抗结核药物组成的化疗方案，疗程宜延长至12个月或以上，坚持结核病与基础病同时兼治，防止发生类固醇性结核病。

4. 饮食指导

食用营养丰富且易消化的食物。

5. 探视指导

由于患者抵抗力低下，指导患者家属减少探视，探视时应戴好口罩，洗手，不要近距离接触患者。

6. 出院指导

（1）指导患者出院后一定要遵医嘱规律服药，不可自行停药或者减量，有任何不适一定要来院就诊，外出戴好口罩，不要去人员密集的地方。

（2）家庭消毒隔离指导：在家和家人分房、分餐具，使用过的餐具应煮沸消毒或者紫外线消毒柜消毒，不要随地吐痰，痰液应吐到纸里并进行焚烧。

（3）药物依从性和不良反应：给患者讲解服药间隔时间及药物的不良反应。

（4）饮食指导：给患者食用一些高蛋白、高维生素、高热量、易消化的食物，烹饪的时候尽量按照患者喜欢的方式烹饪，可促进食欲，食物品种要多样化，进食时要细嚼慢咽，促进食物消化吸收。

六、延伸护理

（1）随访：患者在出院后的1周、2周、1个月做好随访，随访内容包括了解患者出院后治疗效果病情变化和恢复情况，患者用药情况、日常生活情况。

（2）督导患者按时、按量服药，告知患者有任何不适，及时打电话咨询，必要时建档。

（3）心理指导：出院后嘱患者消除紧张情绪，居家时家属要陪伴患者，不能有嫌弃的行为，鼓励患者按时服药，积极配合治疗，适当进行户外锻炼，保持心情愉悦。

（4）指导患者按出院医嘱按时复查血常规、肝肾功能、激素水平、CT等。

（闫晓萍）

第十六章　肺结核合并疾病的护理常规

第一节　肺结核合并糖尿病的护理常规

一、概述

糖尿病是一组由多病因引起的、以慢性高血糖为特征的代谢性疾病，是由于胰岛素分泌和（或）利用缺陷所引起。糖尿病合并肺结核可进一步促使糖尿病代谢紊乱，而代谢紊乱又加重肺结核，形成恶性循环。两病相互影响，对患者极为不利。因此，必须在控制糖尿病的基础上治疗肺结核。

二、观察要点

（1）糖尿病患者感染结核病的症状以肺结核多见，表现为低热、咳嗽、咳痰、咯血、呼吸困难等。

（2）合并糖尿病后可出现口渴、多尿、疲乏无力、皮肤瘙痒、异常感觉（如手足麻木、肢体发凉、疼痛、烧灼感、蚁走感、走路如踩棉花感等）、眼睛疲劳、视力下降及反复感染（如疖、痈、经久不愈的小腿和足部溃疡、尿路感染等）。

（3）低血糖的常见表现：发抖、心慌、乏力、嗜睡、饥饿、冷汗、视物不清、四肢无力、头疼及情绪不定。

三、常见护理诊断问题

（1）活动无耐力：可能与心功能减弱、血压高、血糖利用不充分及血糖过高有关。

（2）感染风险：与高血糖抑制吞噬细胞有关。

（3）体感不适：主要是视神经改变和周围神经病变。

（4）焦虑：与血糖控制不理想，病情反复有关。

（5）营养失调：与摄入营养有关。

（6）知识缺乏：缺乏糖尿病的自我护理知识，缺乏结核病相关知识。

（7）并发症：包括糖尿病周围血管病变、糖尿病周围神经病变、糖尿病肾病及糖尿病足等。

（8）潜在并发症：低血糖。

四、护理措施

1. 一般护理

（1）消毒隔离：①采取呼吸道隔离，病室干净整洁、开窗通风、紫外线灯照射消毒，物体表面使用含氯消毒液擦拭。痰液吐在纸上或盛有含氯消毒液的带盖痰盂里进行处理。②排菌传染期患者不要互串病房，与家人分居、分餐，不到公共场所，外出戴口罩。

（2）休息与活动：急性期应卧床休息，缓解期鼓励患者适当进行活动，以促进糖的利用，减轻胰岛的负担，如散步、打太极等。

2. 症状护理

（1）控制血糖：合理科学的饮食，有效"控糖"，运动治疗，正确注射胰岛素，服用降糖药。

（2）皮肤护理：由于糖尿病会引起一系列病理、生理改变，使皮肤发生微循环障碍，皮肤屏障防御能力下降，加上结核病的慢性消耗，容易发生感染，做好皮肤护理至关重要。应保持皮肤清洁，床单被褥整洁、干燥、平整、无渣屑，勤换床单被套，被褥应经常在日光下暴晒。患者应穿宽松、透气性能良好的衣物，勤更换，内衣裤及袜子应选择纯棉制品，鞋子的选择应以透气性能好、防潮及保暖为宜，尽量减少对皮肤的刺激。患者应特别注意口腔卫生，经常洗温水浴，每日用温水泡脚，以减少感染，促进全身皮肤及足部血液循环，改善机体营养状况；禁止搔抓皮肤，防止皮肤破损引起感染。对于长期卧床患者，护理人员应协助翻身，防止发生压疮。

（3）低血糖的护理：进食15～20 g无脂碳水化合物，可选择如半杯橘子汁、2大块方糖、1杯脱脂牛奶。15分钟后测血糖仍低于3.9 mmol/L继续进食或遵医嘱处理。

（4）结核中毒症状的护理：同肺结核的护理常规。

3. 用药护理

在积极控制糖尿病的同时，遵循单纯肺结核抗结核药物的治疗原则，还需考虑抗结核药物可能对糖尿病的急慢性并发症的影响，如异烟肼可加重糖尿病性神经病变；链霉素、阿米卡星、卷曲霉素等有一定的肾毒性，对糖尿病肾病有一定的影响；乙胺丁醇可加重糖尿病视神经病变；利福平可加速某些降糖药物的灭活；糖尿病合并初治肺结核可采用含异烟肼、利福平的3药或4药联合方案，疗程一般为1年，必要时可适当延长，治疗结束后需定期随访。糖尿病合并复治结核病时，需选用敏感药物的联合方案，疗程根据病情及痰菌变化而定。并发耐药及耐多药肺结核的治疗原则与耐药结核病相同，但更需注意对糖尿病并发症的影响。

4. 饮食护理

（1）饮食原则：①糖尿病为慢性代谢性疾病，治疗上需严格控制饮食。结核病为慢性消耗性疾病，需要增加营养。膳食选择高钙、高铁、低蛋白、富含丰富维生素及矿物质的食物。②控制每日饮食总热量，保持吃的"收支"平衡；均衡营养，定时定量进餐。③少量多餐，建议每日3～6餐，食用粗纤维食物，帮助减肥和通便。④选择血糖生成指数（glycemic index，GI）低的食物，高GI食物进入胃肠后消化快，吸收完全，葡萄糖迅速进入血液，低GI食物在胃肠道停留时间长，释放缓慢，葡萄糖进入血液后峰值低，下降速度慢。为控制血糖的需要，建议尽量选择低GI的食物，以避免餐后高血糖。

（2）饮食禁忌：禁辛辣、刺激性食物，限制饮酒，坚决戒烟。

5. 心理护理

肺结核是能够治愈的传染性疾病；糖尿病是终身疾病，需要终身用药。两者并存时，糖尿病会降低肺结核的好转率，从而造成患者思想负担过重。入院后患者需要隔离，因此易产生焦虑、孤独、抑郁、悲观心理，这种不良心态会使血糖升高，加重病情。家属应在护理人员的帮助下，创造一个良好的休养环境，多与患者沟通交流，引导患者放松心情，以良好的心态面对疾病。

五、健康宣教

1. 入院指导

向患者介绍病区环境，消除陌生感和紧张感，保持环境安静，减少不良刺激。向患者介绍相关医护人员。

2. 预防知识指导

饮食控制是糖尿病治疗的基础，只有使血糖达标才能有效预防并发症的发生和发展。

3. 疾病知识指导

糖尿病并不可怕，可怕的是并发症，常见的包括视网膜病变，心脑血管病变如冠心病、脑卒中，足部、下肢感染后久治不愈、溃疡等。

4. 探视指导

为防止院内传染，亲友探视时限制人数，佩戴口罩，遵照医院探视时间进行探视。

5. 出院指导

（1）告知患者遵医嘱服用抗结核药的重要性，掌握自测血糖的正确方法，嘱患者坚持饮食治疗。

（2）注意休息，劳逸结合，避免情绪波动及呼吸道感染，适当地进行户外锻炼，增强抵抗力，运动以不感觉累为宜，以稳定的情绪和愉悦的心情正确对待疾病。

（3）家庭消毒隔离指导：室内保持良好的通风，患者外出时最好戴口罩避免与他人亲密接触。衣服、被褥、书籍在日光下暴晒2小时以上，进行消毒处理，碗筷分开使用，煮沸30分钟进行消毒。

（4）饮食指导：饮食控制是糖尿病治疗的基本措施，应限制动物脂肪的摄入，食盐量每日不超过6 g，合并高血压者每日食盐量少于3 g。多食用纤维素含量较高的食物，可延缓食物的吸收，降低餐后血糖的高峰。

（5）用药指导：口服降糖药物，注意有无过敏反应及不良反应，告知患者结核病合并糖尿病服抗结核药的时间比较长，在血糖控制不好的情况下，治疗效果不明显。

六、延伸护理

（1）护士定期电话随访患者服用抗结核药物的情况、血糖控制情况。

（2）有任何不适及时到医院就诊。

（3）低血糖是可以预防的，叮嘱患者随身携带糖果、饼干等食物，出现低血糖症状即刻进食。

（4）按医嘱定期复查，检查血糖、尿糖、血常规、肝功能、胸部X线片等。

（杨启平）

第二节　艾滋病合并肺结核的护理常规

一、概述

获得性免疫缺陷综合征（acquired immunodeficiency syndrome，AIDS）又称艾滋病，是由人类免疫缺陷病毒（human immunodeficiency virus，HIV）侵入人体后特异性地侵犯和破坏辅助性T淋巴细胞（CD4$^+$T淋巴细胞），导致人体免疫系统受损，功能下降。艾滋病容易并发各种机会性感染，肺结核就是艾滋病最常见的机会性感染。

二、观察要点

（1）观察患者神志、生命体征、营养状况、体重等。

（2）观察患者有无肺部、消化道、中枢神经系统、皮肤黏膜等机会性感染表现和恶性肿瘤等。

（3）HIV与结核病双重感染时，常有长期发热、体重减轻＞10%、慢性咳嗽、慢性腹泻、全身瘙痒性皮疹（皮炎）、全身淋巴结和肝脾肿大、神经精神症状等复杂多样的症状和体征。

三、常见护理诊断问题

（1）感染风险：与免疫功能受损有关。

（2）营养失调：与纳差、慢性腹泻及艾滋病期并发各种机会性感染和肿瘤消耗有关。

（3）恐惧：与艾滋病预后不良、疾病折磨、担心受到歧视有关。

（4）焦虑：与不了解疾病预后有关。

（5）发热：与结核分枝杆菌感染有关。

（6）知识缺乏：与缺乏疾病相关的知识有关。

（7）皮肤完整性受损：与水肿、腹泻有关。

（8）语言沟通障碍：与方言有关。

四、护理措施

1. 一般护理

（1）隔离消毒：采用接触、呼吸道、保护性隔离，病房按时通风换气，湿式清扫，上照式紫外线灯24小时进行空气消毒。患者出院后，用臭氧消毒机进行床单位消毒。被患者的血液、体液、排泄物、分泌物污染过的床单、被套装入双层黄色垃圾袋，粘贴感染性标志后销毁，未污染的墙面、地面、物品表面用500 mg/L含氯消毒液喷洒或擦拭消毒。严禁随地吐痰，痰液吐到含有消毒液的带盖容器内，或吐到纸巾内放入黄色垃圾袋内统一处理，咳嗽、打喷嚏时遮住口鼻并及时洗手戴好口罩减少结核分枝杆菌的传播。

（2）休息与活动：患者病情严重时严格卧床休息，以降低机体消耗。症状减轻后可逐渐起床活动。长期卧床患者要注意保护肌肉和关节的功能，进行肌功能锻炼。

2. 症状护理

（1）发热的护理：患者出现发热应立即给予贴敷降温及擦浴降温，鼓励患者多饮水，退热出汗时，及时擦干汗液，更换衣物及床单，保持清洁干燥，注意保暖防止受凉，如遇高热不退，遵医嘱给予抗生素治疗。

（2）咳嗽、咳痰的护理：指导患者有效咳嗽、咳痰，痰液黏稠者可给予雾化吸入，必要时遵医嘱给予镇咳药物。胸闷气短且血氧饱和度低于正常值的患者给予氧气吸入纠正缺氧，定时复查血气分析。

（3）加强个人卫生：加强口腔护理和皮肤清洁，防止继发感染或减轻口腔、外阴真菌、病毒等感染引起的不适。长期腹泻的患者要注意肛周皮肤的护理。每次排便后用温水清洗局部，再用吸水性良好的软布或纸巾吸干，可涂抹润肤油保护皮肤。

3. 用药护理

（1）对患者进行用药依从性教育：对于应用抗病毒药治疗的患者，遵医嘱按时、按量正确服药是非常重要的，不得漏服、擅自停药，否则会降低疗效及产生耐药性。需要终身服药。

（2）观察药物不良反应，如骨髓抑制、脂肪营养不良综合征、皮疹、恶心、头晕、神经系统症状等。

（3）尽早进行规范抗结核治疗，治疗应遵循早期、联合、适量、规范、全程的原则。

（4）护理人员应注意做好用药指导。抗结核药和抗HIV药均有不良反应，患者常常因药物的毒副反应而中断治疗，用药过程中注意观察有无胃肠道反应、肝肾毒性、神经系统毒性等，出现反应及时报告医生，并配合处理。

4. 饮食护理

（1）饮食原则：建议高热量、高蛋白、高钙、高铁、富含丰富维生素及矿物质饮食。

（2）饮食禁忌：禁食辛辣、刺激性饮食。

（3）患者可根据疾病需求、疾病状态咨询营养师并请其制订个体化膳食方案。

5. 心理护理

与患者多沟通，了解患者的心理状态，及时有效地进行心理疏导，如在治疗、护理操作时既要严格执行消毒隔离措施，又不要表现出恐惧心理，注意保护患者隐私，使患者树立战胜疾病的信心，积极配合治疗；鼓励患者珍爱生命，遵守性道德，充分利用有效的社会资源及信息，积极地融入社会；教育患者家属、亲友正确对待患者，并增加其与患者沟通的机会，帮助患者增加必要的社会联络，获取社会支持，帮助他们树立生活的信心，同时注意自我防护，防止HIV的进一步传播。

五、健康宣教

1. 入院指导

向患者及家属进行知识宣教，讲解病区的格局、呼叫器的使用等，消除患者的紧张情绪及陌生感。

2. 预防知识指导

要控制 HIV传播，必须做好预防疾病传播的指导。由于患者免疫力低下，易发生呼吸道感染引发肺结核，指导患者戴好口罩，勤洗手。根据患者受感染的途径，有针对性地帮助和指导他们戒除不良行为。生活中发现皮肤黏膜损伤要妥善包扎，防止血液污染物品；控制结核病传播，对肺结核合并艾滋病患者，注意呼吸道隔离，防止结核病传播。

3. 疾病知识指导

艾滋病的高危人群有男性同性恋者、多个性伴侣者、静脉药物依赖者和血制品使用者。患者和HIV无症状病毒携带者是本病的传染源。

4. 用药指导

（1）治疗艾滋病病毒感染的药物须终身规律服药，不能随便停药。因为使用抗病毒药物不能将病毒彻底杀灭并清除，只能抑制病毒的复制，而为了长期持续平稳地抑制病毒复制，必须维持体内一定的血药浓度。如果经常漏药、断药或停药，就有可能使病毒复制出现反弹，病毒载量增高，另外还有可能导致病毒出现耐药，为后续治疗增加难度。

（2）抗结核药物。向患者介绍结核病的常用治疗方法及持续用药时间，说明药物的不良反应，强调坚持规律、全程、合理用药的重要性。

5. 饮食指导

艾滋病病毒感染者和患者会因体质改变而出现蛋白质消耗增加、小肠吸收能力减退、体重减轻等现象。此外，服用药物还会影响患者造血功能。针对这些特点，患者和感染者的饮食应以高蛋白质及较高热量的食物为主，并遵循"多样、少量、均衡"的饮食要求。

6. 出院指导

（1）家庭消毒隔离指导：患者的耐热耐湿用品应煮沸消毒30分钟以上，被褥类在日光下暴晒6小时以上，嘱患者每日消毒餐具、痰杯、便器。呕吐物、排泄物、痰液及被血液、体液污染的被服等需用含氯消毒液处理。房间每日开窗通风，保持干净整洁。

（2）休息与活动：改善生活作息，改变生活方式，注意劳逸结合，起居有节。

（3）药物依从性和不良反应：严格遵守抗结核、抗HIV药物的治疗原则，即早期、联合、适量、规律、全程用药，不可自行停药，指导患者观察药物的不良反应，一旦出现不适应及时询问医生。

（4）饮食指导：少量多餐、定时进餐，一次进食量过多容易引起消化不良，损伤脾胃，对病情不利；进食过少又会造成营养素摄入不足，营养更加匮乏。保证充足的钙、铁及其他矿物质的补充，以满足治疗需求。避免辛辣、刺激性食物，膳食清淡易消化，注意色香味，刺激食欲，帮助消化，忌食生、冷、油腻食物，防止腹泻。

（5）心理指导：指导患者消除紧张情绪，正确树立对抗疾病的信心，同时要做好自我防护，防止HIV的进一步传播。

六、延伸护理

（1）了解患者病情、服药情况，严格执行药物依存性，避免漏服耽误病情。

（2）家庭消毒隔离指导：患者所有物品应专人专用，单独处理，清洗患者衣物时应戴手套，当家属身体局部有破损时应做好防护措施，进行性生活时必须使用安全套。

（3）嘱患者应在家注意休息，避免劳累。

（4）嘱患者合理饮食，加强营养。

（5）随访出院后患者疾病转归情况，鼓励患者树立战胜疾病的信心。

（6）定期复查CD4$^+$T淋巴细胞、血常规、肝肾功能、血脂、胰功能、血糖、胸部X线片及CT等，监测药物不良反应，动态监测病情变化，以了解治疗效果。

（马彦艳）

第三节　肺结核合并尘肺病的护理常规

一、概述

尘肺病是由于在职业活动中长期吸入生产性粉尘并在肺内潴留而引起的以肺组织弥漫性

纤维化为主体的全身性疾病。尘肺病并发肺结核或肺结核并发尘肺病都称之为尘肺病结核。尘肺病是肺结核病的易发患者群，而肺结核则是尘肺病的重要并发症和主要死亡原因之一。

二、观察要点

（1）监测生命体征，注意有无高热、咳嗽、咳痰、胸痛情况，观察痰的颜色、有无血痰和咯血的征象。

（2）观察吸氧后效果，如口唇、面色、甲床颜色等缺氧程度的改善情况。

（3）观察各项检查结果如六分钟步行试验、肺功能下降程度、胸部影像学有无进展。

三、常见护理诊断问题

（1）疾病传播的可能性：与肺结核是由呼吸道进行传播的疾病有关。

（2）活动无耐力：与出现结核毒性症状及机体消耗量增加有关。

（3）气体交换受损：与肺纤维化导致的肺功能下降有关。

（4）潜在并发症：呼吸衰竭、肺心病、气胸、感染。

（5）营养失调：与营养物质摄入不足，吸收功能障碍有关。

（6）知识缺乏：缺乏疾病的预防护理知识。

（7）焦虑：与对疾病缺乏了解、担心预后及需要隔离有关。

四、护理措施

1. 一般护理

（1）隔离：呼吸道隔离，减少陪护及探视人员，以免引起交叉感染。

（2）消毒：注意环境清洁，用紫外线消毒病室，每日1~2次，定时开门窗通风，物体表面、地面用有效氯消毒剂擦拭。

（3）休息与活动：保证充足的睡眠和休息，并提供舒适、安静的休息环境。与患者共同制订活动计划，循序渐进地增加活动量，促进肺康复，如做呼吸操、呼吸训练、肺功能锻炼等。

2. 症状护理

（1）发热护理：每4小时监测体温、脉搏、呼吸1次，体温突然升高或骤降时，要随时测量并记录。患者高热时卧床休息，鼓励患者多饮水，每日饮水量为1500~2000 mL。观察皮肤颜色、出汗情况，出汗后要及时更换衣服，注意保暖并遵医嘱补液。指导患者及家属识别体温异常的早期表现和体征并及时报告。

（2）咯血的护理：嘱患者取患侧卧位，给予心理护理和安慰，必要时给小量镇静药,但禁用吗啡。大咯血时应采取措施确保呼吸道通畅,迅速清除口腔内血块,立即给予止血药,并给高浓度吸氧,必要时做好输血准备。

(3)胸痛的护理:患侧卧位,观察疼痛部位、性质,评估患者疼痛程度。如因胸部活动引起剧烈疼痛,可在呼气状态下用宽胶布固定患侧胸部。渗出液较多时,配合医生尽早抽液,以减轻压迫状态。

(4)呼吸困难的护理:观察患者咳嗽情况、痰液黏稠度和量。增加室内湿度,要注意保持室内湿度不低于60%。采取有效的排痰措施。合理氧疗,给予低流量吸氧,1~2 L/min,向患者或家属讲清吸氧的目的及注意事项。呼吸困难时,可给予短时间高流量吸氧。

(5)呼吸功能锻炼指导:肺结核合并尘肺病的患者肺部有效呼吸面积缩小,通过腹式呼吸、缩唇呼气、六步呼吸操、体外膈肌起搏治疗等锻炼形式加强胸膈呼吸肌肌力和耐力,避免小气道过早关闭,改善肺泡有效通气量。指导有效的咳嗽排痰方法,必要时使用排痰仪、吸痰器、湿化气道等方式排痰,可减少气促及降低肺部感染的机会。

3. 用药护理

肺结核合并尘肺病的患者需长期服用药物,督促患者按医嘱坚持规律、全程化疗。应用抗结核药物严格掌握用药剂量、方法及时间,注意不良反应。避免不规则用药或过早停药而导致治疗失败、诱导结核菌产生继发耐药性,增加复治的困难。联合使用抗纤维化药物时注意观察有无口苦、胃纳减退、胃痛、腹泻及腹胀的不良反应,观察有无心动过缓、肝功能异常等症状。

4. 饮食护理

(1)饮食原则:建议高热量、高蛋白、高钙、高铁、富含丰富维生素饮食。

(2)饮食禁忌:忌食辛辣、刺激性食物。

(3)急重症患者,请及时咨询营养师并根据疾病需求、疾病状态请其制订个体化膳食方案。

5. 心理护理

肺结核合并尘肺病具有症状复杂、病程长等特点,加强患者心理疏导,运用鼓励性、安慰性、解释性、指导性语言,增强患者的信心,获取患者的信任,减轻患者的焦虑及恐惧心理,使患者积极配合医护人员开展临床治疗及护理工作。

五、健康宣教

1. 入院指导

向患者及家属讲解疾病的临床表现、治疗方法及隔离治疗的必要性,取得患者的配合和家属的信任，建立良好的护患关系。

2. 预防知识指导

改革工艺、革新生产设备、湿式作业。①粉尘作业人群个人防护：佩戴防尘护具，如送风头盔、防尘口罩等。②健康检查：包括就业前和定期健康检查，脱离粉尘作业时还应做脱尘作业检查。告知患者隔离的意义及方法，讲究个人卫生、勤换工作服、勤洗澡。不随地吐痰，分开使用餐具，外出应佩戴口罩。工作应远离粉尘作业。

3. 疾病知识指导

肺结核合并尘肺病的患者肺部有效呼吸面积缩小，通过腹式呼吸、缩唇呼气、六步呼吸操等锻炼形式加强胸膈呼吸肌肌力和耐力，避免小气道过早关闭，改善肺泡有效通气量。肺灌洗治疗是目前有效的治疗方法，可直接将潴留在肺内的粉尘颗粒及周围的"吞尘细胞"释放出的刺激纤维化增生因子等清除体外，起到病因治疗的作用，以减轻临床症状，延缓病情发展，延长寿命，提高生活质量。终末期尘肺，条件允许可考虑肺移植治疗。

4. 用药指导

抗纤维化药物，部分患者服药后会有轻度嗜睡、乏力、恶心、上腹部不适，长期口服可能会引起面部色素沉着，停药后可消退。督促患者早期、联合、适量、规律、全程服用抗结核药物，避免自行停药。

5. 探视指导

严格执行探视与陪护制度。

6. 出院指导

（1）做好患者的思想工作，减轻患者的心理负担，树立战胜疾病的信心。

（2）为患者创造一个良好的休养环境和温馨的氛围，尽量独居一室，定时通风，不要随地吐痰、做好痰液的消毒处理。餐具分开，应煮沸消毒10～15分钟。

（3）坚持肺功能康复锻炼，以增强机体抵抗力，活动量逐渐增加。

（4）强调全程、规律用药：按照抗结核化疗的原则，遵从医嘱服药，不要随意停药或调整药量，造成治疗失败。

（5）定期随诊：复查肝肾功能、血常规、胸部CT、肺功能等，报告用药的反应，以便医生及时调整用药方案。

（6）饮食指导：鼓励患者多饮水，每日不少于1500～2000 mL，保证机体代谢需要，促进体内毒素排泄。每周测量并记录体重1次，评估患者营养状况是否改善。

（7）日常生活中，应注意环境温度与季节对疾病的影响，注意保暖预防感冒；生活中佩戴一次性口罩，一旦诊断为尘肺病，应立即脱离粉尘工作。

六、延伸护理

（1）为患者展开健康教育，根据病患的文化程度来实施针对性的健康教育，让患者及家属可以更加清楚地了解尘肺病、结核病，并以正确的心态去面对及接受它，提高治疗的依从性。

（2）定期随访，为患者创建个体化护理方案，以具体情况为基础，通过电话或微信访问的形式，定时随访观察其情况，给出有效的护理指导建议。

（3）应用信息化网络平台，建立患者管理群，定时发布职业病相关信息，督促进行职业体检每年1次。

（单　颖）

第四节　肺结核合并肝病的护理常规

一、概述

肺结核合并肝病是指肺结核合并任何肝脏疾病的疾患。大部分抗结核药物对肝脏有一定毒性，而肝脏疾病可使结核药物清除率下降、生物半衰期延长、血清药物浓度增加，有可能增加药物的肝毒性。故合并肝脏疾病时，抗结核治疗更容易加重肝损害。

二、观察要点

（1）监测患者生命体征，观察有无高热、咳嗽、咳痰、胸痛症状，监测有无咯血、呕血、窒息、低血糖等并发症的早期表现和危险因素。

（2）观察患者症状、体征，如乏力、恶心、呕吐、黄疸、腹腔积液等的变化和程度；有无神志、行为、性格改变等肝昏迷前驱症状。

（3）观察患者的心理和情绪变化。

三、常见护理诊断问题

（1）疾病传播的可能性：与肺结核、病毒性肝炎具有传染性有关。

（2）活动无耐力：与出现结核毒性症状及机体消耗量增加、肝功能损伤、能量代谢障碍有关。

（3）气体交换受损：与结核导致的肺功能下降有关。

（4）潜在并发症：呼吸衰竭、肺心病、气胸、肝性脑病、肝肾综合征、出血、感染等。

（5）营养失调：与营养物质摄入不足，吸收功能障碍有关。

（6）知识缺乏：与缺乏疾病的预防护理知识有关。

（7）焦虑：与对疾病缺乏了解、担心预后及需要隔离有关。

四、护理措施

1. 一般护理

（1）隔离：患者是开放性肺结核患者，住院期间严格落实空气隔离措施及血液体液隔离措施。

（2）消毒：病室内采用紫外线灯消毒，每日开窗通风，地面及床头柜等病室内用具采用500 mg/L有效氯的消毒液擦拭。

（3）休息与活动：保持病室安静舒适，告之患者保持生活规律，充分卧床休息，避免劳累和重体力劳动，病情允许可以适当增加户外活动，可每日轻微活动1~2小时，如散步、打太极拳、做保健操等，以不感觉疲劳为度。在患者休息期间避免不必要的操作和探视。

2. 症状护理

（1）发热的护理：患者高热时卧床休息，每4小时监测体温、脉搏、呼吸1次。观察皮肤颜色、出汗情况，出汗后要及时更换衣服，注意保暖并遵医嘱补液。

（2）气道护理：持续小流量氧气吸入，采取半坐卧位有利于呼吸，床头抬高角度（30°~50°）。

（3）意识障碍的护理：密切观察患者生命体征、意识、瞳孔、尿量、出血倾向，并及时准确记录出入液量；对兴奋、躁动的患者，做好安全防护措施，避免患者坠床、外伤，必要时遵医嘱给予镇静处理；昏迷者，按昏迷常规处理。

（4）出血的护理：快速建立静脉通道，给予氧疗，遵医嘱应用止血药。观察出血的性质及出血量，鉴别呕血与咯血。减少呼吸道刺激因素及外力作用诱发出血，咯血时嘱患者头偏向一侧或患侧卧位，给予患者心理安慰，消除紧张恐惧情绪，迅速清除口腔内血块，保持呼吸道通畅。监测生命体征、血红蛋白量及凝血功能，并配血备用。注意观察有无并发症先兆症状。

（5）肝肾综合征的护理：严格记录24小时出入液量；定时留取血、尿标本检测，如尿量明显减少，血钾、血肌酐、血尿素氮增高，考虑肝肾综合征，及早告知医生处理；必要时采取血液透析。

（6）继发感染的护理：注意观察体温、血细胞分析及其他感染征象；做好口腔护理，及时清理呼吸道分泌物，防止感染。注意饮食卫生及餐具的清洗和消毒，防止肠道感染；保持衣被清洁，防止皮肤感染。

（7）腹腔积液的护理：注意休息，大量腹腔积液患者取半卧位，给予无盐或低盐饮食，限制进水量，用利尿剂期间准确记录出入液量，测腹围、体重，避免腹内压骤增的情况，观察利尿剂的效果和不良反应，必要时给予腹腔积液回输治疗。

（8）皮肤护理：肝炎患者因黄疸引发胆盐刺激皮肤，常伴有皮肤瘙痒，因此要保障瘙痒处皮肤的清洁，穿着布制柔软衣物，保持床单位清洁、干燥。每日用温水擦拭全身，不用有刺激性的肥皂与化妆品。瘙痒重者可给以局部涂擦止痒剂，也可遵医嘱口服抗组胺药。及时修剪指甲，避免搔抓皮肤引起破损，如皮肤已有破损注意保持局部清洁、干燥、预防感染。

3. 饮食护理

（1）饮食原则：①肺结核合并急性肝炎宜进食低脂、高蛋白半流食或软食，膳食易消化。②肺结核合并慢性肝炎宜进食高糖、高维生素、低脂、适量优质蛋白的食物蛋白质 1.5 g ~ 2.0 g/（kg·d）。③肺结核合并肝硬化，血氨偏高者，应限制或禁食蛋白质，蛋白质摄入量<0.5 g/（kg·d），合并腹腔积液、少尿者，应采取摄入低盐或无盐饮食。④肺结核合并重症肝炎进食高糖、高维生素、低脂、无蛋白饮食，病情好转后再逐渐增加蛋白质的量。

（2）饮食禁忌：禁忌煎炸、辛辣、刺激性食物和调味品，禁食硬的食物，戒烟、戒酒。

（3）若有恶心、拒食或食量太少，请及时咨询临床营养师。

4. 用药护理

（1）肺结核合并肝病的患者需长期服用药物，督促患者按医嘱坚持规则、合理的治疗方法及持续用药，定期复查，提高治疗依从性。

（2）应用抗病毒药物前向患者讲述药物的剂型、作用机理、不良反应，药物的保存、服用方法、时间。告知患者漏服、加服、突然停药的危害。

（3）治疗用结核药前应综合评估患者肝损伤程度、相关危险因素及全身状况等。遵医嘱早期、联合、适量、规律、全程服用抗结核药物。

5. 心理护理

告知患者所患肺结核、病毒性肝炎的类型、传播途径、隔离期、隔离措施、消毒方法、预后、家属如何进行预防等，减轻患者的焦虑、恐惧心理。指导患者保持乐观、豁达的心情，增强战胜疾病的信心。

五、健康宣教

1. 入院指导

向患者及家属讲解疾病的临床表现、治疗方法及隔离治疗的必要性，取得患者的配合和家属的信任，建立良好的护患关系。

2. 预防知识指导

注意个人卫生，做好手卫生，分开使用餐具，不共用牙刷、剃须刀等；避免无保护的性行为；注意分诊、产检，合理的选择适合的生产和喂养方式，可有效避免病毒性肝炎的传播。外出应佩戴口罩。应暂时调离饮食服务、食品加工、饮用水供应、托幼保育等工作。

3. 疾病知识指导

肺结核合并肝病是慢性疾病须正规治疗就诊，长期服药者需在医生指导下规范服药，定期复查，监测用药效果。育龄期乙肝妇女可在医生指导下，监测生化、病毒学等相关指标，实施母婴阻断技术，以减少婴幼儿乙肝感染率。重型肝炎、大量腹腔积液患者必要时可采取人工肝、腹腔积液回输技术对症治疗。

4. 用药指导

口服抗病毒药物时若有视物模糊、恶心、呕吐、尿量减少、精神异常等情况，及早告知医生。督促患者规范服用抗结核药物。用药期间定期监测肝肾功能、电解质、血细胞分析、凝血功能、胸部CT等。

5. 探视指导

严格执行探视与陪护制度。

6. 出院指导

（1）保持环境清洁，常开窗通风换气。做好生活隔离，餐具、茶具、生活用具严格分开。做好手卫生。对患者用物及排泄物进行消毒。

（2）合理安排作息时间，保证充足睡眠，防止便秘，减少有害物质的产生，避免应用对肝脏有害的药物。

（3）出院带药严格根据医嘱服用药物，根据病情服用不同的药物和不同的剂量，并密切观察不良反应。

（4）告知患者要加强营养，宜进食高热量、优质蛋白质、富含维生素、易消化吸收的食物。禁忌煎炸、辛辣、刺激性食物和调味品，戒烟、戒酒。

（5）告知患者传播途径、隔离期、隔离措施、消毒方法、预后、家属如何进行预防等，减轻患者的焦虑、恐惧心理，增强战胜疾病的信心。

六、延伸护理

（1）发放健康宣教图册，协助制订康复计划，建立出院笔记，记录定期复查时间及相关结核病防治知识，有助于病情康复。

（2）定期电话随访，制订随访计划，指导患者遵医嘱服用药物，告知用药后不良反应的处理。督促定期复查，并做好记录。

（3）应用信息化网络平台，建立患者管理群，定期发布疾病相关知识资料，医患及患者间可相互交流，相互支持。

（单　颖）

第五节　肺结核合并肾病的护理常规

一、概述

肾病是指肾脏疾病，是由多种原因引起的肾脏结构和功能的改变，进而导致肾脏病理损伤、血液或尿液成分异常。肾病的主要症状有血尿、蛋白尿、水肿、高血压、贫血等。肺结核合并肾病是指肺结核合并任何肾脏疾病的疾患。

二、观察要点

（1）患者神智、肾性高血压、高血脂、水肿（低蛋白血症）、有效血容量减少、凝血功能异常（血栓、栓塞）。

（2）膀胱刺激征（尿频、尿急、尿痛）、尿量（少尿、多尿、无尿）及尿液性质（血尿、脓尿、蛋白尿）。

（3）肾区疼痛（炎症、肿瘤）。

（4）全身结核中毒症状（发热、乏力、盗汗、消瘦）、电解质紊乱（贫血、虚弱、恶心、呕吐）、免疫功能低下（泌尿系统感染）。

三、常见护理诊断问题

（1）皮肤完整性受损：与水肿、营养不良有关。

（2）感染风险：与机体免疫功能低下有关。

（3）体液过多：与低蛋白血症致血浆胶体渗透压下降等有关。

（4）营养失调：与患者食欲减退限制蛋白摄入有关。

（5）焦虑：与不了解疾病预后有关。

（6）发热：与结核分枝杆菌感染有关。

（7）知识缺乏：与缺乏疾病相关的知识有关。

（8）高血压：与水钠潴留致血容量扩张有关。

（9）潜在并发症：肾衰竭。

四、护理措施

1. 一般护理

（1）隔离消毒：严格执行呼吸道隔离、接触隔离、保护性隔离，指导患者咳出痰液吐入带盖的容器内，容器内加入500 mg/L的等量含氯消毒剂浸泡1小时后弃去。病室开窗通风，保持空气新鲜，并保证上照式紫外线消毒机24小时工作状态。耐药患者尽量安排单间居住，与其他患者分开治疗，防止耐药结核分枝杆菌在医院内传播。

（2）休息与活动：患者症状严重时绝对卧床休息，告知家属不宜搬动患者，恢复期仍需注意休息，适当进行活动及锻炼，逐渐增加活动量，以增强机体免疫功能。保持病室空气新鲜，环境舒适。

2. 症状护理

（1）皮肤的护理：因患者易发生水肿，应告知减少对皮肤的不良刺激，保持床位清洁、干燥、平整，衣服宽松、柔软。出汗较多时应及时更换，保持舒适体位。指导家属为患者翻身时避免推、拉、拽等动作，以免造成皮肤的破损。

（2）严重水肿的护理：患者应卧床休息，以增加肾流量和尿量，缓解水钠潴留。下肢明显水肿者，卧床休息时可抬高下肢，以增加静脉回流，减轻水肿。阴囊水肿者可用吊带托起。水肿减轻后，患者可起床活动，但应避免劳累。

（3）高血压利尿的护理：遵医嘱给予利尿剂后准确记录患者24小时尿量，监测血压，积极利尿后血压很快恢复正常。如发生血尿应绝对卧床休息，避免劳累，及时报告医生。

（4）肾衰竭的护理：嘱患者严格控制水摄入量，准确记录24小时出入量。定期血液透析。

3. 用药护理

观察用药后的效果及不良反应的发生，充分抗结核治疗，勿用和慎用对肾有毒性的药物，用药期间注意药物的不良反应，抗结核药要坚持长期、足量、联合、规律、全程的用药原则。

4. 饮食护理

（1）饮食原则：①建议高热量、高碳水化合物、优质蛋白、丰富维生素的膳食，采用麦淀粉（或玉米淀粉）为主食，补充优质蛋白质，如鸡蛋、牛奶、瘦肉等。并将它们均匀分配在三餐内，以更好地发挥蛋白质的互补作用。宜食用马铃薯、番薯、藕、荸荠、山药、芋头、南瓜、粉条、藕粉、菱角粉、荸荠粉等食物。②每日必须保证充足的热量。以主食为热量主要来源。患者进食量较少时，可在饮食烹制时增加糖及植物油以满足热量的摄入。③急性期患者开始的2～3日一般不能进食，可采用静脉输液以补充热量及营养素的需要。

（2）饮食禁忌：①出现高钾血症时应慎用水果及蔬菜，其余患者可以随意选用。在烹调时可用大量水煮，以去除部分钾。②钠的摄入量视患者水肿程度而定，若有钠潴留应采用限盐饮食，每日小于3 g盐。③采用透析疗法的患者，饮食中应注意适当补充蛋白质。④合并高尿酸症状的患者，需限制食物嘌呤的摄入量，如动物肝脏、啤酒、各类肉汤及菌菇类。⑤限制谷类蛋白质（植物蛋白），如豆类及其制品、坚果类，避免食用辛辣、刺激性食物及调味品。

5. 心理护理

提供心理支持，使患者正确对待自己的疾病，坚定信心，减少患者焦虑情绪，保持愉快心情，积极配合治疗。

五、健康宣教

1. 入院指导

向患者及家属介绍病区环境、探视制度、相关的医护人员，与患者建立良好的护患关系。

2. 预防知识指导

指导患者戒烟、戒酒，保证营养，劳逸结合，避免情绪激动。告知患者预防感染的重要性，增强机体抵抗力，遇寒冷季节注意保暖。指导患者及家属了解结核病防治知识和呼吸道隔离，避免交叉感染。

3. 疾病知识指导

向患者及家属讲解病因、特点、传播途径、发病过程等知识。此病易复发，严格防治并发症的同时选择合理的抗结核药物，减少药物性肾损伤的发生。抗结核治疗过程中监测抗结核药物肾损伤和既有肾病发作。定期监测肾功能，同时提高抗结核药物治疗的依从性。

4. 用药指导

严格遵医嘱用药，密切观察激素、免疫抑制剂、利尿剂的疗效和不良反应。使用肾上腺糖皮质激素后应特别注意有无发生水钠潴留、血压升高和继发感染，因这些不良反应可加重肾损害，导致病情恶化。

5. 探视指导

向探视家属解释本疾病传播途径，应做好自我防护，戴好口罩，勤洗手。

6. 出院指导

（1）家庭消毒隔离指导：患者的耐热耐湿用品应煮沸消毒30分钟以上，被褥类在日光下暴晒6小时以上，痰液、呕吐物、排泄物用含氯消毒液消毒处理。

（2）休息与活动：改善生活作息，改变生活方式，劳逸结合，进行适当锻炼，但不能从事重体力劳动，避免劳累，提高抵抗力。

（3）药物依从性和不良反应：服药规律，不可自行停药，如出现不良反应及时就诊。

（4）饮食指导：合理饮食，推荐摄入蛋白质为高生物效价的优质蛋白，但当肾功能不全时，应根据肌酐清除率调整蛋白质的摄入量。供给的热量要充足，水肿时低盐饮食，水的摄入量应视病情而定，及时补充各种维生素及微量元素。

（5）心理指导：指导患者消除紧张、焦虑、恐惧等心理，可通过疾病相关知识教育，认识所患疾病的特点、治疗措施及效果，正确认识疾病，建立战胜疾病的信心。

六、延伸护理

（1）指导患者定期检查X线平片和肝肾功能，及时调整治疗方案，做好结核病的防治工作。

（2）在患者治疗期间应全程随访，随访可采用电话、微信、门诊等方式，做好回复及后续随访。

（马彦艳）

第三篇

常见传染病护理常规

第十七章　病毒性疾病的护理常规

第一节　流行性感冒的护理常规

一、概述

流行性感冒（简称流感）是流感病毒引起的人、畜、禽急性呼吸道感染，也是一种传染性强、传播速度快的疾病，其主要通过空气中的飞沫、人与人之间的接触或与被污染物品的接触传播，一般冬春季节为高发期，是丙类传染病。

二、观察要点

（1）观察患者的生命体征、神志及精神状态。

（2）观察患者有无高热、头痛、寒战、肌肉酸痛、乏力等全身症状。

（3）观察患者有无咳嗽、咳痰，咳痰的性质、时间、诱因、节律、音色，痰液的性状、颜色、黏稠度、气味和量等，如为脓性痰，应立即进行检查，注意警惕有无继发性细菌感染。

（4）观察有无结膜充血、发绀，发绀是低氧血症较重的表现，如伴有肢端发凉、皮肤苍白或花纹常提示末梢循环功能不良；脉搏的强弱、频率，以及心律、血压。

三、常见护理诊断问题

（1）语言沟通障碍：与民族文化差异、文化程度高低、通用语言掌握欠缺有关。

（2）体温升高：与病毒感染有关。

（3）疼痛：头痛，与病毒感染导致的毒血症、发热等有关。

（4）气体交换受损：与病毒性肺炎或合并细菌性肺炎有关。

（5）知识缺乏：与缺乏疾病相关知识有关。

（6）潜在并发症：肺炎、急性鼻窦炎、急性扁桃体炎。

四、护理措施

1. 一般护理

（1）隔离消毒：患者宜安置在单人病房，执行呼吸道隔离1周或至主要症状消失。

①空气消毒：应开窗通风换气，每次通风时间在30分钟以上；病房也可紫外线消毒，照射时间为30分钟，或采用空气净化消毒器消毒。②物表及地面消毒：物表及物品等手接触的地方，以及常用物品表面用500 mg/L的含氯消毒液擦拭、浸泡或喷洒消毒。地面可用500 mg/L的含氯消毒液湿拖或喷洒消毒，自然干燥即可。

（2）休息与活动：患病期间应保持充足睡眠、避免劳累，根据自身情况做适量的活动；流行性感冒患者发热期应嘱卧床休息，取舒适体位，肺炎患者取半卧位并吸氧，协助患者做好生活护理；洗澡、洗头慎防着凉，洗完热水澡后，血管扩张，体温降低，容易再次着凉；洗头后，应避免吹风或开空调，因为头发较湿，头部很容易受寒。

2. 症状护理

（1）发热：高热时，可用冰袋湿敷、温水或酒精擦浴等物理方法降温，鼓励患者多饮水；勤换衣物和被单。

（2）咳嗽、咳痰：保持环境的整洁、清洁，减少环境的不良刺激，保持适宜的温度、湿度、注意保暖，避免受凉；密切观察有无咳嗽、咳痰，咳痰的性质、时间、诱因、节律、音色，痰液的性状、颜色、黏稠度、气味和量等，如痰液黏稠，可遵医嘱湿化呼吸道、拍背，协助患者排痰，保持呼吸道的通畅。

（3）头痛、全身酸痛：卧床休息，加强营养，多饮水，遵医嘱给予药物治疗。

（4）疲乏、虚弱：卧床休息，加强营养。

（5）鼻塞、咽痛：及时清除鼻腔分泌物，保持鼻腔周围的清洁，嘱患者不要用力擤鼻；多饮水，饭后清洁口腔，口唇部可涂油类，避免干燥，咽部不适者可遵医嘱给予润喉片或者雾化吸入。

（6）伴有肺部炎症或心肺功能不全者：应严密监测生命体征，呼吸困难或发绀者应取半卧位，给予吸氧，及时清除呼吸道分泌物，加强支持治疗。

3. 用药护理

遵医嘱对患者进行药物治疗，注意观察用药后的疗效和不良反应。

4. 饮食护理

（1）饮食原则：保证充足的能量、富含丰富的营养物质、流质过渡至半流质、半流质过渡至易消化软食。发热期应摄入足够的水分，呕吐或腹泻严重者，遵医嘱给予静脉补液。

（2）饮食禁忌：戒烟、限酒，避免食用辛辣、刺激性食物及调味品。

（3）患者可咨询营养师并请其根据疾病需求、疾病状态制订个体化膳食方案。

5. 心理护理

多与患者沟通，倾听患者的主诉，尽可能解决患者的问题，向患者及家属讲解疾病相关知识。

五、健康宣教

1. 入院指导

向患者介绍病区环境及相关医务人员，指导患者正确认识疾病，向患者及家属讲解疾病的相关症状及预后情况，告知家属保持病房环境干净、整洁，向患者及家属耐心讲解隔离消毒的重要性及具体方法，建立良好的护患关系。

2. 预防知识指导

已经患病者应在家隔离治疗或在医院治疗，减少外出及与他人的接触；流感患者还应该出门戴口罩，说话时与人保持至少1米距离，减少公共集会和集体娱乐活动，暂不探亲访友；每年秋冬季节对老人、儿童、免疫力低下的人和易出现并发症的人等易感人群接种流感疫苗；流感流行期间，应根据天气变化增减衣物。

3. 疾病知识指导

其典型的临床症状是急起高热、全身疼痛、显著乏力和轻度呼吸道症状，如有流行性感冒患者高热不退、咳嗽、脓痰、呼吸困难等应及时送医院；流感病程通常为4~7日，呼吸道症状等即可消失，少数患者咳嗽可能持续数周之久。

4. 探视指导

严格执行陪护与探视制度。

5. 出院指导

（1）用药指导：流感主要靠对症治疗，发病初期使用抗生素是无效的，抗生素只能消灭细菌，而流感是因病毒而引起的，不是因为细菌。克感敏、银翘解毒丸、板蓝根等药物有一定疗效。但是对流感来说，最好的方法是预防，切勿吃药后症状消失就当痊愈，因为流感实则还未痊愈，不好好休息，等于削减自身的免疫力。

（2）饮食指导：多饮水，食清淡、营养丰富的食物，禁食咸、甜、油腻、辛辣的食物。

（3）家庭消毒隔离指导：房间和公众场所要保持清洁，室内每日用食醋熏蒸进行空气消毒或开窗通风换气；对患者呼吸道分泌物、污物等应消毒处理；对患者的餐具、用具及衣服等宜煮沸、用含氯消毒液消毒或日光下暴晒2小时；患者住过的房间可用漂白粉擦拭或过氧乙酸熏蒸进行终末消毒；家庭护理者应将流行性感冒患者安置在单人房间，以防止飞沫传播；并且要求房间通风良好，定时用食醋熏蒸消毒空气，照料患者时应戴口罩，对患者呼吸道分泌物、污物（如咳出的痰等）应进行消毒。

（4）休息与活动：日常生活中要注意锻炼身体，增强机体抵抗力；患病期间应注意休息、保持充足的睡眠，劳逸结合，不宜过度劳累。

（5）心理指导：患者常因发热、乏力、全身酸痛而情绪低落。肺炎型流感患者常因病情进展快、症状明显、预后差而出现紧张恐惧心理，所以应当帮助患者充分了解疾病相关知识，及时告知患者病情进展情况，以减轻患者心理压力。

六、延伸护理

（1）药物依从性和不良反应：患者在家服药治疗期间，应遵循医嘱按规律服药，不可自行服药，一般使用抗病毒药物治疗，无确切有效的药物，常用的有神经氨酸酶抑制剂（如奥司他韦和扎那米韦）和M2离子通道阻滞剂（如金刚烷胺和金刚乙胺等），服药后常见的不良反应有恶心、呕吐、嗜睡、头晕等（老年人、血管粥样硬化者禁用），如服用后出现发红、皮炎和大疱疹等说明出现过敏反应，应暂停服用，严重者需去医院就诊。

（2）复查：嘱患者及家属按医生要求门诊随诊。

（3）定期随访：如有特殊不适应立即去医院就诊。

（张　娟）

第二节　新型冠状病毒感染的护理常规

一、概述

新型冠状病毒（简称新冠病毒）感染为新发急性呼吸道传染病，是由新冠病毒引起的人畜共患感染疾病。临床以发热、咳嗽、呼吸急促和呼吸困难为主要特征，感染后潜伏期为2～4日，主要通过呼吸道飞沫、密切接触、密闭环境中经气溶胶、接触被病毒污染的物品等传染。本病是我国法定的乙类传染病，按乙类传染病管理。

在我国新型冠状病毒感染总体呈现暴发流行模式，确诊患者大多（77.8%）年龄在30～69岁，多数为轻症。60岁及以上患者占死亡病例的81%，有合并症的患者死亡率明显升高。

二、观察要点

（1）观察患者生命体征、神志及精神状态。

（2）观察患者有无发热、干咳、乏力、鼻塞、咽痛等上呼吸道感染症状。

（3）观察患者有无呕吐、腹泻等消化道症状。

（4）注意观察患者呼吸节律、频率和深度及血氧饱和度等，观察有无呼吸困难和（或）低氧血症。

（5）询问近期有无疫情地居住史及流行病学史，是否接触已感染人群，注意查看患者近24小时鼻咽拭子核酸报告。

三、常见护理诊断问题

（1）语言沟通障碍：与民族文化差异、文化程度高低、通用语言掌握欠缺有关。

（2）气体交换受损：与肺部呼吸面积减少、肺顺应性降低有关。

（3）体温升高：与病毒性肺部感染有关。

（4）活动无耐力与全身毒血症、肺功能减退有关。

（5）焦虑、恐惧：与隔离、担心疾病预后等有关。

（6）知识缺乏：缺乏有效隔离、个人防护及新型冠状病毒感染的相关知识。

（7）潜在并发症：急性呼吸窘迫综合征、脓毒性休克、代谢性酸中毒、多器官功能衰竭等。

四、护理措施

1. 一般护理

（1）消毒隔离

采取呼吸道飞沫、密切接触的隔离与预防。患者佩戴医用外科口罩，确诊病例可多人安置于同一病室，危重型病例应当尽早收入ICU治疗。工作人员进入隔离病室必须做好个人防护，三级预防，保证无体表暴露于空气中，严格执行操作前、操作中、操作后各项消毒杀菌工作。

①空气消毒：保持空气清新，可采取排风（包括自然通风和机械排风），也可采用循环风等离子空气消毒机进行空气消毒每日3次。在无人条件下，可选择过氧乙酸、过氧化氢和二氧化氯等消毒剂，采用超低容量喷雾法进行消毒。

②物表及地面消毒：病房所有物品表面、墙面（若无污染，终末消毒时才擦拭消毒）、地面可选择用1000 mg/L的含氯消毒液或75%酒精，采用S型湿式擦拭、拖地；同一物体表面，不能重复擦拭，已用过的抹布不能重复使用。

③患者的呕吐物、分泌物消毒：可采用加盖容器收集。如呕吐物、排泄物、分泌物等污染物直接污染地面，用1000 mg/L的含氯消毒液或75%酒精喷洒表面，作用30分钟，用

一次性含氯湿巾纸擦拭放至带盖容器收集，可能接触到呕吐物的物体表面及其周围（消毒范围为呕吐物周围2米，建议擦拭2遍）。

④诊疗设施设备表面及床栏、床头柜、家具、门把手、家居用品消毒：有肉眼可见污染物时，应先完全清除污染物再消毒。无肉眼可见污染物时，用1000 mg/L的含氯消毒液进行喷洒、擦拭或浸泡消毒，作用30分钟后清水擦拭干净。

⑤患者使用后的衣服、被褥等织物消毒：用专用包装袋收集，专用盛装容器、框架内有明显标识，距地20～25 cm，距墙5～10 cm，距天花＞50 cm，回收袋一用一消毒，收集时应避免产生气溶胶，建议均按医疗废物集中处理。无肉眼可见污染物时，若需重复使用，可用流通蒸汽或煮沸消毒30分钟；或先用500 mg/L的含氯消毒液浸泡30分钟，然后按常规清洗；有感染性织物的标识，可使用水溶性包装袋，装量＜2/3并在洗涤消毒前持续保持密封状态。贵重衣物可选用环氧乙烷方法进行消毒处理。使用后医用织物和清洁织物专用运输工具，要密闭转运，一用一消毒，不应交叉使用。

⑥餐（饮）具消毒：除去食物残渣后，煮沸消毒30分钟（病房内无煮沸条件），也可用500 mg/L的含氯消毒液浸泡30分钟后，再用清水洗净。

⑦病区终末消毒：区分无人房间和有人房间。a.无人房间：对室内环境做终末消毒，核酸阳性可采用过氧化氢干雾消毒器（图1）。b.有人房间：对床单位做终末消毒，以该病床为中心，包括床旁桌、呼叫器、设备带、输液架等（图2）。c.工作人员实施手卫生、戴N95口罩、圆帽、鞋套、内层手套、穿防护服、靴套、防护面屏、戴外层乳胶手套，穿戴完毕后用2000 mg/L含氯消毒液浸泡的抹布，S型湿式依次擦拭呼叫器及按钮，折叠抹布擦拭设备带，更换抹布擦拭输液架，更换抹布擦拭床旁桌（抽屉及夹层、桌、桌面、把手及外壁），更换抹布擦拭病床床头、两侧床栏、床尾板等，作用30分钟后清水擦拭，将用后的抹布浸泡于2000 mg/L含氯消毒液内30分钟，清洗干净，干燥保存。操作结束在第一脱区实施手卫生，依次脱去防护面屏、防护服、靴套、外层手套（每个步骤前均应实施手卫生）、拿取湿巾开门把手。进入第二脱区实施手卫生，依次脱鞋套、脱内层手套、脱圆帽、脱N95口罩、佩戴一次性外科口罩（每个步骤前均应实施手卫生），拿取湿巾开门把手，用物均弃置于医疗废物容器内，实施手卫生。

⑧患者死亡后消毒：要尽量减少尸体移动和搬运，应由经培训的工作人员在严密防护下及时进行处理。用3000～5000 mg/L的含氯消毒液或0.5%过氧乙酸棉球或纱布填塞患者口、鼻、耳、肛门、气管切开处等所有开放通道或创口；用浸有消毒液的双层布单包裹尸体，装入双层尸体袋中，由民政部门派专用车辆直接送至指定地点尽快火化。

⑨医疗废物处置：a.新型冠状病毒感染患者在发热门诊和隔离病区（房）潜在污染区和污染区、核酸采样点产生的医疗废物及生活垃圾使用双层医疗废物袋收集。b.医疗废

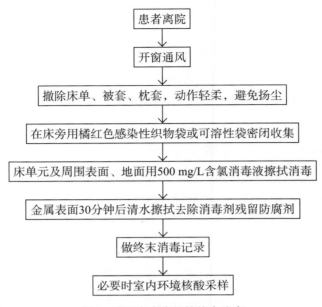

图1　病区有人房间的终末消毒

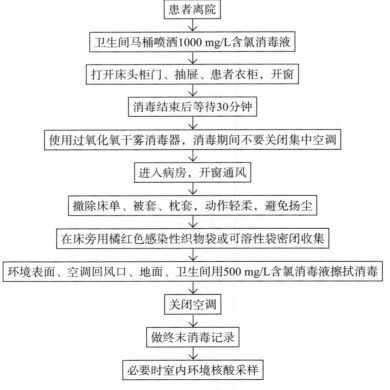

图2　病区无人房间的终末消毒

物达到包装容器3/4满，鹅颈结式封口、分层包扎，标签注明：科室、日期、类别、"新冠"。c.离开污染区前，在其外面加套一层医疗废物包装袋，或用1000 mg/L的含氯消毒液喷洒消毒（注意喷洒均匀），避免污染，若污染再套一层医疗废物袋。d.每日运送结束后，对运送工具进行清洁和消毒，含氯消毒液1000 mg/L喷洒消毒，运送工具被感染性医疗废物污染时，应当及时消毒处理。e.医疗废物桶盖子的启闭，容易产生气溶胶，可在医疗废物袋口喷洒消毒剂降低感染的风险。

（2）休息与活动：卧床休息，加强支持治疗，保证充分能量和营养摄入。

2. 症状护理

（1）发热的护理：根据医嘱给予退热处理，使用退热药物后应密切监测体温变化和出汗情况。

（2）呼吸困难的护理：对有严重性急性呼吸道感染、呼吸窘迫、低氧血症或休克的患者应遵医嘱给予辅助氧疗。

（3）俯卧位通气治疗的护理：改善氧合指数，防止坠积性肺炎。①准备用物及评估患者：向清醒患者做好解释；评估胃潴留情况，提前暂停胃肠泵入；清理口鼻腔及呼吸道分泌物；断开不必要的静脉通路；固定好引流管；做好受压部位皮肤的保护。②脱下患者病服，将电极片移至双肩及腹侧，妥善固定指脉氧传感器，保证在翻转过程中持续监测心率和血氧饱和度，保证患者安全。

（4）皮肤的护理：①做好压力性损伤的预防与护理，根据病情及患者皮肤情况来调整翻身的次数和间隔时间。②肛周护理：用温水清洗肛周，保持肛周清洁干燥，局部涂以无菌凡士林油膏保护皮肤。

（5）口腔护理：清醒患者注意口腔卫生；危重患者给予口腔护理，在护理过程中，血管钳应始终夹紧，防止棉球脱落口腔内引起意外，擦拭时动作要轻柔。

（6）氧疗护理：根据病情给予规范有效氧疗措施，包括鼻导管、面罩给氧和经鼻高流量氧疗。使用无创呼吸机辅助通气患者，应按医嘱调节吸气压力、呼气压力和吸氧浓度等参数。

（7）管道护理：保持各类管路通畅，妥善固定，行气管插管或气管切开需建立人工气道的患者，护理人员需在实施三级防护措施下，采用密闭式吸痰，做好人工气道管理。

3. 用药护理

有糖尿病、高血压或其他慢性基础性疾病者，遵医嘱按时、按剂量正确给药，注意观察药物不良反应。

4. 饮食护理

（1）饮食原则：给予高热量、高蛋白、高维生素、清淡、易消化的饮食。轻症患者鼓励每日保证充足饮水量；重症患者注意维持水、电解质平衡，遵医嘱给予静脉补充营养、肠内或肠外营养支持。

（2）饮食禁忌：戒烟、限酒，避免食用辛辣、刺激性食物及调味品。

（3）患者可咨询营养师并根据疾病需求、疾病状态请其制订个体化膳食方案。

5. 心理护理

（1）隔离易产生恐惧、焦虑、愤怒、孤独、睡眠障碍等问题，清醒患者应及时评估心理状况，加强心理疏导，必要时辅以药物治疗。

（2）评估患者认知改变、情绪反应和行为变化，给予患者心理调适等干预措施。

（3）提供恰当情感支持，鼓励患者树立战胜疾病的信心。

（4）提供连续的信息支持，消除不确定感和焦虑。

五、健康宣教

1. 入院指导

（1）对入院患者常规给予首次护理评估，做好防跌倒、防压疮、日常生活自理能力、心理评估。

（2）介绍病房设施，告知患者不可私自离开病房。

（3）按要求正确佩戴外科口罩，口罩每4小时更换1次，更换后的口罩不能随意丢弃，要用2000 mg/L的含氯消毒液喷洒消毒2次后，装入双层黄色医疗垃圾袋内，并贴红色"新冠"感染性标识，塑料袋外层再次消毒后由专人从专用通道送出。

（4）介绍疫情防控相关知识、病房消毒隔离的重要性及具体方法。

2. 预防知识指导

（1）控制传染源：本病已列入《中华人民共和国传染病防治法》法定乙类传染病范畴，按乙类传染病进行隔离治疗和管理。

（2）切断传播途径：①勤洗手、戴口罩，尽量少出门或不出门、不聚餐，与人保持1米的安全距离。有咳嗽或打喷嚏时做好防护；有发热、咳嗽等症状及时就诊，全程佩戴好口罩。②医务人员（医护、院感、功能、放射）做好标准预防措施，加强穿脱防护服相关培训，做好院内防护，防止院内交叉感染。③保护易感人群：接种新型冠状病毒疫苗可以减少新型冠状病毒感染和发病，是降低重症和死亡发生率的有效手段，符合接种条件者均应接种；符合加强免疫条件的接种对象，应及时进行加强免疫接种。

3. 疾病知识指导

（1）做好疾病相关知识教育：①新冠病毒属于冠状病毒的 β 属，外形呈圆形或者椭圆形，有包膜，包膜上有不同的棘突，整个外形在电镜下看起来像皇冠一样；②临床上分为轻型、普通型、重型、危重型四种。目前有5种"关切的变异株"分别为阿尔法（Alpha）、贝塔（Beta）、伽马（Gamma）、德尔塔（Delta）和和奥密克戎（Omicron）。

（2）讲解本病的疾病知识及预后，促使患者配合治疗。多数患者预后良好，少数患者病情危重，多见于老年人、有慢性基础性疾病者，儿童病例症状相对较轻。

4. 探视指导

确诊病例应分区域安置，谢绝探视。外来物品均交由医院保安人员进行接收、消毒后，统一放置于各病区污物楼梯口，电话通知病区护士接收，经过消毒后方可转交给患者。

5. 出院指导

（1）用药指导：有糖尿病、高血压或其他慢性基础性疾病者遵医嘱服药，告知口服药的服用方法、作用及不良反应。

（2）休息与活动：均衡营养、适量运动、充足休息，避免过度疲劳，保证充足睡眠、避免熬夜。

（3）家庭消毒隔离指导：①患者出院后继续进行7日居家健康监测，佩戴口罩，有条件的居住在通风良好的单人房间，打喷嚏或咳嗽时应掩住口鼻，减少与家人的近距离密切接触；分餐饮食，做好手卫生，避免外出活动。②出现呼吸道症状时应及时到发热门诊就医，近期与新型冠状病毒感染患者有接触史的，应主动进行新型冠状病毒核酸检测。

（4）饮食指导：戒烟、限酒，建议高热量、高蛋白、高维生素、清淡、易消化饮食。

（5）心理指导：加强心理疏导，评估患者认知改变、情绪反应和行为变化，提供恰当情感支持，鼓励患者树立战胜疾病的信心，提供连续的信息支持，消除不确定感和焦虑。

六、延伸护理

（1）复查：在采取有效防护措施的情况下，出院第2周、第4周前往医院发热门诊复查血常规、生化、肺部CT。

（2）定期随访：出院后7日进行电话或者微信随访，后期按复查时间随访，并做好随访记录。

（乔晓燕）

第三节　麻疹的护理常规

一、概述

麻疹是由麻疹病毒引起的急性出疹性呼吸道传染病。以发热、上呼吸道炎（咳嗽、流涕）、结膜炎、口腔麻疹黏膜斑（又名柯氏斑）、全身斑丘疹及疹后遗留色素沉着伴糠麸样脱屑为特征。本病传染性极强，易并发肺炎，是乙类传染病。

青海省麻疹发病情况差异较大，病例主要分布在人口流动性大、经济较发达、监测工作开展较好的西宁、海东地区，占总人数的21.83%，年发病时间较为分散，无明显季节特点，发病较为集中的月份为每年的4月、7月、9月、12月，具有明显的春季高发特点。

二、观察要点

（1）观察患者的体温、脉搏、呼吸及神志变化，如出现体温过高或下降后又升高、呼吸困难、发绀、躁动不安等，均提示可能出现并发症。

（2）出疹期应注意观察出疹顺序、皮疹的颜色及分布情况，发病3~4日，先从耳后、发际渐及耳前、面颊、躯干及四肢，最后达手足心，2~5日布及全身。皮疹初为淡红色斑丘疹，直径2~4 mm，稀疏分明，继而增多，呈鲜红色，进而转为暗红色，疹间皮肤正常，皮疹为充血性，压之退色。

（3）观察出疹过程是否顺利，如出疹不顺利，提示可能出现并发症。

（4）观察有无脱水、酸中毒及电解质紊乱的表现。

（5）观察有无支气管肺炎、喉炎、心肌炎等并发症的表现。

三、常见护理诊断问题

（1）语言沟通障碍：与民族文化差异、文化程度高低、通用语言掌握欠缺有关。

（2）体温过高：与麻疹病毒血症、继发感染有关。

（3）皮肤完整性受损：与麻疹病毒使皮肤瘙痒、病变有关。

（4）焦虑：与预后皮肤恢复、自我形象紊乱有关。

（5）潜在并发症：肺炎、心肌炎、喉炎等。

四、护理措施

1. 一般护理

（1）隔离：在标准预防的基础上，采用单间呼吸道严密隔离，室内温度、湿度适宜，室内光线宜柔和。

（2）消毒：保持室内空气清新、通风，每日采用空气消毒机或紫外线灯进行空气消毒2次，条件允许者可给予气溶胶喷雾消毒，消毒期间不得有人员停留，消毒后开窗通风。常用物品表面等手接触的地方用500 mg/L的含氯消毒液擦拭、浸泡或喷洒消毒。地面可用1000 mg/L的含氯消毒液湿拖或喷洒消毒，自然干燥即可。

（3）休息与活动：急性期绝对卧床休息，避免剧烈活动，做好一切生活护理，待皮疹消退、体温正常后可适当活动，不要过于劳累。

2. 症状护理

（1）发热的护理：密切监测体温，观察热型。出疹期不宜用药物或物理方法强行降温，尤其是酒精擦浴、冷敷等物理降温；高热时可减少盖被、温水擦浴或遵医嘱给予小剂量退热剂，以防惊厥；并提供充足的水分，利于毒素排泄和散热；勤换衣物。

（2）皮肤的护理：及时评估出疹情况，如出疹不畅，可遵医嘱使用药物，帮助透疹。如出现瘙痒，可遵医嘱给予外用药涂擦，切忌抓挠皮肤引起感染。保持床褥干燥、清洁、平整。盖被轻软，内衣柔软、宽松，勤换洗，出疹后及时擦干，更换衣被。

（3）保持呼吸道通畅：指导患者进行有效的咳嗽，以促进排痰，指导并协助患者勤翻身、拍背排痰，保持呼吸道通畅。

（4）保持口腔、鼻腔及眼的清洁：每日常规用温水或含漱液彻底清洁口腔2～3次。每次进食后温水漱口，保持口腔清洁、湿润。眼部炎症分泌物多而形成眼痂者，应用生理盐水清洗双眼，遵医嘱使用滴眼液，并可遵医嘱服用维生素A预防干眼。及时清理鼻腔分泌物，保持鼻腔的清洁。

3. 用药护理

遵医嘱及时用药，咳嗽时可遵医嘱使用祛痰镇咳药，并发炎症时可遵医嘱使用抗生素，使用时询问患者是否有过敏史。重症者可遵医嘱使用肾上腺皮质激素，药物治疗后及时观察药物疗效及不良反应。

4. 饮食护理

（1）饮食原则：发热期间给予清淡、易消化的流质或半流质饮食，少食多餐；补充充足的水分，脱水、摄入过少者应静脉补充，注意维持水、电解质平衡；透疹恢复期应添加高蛋白、高维生素的食物；退热或恢复期，逐步给予容易消化、吸收，且营养丰富的软食。

（2）饮食禁忌：禁食油腻、辛辣、刺激、生冷及鱼虾等海产品，戒烟、限酒。

（3）必要时给予患者鼻饲及外周静脉营养补充，可咨询营养师并请其根据疾病需求、疾病状态制订个体化膳食方案。

5. 心理护理

多与患者或家属交流，讲解疾病相关知识，解除其急躁、焦虑心情，以便更好地配合治疗及护理。

五、健康宣教

1. 入院指导

介绍病区环境及相关医务人员，正确认识疾病，向患者及家属讲解疾病的相关症状及预后情况，告知家属保持病房环境干净整洁，向患者及家属耐心讲解消毒隔离的重要性及具体方法，建立良好的护患关系。

2. 预防知识指导

（1）控制传染源：早发现、早隔离、早治疗。

（2）切断传播途径：流行期间避免去公共场所或人员聚集的地方，出入应戴口罩。

（3）保护易感人群：①主动免疫：主要对象为婴幼儿，8个月以上未患过麻疹者均应接种麻疹减毒活疫苗，7岁时进行复种。在流行期间可应急接种，以防止传染病扩散；②被动免疫：接触麻疹患者后5日内立即采用被动免疫，如注射免疫血清蛋白预防发病。

3. 疾病知识指导

（1）因麻疹传染性强，为控制疾病的流行，应向患者及家属介绍麻疹的相关知识，使其有充分的心理准备，并积极配合隔离消毒、治疗和护理。

（2）麻疹发病的季节，不到人员聚集的地方停留。

（3）居住的房间每日通风，衣物、被褥等应经常暴晒，室内空气清新，光线柔和，注意眼、耳、口、鼻卫生，注意手卫生。

（4）进食清淡、易消化的食物，鼓励患者多饮水。

4. 探视指导

严格执行陪护与探视制度。

5. 出院指导

（1）饮食指导：养成规律生活的习惯，少食多餐，营养均衡，增强机体抵抗力。

（2）家庭预防及消毒隔离：告知患者及家属，在家做好隔离，注意个人卫生，勤换衣物。定时将被褥、衣物在日光下暴晒，对家里物品定期进行擦拭消毒。注意居室通风换气，做好麻疹的宣传工作，让家属了解接种麻疹疫苗的重要性。

（3）休息与活动：痊愈后逐渐增加活动量，劳逸结合，避免过度劳累。

（4）心理指导：保持健康的心态。

六、延伸护理

（1）复查：初次治疗的患者出院2周门诊复查1次，若有并发症1周后再次复查，若患者无任何不适，无须再次复查。

（2）定期随访：患者出院后7日电话或微信随访，后期按复查时间进行随访，直至患者无任何不适，恢复健康为止，做好随访记录。

（徐丽娟）

第四节　水痘-带状疱疹的护理常规

一、概述

水痘和带状疱疹是由水痘-带状疱疹病毒引起的一种传染性很强的急性感染性皮肤病，临床以皮肤、黏膜分批出现斑丘疹、水疱及结痂，各期皮疹同时存在为主要临床特征，多见于婴幼儿及学龄儿童，成人少见。本病传染性极强，属于乙类传染病。

青海省水痘-带状疱疹发病趋势呈现明显季节性和周期性，3月份发病数升高，6月份出现次高峰之后发病数急剧下降，8月份发病数维持较低水平，9月份之后出现持续升高，11月份达到主高峰，主要高发地区集中在青海省西北地区，如海西州、海北州和东部地区（海东市）。

二、观察要点

（1）观察患者生命体征、精神、食欲及有无呕吐，注意体温的变化。

（2）观察皮疹的出疹顺序，皮疹先见于躯干，逐渐延及面部，最后达四肢。皮疹分布特点以躯干为多，面部及四肢较少，呈向心性分布。再观察皮损情况，若皮损严重，有血疱，且患者精神状况差，提示机体免疫功能极度低下，应考虑体内有潜在恶性肿瘤或其他疾病。

（3）观察有无咳嗽、胸痛、呼吸困难等并发症的表现。

（4）观察患者疼痛部位及对疼痛能否耐受。

三、常见护理诊断问题

（1）语言沟通障碍：与民族文化差异、文化程度高低、通用语言掌握欠缺有关。

（2）体温过高：与水痘病毒引起的继发感染及皮疹有关。

（3）皮肤完整性受损：与病毒血症对皮肤损伤有关。

（4）体感不适：与皮肤瘙痒有关。

（5）焦虑：与预后皮肤恢复有关。

（6）潜在并发症：脑炎、肺炎等。

四、护理措施

1. 一般护理

（1）隔离：在标准预防的基础上，采取呼吸道隔离与预防。

（2）消毒：病室开窗通风，给予紫外线灯或者等离子消毒机消毒，条件允许者可给予气溶胶喷雾消毒，消毒期间不得有人员停留，消毒后消毒液味散尽后开窗通风。物表及地面消毒用500 mg/L的含氯消毒液擦拭、浸泡或喷洒、湿拖消毒，自然干燥即可。

（3）休息与活动：发热、全身不适者卧床休息至退热、症状减轻。一般不鼓励卧床，适当活动，保证睡眠充足。

2. 症状护理

（1）降温：以物理降温为主，药物降温为辅。

（2）保持皮肤黏膜的完整性：剪短指甲，避免搔抓，禁止用肥皂、热水烫洗。勤换衣物，保持皮肤清洁。皮损结痂时待其自行脱落。

（3）保持眼部的清洁：水痘严重者眼结膜也会出现皮疹。分泌物较多时用生理盐水冲洗结膜，以防发生粘连，或遵医嘱使用滴眼液。

（4）保持口腔的清洁：可用温水漱口，或遵医嘱给予漱口液漱口，保持口腔的清洁。

（5）保持呼吸道通畅：水痘严重时，患者有可能出现水痘肺炎。指导患者进行有效的咳嗽，以促进排痰，鼓励并协助患者翻身、拍背，痰液黏稠者可给予雾化吸入。根据患者出现的症状，遵医嘱给予鼻导管或面罩吸氧，监测血氧饱和度及动脉分析结果，评估氧疗的效果。

3. 用药护理

遵医嘱早期使用抗病毒药物如阿昔洛韦，口服或静脉滴注，静脉滴注时滴速不宜过快，观察患者小便及自觉症状，如有无肾区不适。坚持定时、定量用药，不可私自加量和减量，以免造成病情反复，同时注意观察有无胃肠道不良反应，如恶心、呕吐、纳差等。皮疹瘙痒者可外用炉甘石洗剂，避免抓伤而继发细菌感染。避免使用肾上腺皮质激素，防止出现严重皮疹，使病情加重，因其他疾病已用激素者，应尽快减量或停用。避免使用阿司匹林，防止引起脑炎、瑞氏综合征。

4. 饮食护理

（1）饮食原则：发热或出疱疹期间，宜清淡、少油腻流质饮食，退热或恢复期，逐步给予容易消化、吸收且营养丰富的膳食。保证充足的能量合优质蛋白。

（2）饮食禁忌：忌食油炸、煎烤、熏腌肉制品、动物内脏、奶油蛋糕、巧克力等，戒烟、限酒，避免食用辛辣、刺激性食物及调味品。

（3）必要时给予患者鼻饲及外周静脉营养补充，可咨询营养师并根据疾病需求、疾病状态请其制订个体化膳食方案。

5. 心理护理

患者会因隔离治疗而焦虑、暴躁，甚至抑郁，要体谅患者，在做好防护的情况下多与患者交流，鼓励患者保持积极乐观的心态，并向患者和家属介绍疾病的相关知识，鼓励患者参与到自己的治疗中来，严密观察患者的心理变化和疾病的进展。

五、健康宣教

1. 入院指导

介绍病区整体环境及相关医护人员，讲解病房设施，告知隔离的必要性及重要性，讲解疾病相关知识及注意事项。

2. 预防知识指导

（1）控制传染源：早发现、早隔离、早治疗。

（2）切断传播途径：避免出入人流量大的地方，居家隔离休息，室内勤开窗通风。

（3）保护易感人群：对免疫力低、严重疾病患者及孕妇，如有接触史，可肌内注射水痘-带状疱疹免疫球蛋白活疫苗预防发病。对易感儿童可接种水痘疫苗。

3. 疾病知识指导

（1）室内温度、湿度适宜，经常通风换气，衣物、被褥在日光下暴晒2小时，患者应使用专用的餐具，不可和家人混用，用过的餐具可煮沸消毒。

（2）向患者及家属讲解疾病的相关知识，指导其居家休养期间注意皮肤的护理，防止搔抓皮疹引起继发感染或留下瘢痕。要养成健康的生活方式，做到睡眠充足，保持个人清洁卫生，预防病毒感染。

4. 探视指导

禁止陪护与探视。

5. 出院指导

（1）用药指导：督促患者按时服药，观察疗效及有无不良反应。

（2）饮食指导：加强饮食营养，宜食清淡、易消化、高蛋白的食物，多饮水，禁食辛辣、刺激食物。

（3）家庭消毒隔离指导：告知患者及家属，居家做好隔离，室内勤通风，保持适宜的温湿度，勤换衣物，保持良好的睡眠质量。定时将被褥、衣物在日光下暴晒，对家中物品定期进行擦拭消毒，如家具、玩具及患者房间的各种设施等。

（4）活动与休息：未完全痊愈时，每日应进行适当室内活动，增强体质，避免过度劳累，保证休息，提高机体抵抗力。

（5）心理指导：保持良好的心理状态。

六、延伸护理

（1）药物依从性和不良反应：按时按点服药，如有不适及时就诊。

（2）复查：水痘-带状疱疹患者治愈后，虽再次感染的概率较低，但也可出现再发感染，嘱患者及家属如有不适及时就诊。

（3）随访：患者出院后7日电话或微信随访，后期依据复查时间进行随访至患者无任何不适，恢复健康，做好随访记录。

（徐丽娟）

第五节　流行性腮腺炎的护理常规

一、概述

流行性腮腺炎是由腮腺炎病毒引起的急性呼吸道传染病。以发热、腮腺肿痛为主要临床表现，该病毒主要侵犯腮腺及各种腺组织、神经系统。常见于冬春季，发病率较高，可呈流行或散发，1～15岁多见，早期无明显性别差异，成人发病率男性高于女性。流行性腮腺炎属于丙类传染病。

二、观察要点

（1）严密监测生命体征、意识状态，有无发热、头痛、乏力、食欲减退等轻微症状。

（2）观察腮腺肿大、疼痛程度、颜色、腮腺导管有无红肿及脓性分泌物。

（3）观察患者有无脑炎、睾丸炎、急性胰腺炎的表现。

（4）观察患者有无局部疼痛过敏，张口咀嚼或吃酸性食物时疼痛加剧。

三、常见护理诊断问题

（1）语言沟通障碍：与民族文化差异及通用语言交流障碍有关。

（2）疼痛：与腮腺炎非化脓性炎症有关。

（3）体温过高：与病毒感染致毒血症有关。

（4）营养失调：与腮腺肿大不能张口进食有关。

（5）知识缺乏：与缺乏疾病相关知识有关。

（6）焦虑：与担心疾病预后、病情反复有关。

（7）潜在并发症：脑膜炎、睾丸炎、胰腺炎。

四、护理措施

1. 一般护理

（1）隔离：在标准预防的基础上，采用呼吸道隔离与预防，至腮腺肿胀完全消退为止。

（2）消毒：保持室内空气流通，每日等离子或紫外线消毒2次，每次30分钟（注意遮挡患者的眼部及外露皮肤），物面可用500 mg/L的含氯消毒液擦拭，地面可用500～1000 mg/L的含氯消毒液浸泡过的拖布擦拭。

（3）休息与活动：发热并伴有并发症者应卧床休息至体温下降。

2. 症状护理

（1）发热的护理：以物理降温为主，药物降温为辅，可用冰帽、冰袋冷敷头部或大动脉走行处降温，如体温不超过39 ℃不予处理，禁用酒精擦浴，对高热伴寒战、四肢末端厥冷的患者采用32～35 ℃的温水擦浴，体温过高者可遵医嘱给予小剂量肾上腺皮质激素，应防止大量出汗引起循环衰竭，用药过程中应保持呼吸道通畅，严密观察生命体征变化，加强口腔护理，避免口腔内感染，大量出汗后，应及时用温水擦拭，更换内衣、寝具，保持皮肤清洁干燥，防止发生皮肤感染。

（2）疼痛的护理：局部选用紫金锭、青黛散或如意金黄散外敷减轻腮腺肿胀。疼痛较重时可给予镇痛剂。

（3）并发症的护理：睾丸炎时，遵医嘱可用丁字带托起阴囊，局部间歇冷敷以减轻疼痛，疼痛剧烈时可用2%普鲁卡因做精索封闭；脑膜炎颅内高压者，遵医嘱静脉注射20%甘露醇，重症者可短期应用肾上腺皮质激素治疗。

3. 用药护理

遵医嘱用药，注意观察药物疗效及不良反应。利巴韦林常见的不良反应有头痛、皮疹、白细胞减少等。

4. 饮食护理

（1）饮食原则：半流质或软食，易消化、清淡膳食，富含丰富蛋白质和维生素的营养膳食，保证充足的水分。

（2）饮食禁忌：戒烟、限酒，避免食用辛辣、刺激性食物及调味品，避免食用过热、过冷、酸辣、干硬的食物，以免因咀嚼和唾液分泌使疼痛加剧。

（3）必要时给予患者鼻饲及外周静脉营养补充，可咨询营养师并根据疾病需求、疾病状态请其制订个体化膳食方案。

5. 心理护理

要耐心做好患者及家属的工作，向其讲解疾病知识及转归，消除顾虑，给予患者正面的心理支持。以亲切和蔼的态度、娴熟的治疗技术，尽量减轻患者身心痛苦，取得其信赖。

五、健康宣教

1. 入院指导

严格遵医嘱服药，告知口服药的服用方法、作用及不良反应。

2. 饮食指导

饮食以营养丰富、易于消化的半流食或软食为主，多饮水；避免食用酸辣、干硬的食物，以免因咀嚼和唾液分泌使疼痛加剧。

3. 家庭消毒隔离指导

保持病室空气新鲜，温度适宜、定期通风换气，日光照射，可以采用直接照射法，将患者接触过的衣物、毛巾、生活用品等在日光下暴晒30分钟左右；对于能浸泡的个人衣物及物品可用含氯消毒液浸泡或煮沸消毒；可以将500 mg/L含氯消毒液喷洒在屋内的地面、床头柜、椅子等物品上，消毒30分钟；也可用食醋熏蒸法，将食用醋或白醋倒在一个容器内加热，熏蒸15～30分钟即可。

4. 休息与活动

注意休息，每日保证8～10小时睡眠时间。

5. 心理指导

向家属提供日常生活护理的一般知识，在病情恢复过程中患儿体温如再度升高，并伴有并发症的相应表现时，应立即到医院就诊，耐心解答患者提出的问题，消除顾虑，树立战胜疾病的信心。

六、延伸护理

（1）药物依从性和不良反应：询问患者是否规律服药，告知其相关药物的不良反应及观察要点。

（2）复查：于患者出院后7日、14日进行复查，治疗期间伴有并发症的患者应于出院后1个月再次进行复查。

（3）随访：于患者出院后7日进行电话或者上门随访，之后按照复查时间进行随访，至患者停止治疗，恢复健康为止，并做好随访记录。

（安雪莲）

第六节　手足口病的护理常规

一、概述

手足口病（hand-foot-mouth disease，HFMD）是由肠道病毒引起的急性传染病。临床特征有发热及手、足、口腔、臀部等部位的皮疹、疱疹或溃疡。少数患儿可出现心肌炎、肺水肿、脑炎等严重表现，甚至死亡。本病一年四季均可发病，夏秋季节高发，不同年龄组均可感染发病，婴幼儿和儿童普遍易感，是丙类传染病。

二、观察要点

（1）密切观察患者生命体征，注意监测体温变化。

（2）观察患者口腔内疱疹，手、足、臀部皮疹的情况。

（3）观察患者意识状态，查看有无烦躁不安、嗜睡、抽搐等。

（4）观察患者有无呼吸困难、面色苍白、心率变化等呼吸、循环衰竭表现。

三、常见护理诊断问题

（1）语言沟通障碍：与民族文化差异及通用语言交流障碍有关。

（2）皮肤完整性受损：与肠道病毒引起的皮疹及继发感染有关。

（3）体温过高：与病毒血症有关。

（4）体感不适：与口腔黏膜溃疡引起疼痛有关。

（5）营养失调：与发热、口腔黏膜疱疹疼痛明显，摄入不足有关。

（6）知识缺乏：与缺乏疾病相关知识有关。

（7）焦虑：与担心疾病预后有关。

（8）潜在并发症：心肌炎、脑炎、肺水肿等。

四、护理措施

1. 一般护理

（1）隔离：以呼吸道飞沫隔离为主，接触隔离为辅。轻症患者居家自我隔离，至体温正常、皮疹消退、疱疹结痂为止。平均隔离约2周时间。

（2）消毒：引起手足口病的各种肠道病毒均对紫外线高温及一般消毒剂敏感，但能抵抗70%酒精弱酸及2%甲酚皂溶液。病毒在50 ℃时可被迅速灭活，4 ℃时可以存活1年，−20 ℃可长期保存。可采取上述有效措施对患者用具、口鼻分泌物、排泄物、污染物、生活垃圾及医疗废弃物进行消毒处理。

（3）休息与活动：急性期患儿应卧床休息，减少患儿体力消耗。

2. 症状护理

（1）皮疹：注意保持患儿皮肤清洁，防治感染。患儿衣被要清洁，衣着要舒适，经常更换。剪短指甲，必要时包裹患儿双手，防止抓破皮疹。臀部有皮疹时，应及时清理大小便，保持臀部清洁干燥。手足部皮疹初期可涂炉甘石洗剂、5%碳酸氢钠溶液或冰硼散等。皮疹破溃时可涂0.5%碘伏。若有感染应用抗生素软膏。

（2）口腔疱疹：患儿会因口腔疼痛而拒食、流涎、哭闹不眠，要保持患儿口腔清洁，进食前后应用温开水或生理盐水漱口，对不会漱口的患儿，可用棉棒蘸生理盐水轻轻清洁口腔；有口腔溃疡的患儿，涂抹鱼肝油或金霉素软膏减轻疼痛。

（3）发热：手足口病患儿体温常为低热或中度热，一般无须特殊处理，注意保暖，让患儿多饮水，有助于散热。

（4）并发症的护理：①脑炎的护理：观察生命体征、意识、瞳孔变化，注意有无颅内高压表现。遵医嘱应用脱水剂、激素等。②肺水肿的护理：严密观察呼吸频率、节律，注意有无呼吸困难及粉红色泡沫痰。端坐位，双腿下垂；遵医嘱应用镇静剂、利尿剂、强心剂、扩血管药等；保持呼吸道通畅，高流量氧气吸入，并在湿化瓶内加入20%～30%酒精。③心肌炎的护理：密切观察生命体征，尤其是心率、节律，注意观察有无心悸、面色苍白、四肢湿冷、意识障碍、尿量减少、血压下降等休克表现。遵医嘱抗休克治疗和维持心脏功能。

3. 用药护理

（1）遵医嘱用药，可酌情选用利巴韦林抗病毒治疗。

（2）在急性期，可累及神经系统，发生无菌性脑膜炎、脑炎、脑干脑炎、脊髓炎等，遵医嘱应用脱水剂、糖皮质激素、利尿剂、镇静剂治疗。

（3）酌情应用静脉注射免疫球蛋白治疗。

4. 饮食护理

（1）饮食原则：宜食清淡易消化、高蛋白、高热量、富含维生素的流质或半流质食物，逐步过度至半流质或软食。食物温度不宜过高，以免引起口腔破溃处疼痛。

（2）饮食禁忌：禁食辛辣、生冷等刺激性食物。

（3）必要时给予患者鼻饲及外周静脉营养补充，可咨询营养师并根据疾病需求、疾病状态请其制订个体化膳食方案。

5. 心理护理

患儿因疱疹分布在多个部位，个别病例急、重，预后差，故患儿及家属有焦虑、恐惧情绪，应积极采取交谈、倾听等方法，解除其心理负担。

五、健康宣教

1. 入院指导

向患者及家属介绍手足口病的相关知识，手足口病传播途径、治疗、护理、预后、预防并发症的方法，告知家属保持患者周围环境干净整洁，向患者及家属耐心讲解隔离消毒的重要性及具体方法，建立良好的护患关系。

2. 预防知识指导

（1）管理传染源：手足口病患儿及早进行消化道、呼吸道及接触隔离。

（2）切断传播途径：手足口病传播途径较多，传染性很强，因此做好儿童个人、家庭、托幼机构的卫生和消毒是预防本病的关键。在流行期间避免带婴幼儿到人群密集场所，外出戴口罩。宣传洗手的重要性，做到随时洗手，避免污染的手接触口、眼、鼻。接触患者前后均应消毒洗手。

（3）保护易感人群：保持良好的个人卫生习惯是预防手足口病的关键，勤洗手，不要让儿童喝生水，吃生冷食物。儿童玩具和常接触到的物品应定期进行清洁消毒。EV-A71型灭活疫苗可用于6月龄至5岁儿童预防EV-A71感染所致的手足口病，基础免疫程序为2剂次，间隔1个月，鼓励在12月龄前完成接种。

3. 疾病知识指导

向患者说明该病的发生、发展过程及消毒隔离方法，指导患者遵医嘱按时用药。加强锻炼，保持规律的生活，加强营养，提高机体免疫力。

4. 探视制度

限制陪护人数，禁止探视。

5. 出院指导

（1）用药指导：①仔细询问患儿有无药物过敏史，严格遵医嘱服药，告知所用药物的作用及不良反应。②早期可使用干扰素α喷雾或雾化，常见的不良反应为引起局部的灼痛、瘙痒等症状。③冰硼散：可用于治疗口咽部及手足皮肤疱疹。口咽部疱疹可采用吹敷法，手足皮肤疱疹时用灭菌注射用水稀释溶化后以消毒棉签蘸涂患处。

（2）饮食指导：饮食宜清淡、可口、易消化，口腔有糜烂时可以吃一些流质食物。禁食冰冷、辛辣等刺激性食物，忌食辛辣、鱼、虾、肉类等易使病情加重的食物。

（3）家庭消毒隔离指导：勤洗手，勤晾衣被，开窗通风。餐具煮沸或用250 mg/L有效氯含氯消毒剂溶液浸泡30分钟；生活用具、玩具等用500 mg/L含氯消毒剂溶液擦拭消毒或在日光下暴晒；墙面及地面用500 mg/L含氯消毒液擦拭消毒；患者衣物、床单置日光下暴晒或煮沸20分钟，或用500 mg/L有效氯含氯消毒液浸泡30分钟；饮用水烧开后饮用。

（4）休息与活动：注意休息，逐渐增加活动量，避免劳累。

（5）心理指导：多和患儿家属沟通，耐心解答患儿家属提出的问题，用简单易懂的语言，介绍病情经过和转归，消除家属焦虑和恐惧，解除家属的心理负担。

六、延伸护理

（1）药物依从性和不良反应：询问患儿家属是否规律服药，告知相关药物的不良反应及观察要点。

（2）复查：嘱患者及家属于出院后7日、14日进行复查，治疗期间有并发症者，于出院后1个月再次复查。

（3）随访：于出院后7日进行电话或上门随访，以后按照复查时间随访，直至患者停止治疗，恢复健康为止，做好随访记录。

（赵亚萍）

第七节　肾综合征出血热的护理常规

一、概述

肾综合征出血热（hemorrhagic fever with renal syndrome，HFRS）又称流行性出血热（epidemic hemorrhagic fever，EHF），是由汉坦病毒属的各型病毒引起的、鼠类为主要传染源的一种自然疫源性疾病。本病主要病理变化是全身小血管和毛细血管广泛性损害，临床上以发热、低血压休克、充血、出血和急性肾损害为主要表现。发病率有一定的周期性波动，四季均能发病，有明显的高峰季节，主要分布于亚洲，我国疫情最重，除青海和新疆外，均有病例报告，男性青壮年农民和工人发病最多，约占80%。肾综合征出血热属于乙类传染病。

二、观察要点

（1）观察患者的神智、体温、血压及意识状态的变化。

（2）观察患者是否有发热、"三痛"（头痛、腰痛、眼眶痛）、"三红"（颜面部、颈部、胸部皮肤潮红）表现。

（3）观察患者是否有充血、出血情况，如皮肤淤斑、咯血、呕血、便血等腔道出血情况。

（4）严格记录患者24小时出入量，观察注意尿量、颜色、性状及尿蛋白的变化，了解有无高血钾、酸中毒、氮质血症、心力衰竭、肺水肿等并发症表现。

（5）对于应用脱水药及利尿药者注意观察利尿效果；对多尿期患者注意观察意识、各种反射情况及有无麻痹性肠梗阻表现。

三、常见护理诊断问题

（1）语言沟通障碍：与民族文化差异及通用语言交流障碍有关。

（2）组织灌注量改变：与全身广泛小血管损害、血浆外渗或出血有关。

（3）体温过高：与病毒血症有关。

（4）体液过多：与肾损害有关。

（5）营养失调：与发热、呕吐、进食量减少及大量蛋白尿有关。

（6）感染风险：与机体抵抗力下降、营养不良有关。

（7）潜在并发症：心力衰竭、肺水肿、出血等。

（8）知识缺乏：与缺乏疾病相关知识有关。

（9）焦虑：与担心疾病预后有关。

四、护理措施

1. 一般护理

（1）隔离：在标准预防的基础上，采取接触传播、消化道传播及空气传播的隔离与预防。

（2）消毒：①空气消毒：保持每日等离子或紫外线消毒2次，每次30分钟（注意遮挡患者的眼部及外露皮肤）。②物表及地面消毒：物体表面及地面用1000 mg/L的含氯消毒液湿式擦拭。

（3）休息与活动：发热期至恢复期应卧床休息，之后逐渐恢复活动。

2. 症状护理

（1）发热护理：注意体温变化，高热时以物理降温为主，应用冰袋冷敷，为减少对皮肤的刺激，避免加重血管扩张诱发皮下出血，禁用酒精或温水擦浴。勿用解热镇痛药，避免大汗诱发休克。在降温过程中重点观察体温热型，随时掌握体温变化情况，注意保暖，尤其避免降温过快引起虚脱。鼓励患者多饮水，利于毒素排泄。为患者做好口腔护理和皮肤护理，叮嘱患者勤更换衣物，保持个人卫生。

（2）疼痛护理：当患者出现"三痛"表现时，可局部按摩止痛，剧痛可按医嘱给镇痛药。

（3）低血压休克期护理：观察意识、面色、表情、脉压、脉搏的强弱、周围末梢循环变化、尿量及有无缺氧等，做好保暖工作。出现休克征象立即①给予吸氧。②迅速建立静脉通路，按医嘱准确、迅速输入液体扩充血容量，并应用碱性液及血管活性药，以迅速纠正休克。快速扩容时，注意观察心功能，使用血管活性药物时要观察滴速和效果，使用强心药时要观察滴速和有无不良反应，使用升压药时要观察用药效果并且做好记录。③做好交叉配血、备血，为输血做好准备。④做好各种抢救的准备工作，备好急救药品及抢救设备。

（4）少尿期护理：①患者饮食要低蛋白、高热量，每日饮水量为尿量加0.5 L，发热时体温每升高1 ℃增加饮水或者输液量0.5 L。②每日准确测量患者尿量。③发生心力衰竭、肺水肿的患者要采取半卧位，给予95%酒精消泡吸氧，输液速度严格控制在20～30滴/分钟，同时要密切观察脉搏和心率情况。④对于高血压患者要遵医嘱使用钙离子拮抗剂、交感神经抑制剂等降压药，定时测量血压，观察利尿效果。⑤对于治疗数日无尿的患者，周身通常发生浮肿，护理人员要协助患者经常改变体位，防止局部皮肤受压受损。⑥对需要进行血液透析治疗的患者，护理人员要耐心讲解血透治疗的方法、原理，减轻其焦虑、恐惧的心情，使患者积极乐观配合治疗。

（5）多尿期护理：①当患者1日内尿量大于2 L时，观察患者是否恶心、乏力、腹胀、萎靡不振、意识模糊等，防止低钾症状的发生。②饮食上可食用紫菜、海带、香蕉等含钾高的食物， 也可以将微量氯化钾加入牛奶或者果汁中服用，或者采用静脉补钾。③患者大量排尿后容易口渴，护理人员要指导患者饮食低盐、低糖、少饮水、适当的补液，用来缩短多尿期。④多注意休息，并且防止感染的发生。

（6）恢复期护理：①肾综合征出血热对肾造成的损害，需3~12个月才能康复，患者出院后仍然要注意休息，不宜过度操劳。②康复期间避免肾毒性药物以防止病情复发，如吲哚美辛、阿司匹林、庆大霉素等，定期回医院检查肾功能。③注意消除鼠患，防止家中隐藏老鼠，改善居家环境，勤洗衣物、勤晒被子，注意个人卫生和饮食卫生，避免食用不洁食物。④在野外劳动时注意防止皮肤损伤，出现伤口要贴创可贴，防止病毒感染。

3. 用药护理

（1）氢化可的松/地塞米松：儿童或青少年患者长期使用必须密切观察，如儿童生长受到抑制、青光眼、白内障等；注意糖皮质激素停药综合征的发生；老年患者用糖皮质激素注意监测血压；糖皮质激素可从乳汁中排泄，可对婴儿造成不良影响，如生长受抑制、肾上腺皮质功能受抑制等。

（2）利巴韦林：不良反应为出汗、食欲缺乏及低血糖等；用药前应评估患者的心脏疾病的可能性，有不稳定心脏病史的患者应避免使用，用药期间如出现心脏病恶化应停药。有严重贫血者不宜用。用药期间应监测肾功能。老年患者不推荐应用，哺乳期妇女在用药期间需停止哺乳。

（3）3.5%碳酸氢钠溶液：大量静脉注射时可出现心律失常、肌肉痉挛、疼痛等，长期应用时可引起尿频、尿急、持续性头痛、食欲减退、恶心、呕吐、异常疲倦虚弱等；孕妇应慎用。

（4）多巴胺：不良反应常见的有胸痛、呼吸困难、心悸、心律失常（尤其用大剂量）、全身软弱无力感。过量时可出现血压升高，应停药。

（5）呋塞米：无尿或严重肾功能损害者，用药间隔时间应延长，以免出现耳毒性等不良反应；严重肝功能损害者，因水电解质紊乱可诱发肝昏迷；少尿或无尿患者应用最大剂量后24小时仍无效时应停药；运动员慎用；可通过胎盘屏障，孕妇尤其是妊娠前3个月应尽量避免应用；可经乳汁分泌，哺乳期妇女应慎用。

4. 饮食护理

（1）饮食原则：发热期注意营养和补充液体，宜少量多餐，进清淡可口、高热量、高维生素、高蛋白、营养丰富、易消化的流质或半流质食物；少尿期，氮质血症患者宜高热量、高维生素、低盐、低蛋白饮食，限制液体入量及钠盐摄入；多尿期宜进高热量、营养丰富、含钾丰富的食物，逐渐增加高蛋白饮食的摄入；有出血倾向者，膳食应注意无渣食物，以免诱发消化道出血；有较重胃肠道出血患者，应予以禁食。

（2）食物禁忌：严格限制高钠食物，脂代谢紊乱时期需控制脂肪的摄入量，限制高胆固醇食物，合并高钾情况，需禁食含钾高的食物；合并尿酸高症状的患者，需限制食物嘌呤的摄入量，避免食用辛辣、刺激性食物及调味品。

（3）必要时给予患者鼻饲及外周静脉营养补充，可咨询营养师并根据疾病需求、疾病状态请其制订个体化膳食方案。

5. 心理护理

患者因缺乏疾病相关知识而易出现紧张、焦虑等心理反应，医护人员应主动向患者介绍有关知识，耐心做好安慰、解释等工作，使患者树立信心，增强安全感，鼓励患者主动配合治疗。

五、健康宣教

1. 入院指导

向患者介绍病区环境及相关医护人员，正确认识疾病，向患者及家属讲解疾病相关症状及预后情况，告知家属保持患者周围环境干净整洁，向患者及家属耐心讲解隔离消毒的重要性及具体方法，建立良好的护患关系。

2. 预防知识指导

（1）控制传染源：加强疫区、新开发区的灭鼠与防鼠工作。

（2）切断传播途径：皮肤伤口应及时包扎，避免被鼠的排泄物污染，田间劳作、清整杂草秸秆和野外活动时加强个人防护，裸露部位涂防虫剂邻苯二甲酸二丁酯，以防螨类叮咬。

（3）保护易感人群：建议疫区居民和外来人口的适龄人群接种出血热疫苗。注射双价沙鼠肾细胞疫苗，注射4次，可维持2~3年；亦可3次注射，效果同前。

3. 疾病知识指导

（1）做好疾病相关知识教育。

（2）讲解本病的疾病知识及预后，促使患者配合治疗。

4. 探视指导

严格执行陪护与探视制度。

5.出院指导

（1）用药指导：严格遵医嘱服药，告知口服药的服用方法、作用及不良反应。

（2）饮食指导：进食以清淡、高热量、高维生素饮食为主，少量多餐，可随着病情恢复逐渐增加高蛋白饮食的摄入，做好口腔清洁。有出血倾向者，膳食应注意无渣，以免诱发消化道出血，多吃新鲜果蔬，保持大便通畅。

（3）家庭消毒隔离指导：肾综合征出血热主要是通过鼠类传播，因此，防鼠灭鼠的工作很重要，勤洗衣物、晾晒被子，保证食物和餐具清洁卫生，对患者使用过的生活用物可用含氯消毒液进行浸泡消毒。患者居家要戴口罩，对于哺乳期的妇女，一旦发现患病，要立即停止哺乳，防止发生垂直传播传染给婴儿。

（4）休息与活动：因肾功能恢复需较长时间，患者出院后应休息1～3个月。作息规律，保证充足睡眠，安排力所能及的活动，以不感劳累为宜，逐渐增加活动量。

（5）心理指导：指导患者正确认识疾病，随访出院后患者疾病转归情况，鼓励患者树立战胜疾病的信心。

六、延伸护理

（1）药物依从性和不良反应：嘱患者及家属于出院后14日进行复查，治疗期间有并发症者，于出院后1个月再次复查。

（2）复查：嘱患者及家属按主治医生要求门诊随诊。

（3）随访：于出院后7日进行电话或上门随访，以后按照复查时间随访，直至患者停止治疗，恢复健康为止，做好随访记录。

（张　娟）

第八节　狂犬病的护理常规

一、概述

狂犬病（rabies）又名恐水症，是由狂犬病毒引起的一种侵犯中枢神经系统为主的急性人畜共患传染病，人因被携带狂犬病毒的病畜咬伤而感染。临床以恐水、怕风、恐惧不安、咽肌痉挛、进行性瘫痪等为主要特征，死亡率几乎为100%，青海、西藏、新疆自2018年以来无疫情发生。狂犬病属于乙类传染病。

二、观察要点

（1）密切观察患者生命体征及意识、瞳孔，尤其是呼吸频率、节律。

（2）观察患者有无缺氧征，如发绀、呼吸困难等。

（3）观察患者有无恐水、怕风、怕声、多汗、流涎等表现。

（4）密切观察患者伤口及其相应的神经支配区域有无痒、麻、痛和蚁走等异样感觉。

（5）观察并记录患者抽搐部位、发作次数、持续时间、间隔时间及伴随症状。

（6）监测患者水、电解质及酸碱平衡，准确记录24小时出入量。

三、常见护理诊断问题

（1）语言沟通障碍：与民族文化差异、文化程度高低、通用语言掌握欠缺有关。

（2）皮肤完整性受损：与携带狂犬病病毒的动物咬伤或抓伤有关。

（3）体温过高：与患者高度兴奋、交感神经功能亢进、感染有关。

（4）窒息风险：与病毒损害中枢神经系统致呼吸肌痉挛有关。

（5）营养失调：与吞咽困难不能进食有关。

（6）恐惧：与疾病引起死亡的威胁有关。

（7）潜在并发症：肺炎、气胸、心力衰竭。

四、护理措施

1. 一般护理

（1）隔离：采取严格接触隔离及预防，将患者置于安静、避光的单人房间内。

（2）消毒：①空气消毒：病室内安静整洁，空气新鲜，用紫外线或等离子消毒机每日消毒2次，每次30分钟，注意遮挡患者的眼部及外露皮肤。②物表及地面消毒：地面用500～1000 mg/L含氯消毒液浸泡的拖布湿拖自然晾干。物表、墙面、地面及门窗用500～1000 mg/L含氯消毒液每日2次擦拭（喷雾）消毒。③隔离室门口内外分别放置含有500 mg/L含氯消毒液的脚垫，门把手也要缠裹纱布并且喷洒500 mg/L的含氯消毒液。

（3）休息与活动：卧床休息，避免一切不必要的刺激，如水、光、声、风等，尤其与水有关的刺激，对躁动不安、恐怖、幻视、幻听患者，加床栏保护或适当约束，防止外伤或坠床。

2. 症状护理

（1）防止窒息的护理：及时清除口腔及呼吸道分泌物，以保持呼吸道通畅。呼吸肌持续痉挛者，给予氧气吸入及镇静剂，必要时行气管切开术、气管插管术或使用人工呼吸机辅助呼吸。

（2）发热的护理：中枢神经系统传染性疾病引起高热者，可用冰帽冰袋冷敷头部或大动脉走行处降温，高热烦躁、四肢端灼热的患者可以用25%～50%的酒精擦浴，应防止用药过量致大量出汗引起的循环衰竭，体温过高者可遵医嘱给予小剂量肾上腺皮质激素治疗，高热惊厥抽搐者可采用冬眠疗法或亚冬眠疗法，以氯丙嗪和异丙嗪每次各0.5～1 mg/kg肌内注射，每4～6小时1次，疗程一般3～5日，用药过程中应保持呼吸道通畅，严密观察患者生命体征变化。

（3）伤口护理：迅速有效地处理伤口是降低狂犬病发病率最有效的措施之一。尽快用20%肥皂水或0.1%苯扎溴铵（新洁尔灭）反复冲洗30分钟以上，去除犬涎，挤出污血。彻底冲洗后用2%碘酒或75%酒精消毒伤口，伤口一般不予缝合、包扎和止血，以便排血引流。如伤口较深或咬伤部位在头部、颈部者，清创后应在伤口底部和周围行局部浸润注射狂犬病免疫球蛋白或免疫血清。

（4）安全防护：兴奋期部分患者有狂躁，情绪不能自控，逃离病室，咬人或伤及他人的可能。故门窗加锁，玻璃门窗加防护网，病床加防护栏，必要时患者加绷带约束，或遵医嘱给予镇静药，防止患者自伤、坠床或意外伤及他人，抽搐时给予牙垫，防止舌咬伤。

3. 用药护理

常用抗病毒药物：干扰素、阿糖胞苷、大剂量人抗狂犬病免疫球蛋白。

（1）地西泮：持续抽搐者可用于肌内注射或缓慢静脉注射，常见不良反应有头昏、嗜睡、乏力、呼吸抑制等表现。

（2）20%甘露醇：用于脑水肿、颅内高压时脱水、降压。常见的不良反应有一过性头痛、眩晕、视力模糊、心悸及水、电解质失衡等。

4. 饮食护理

（1）饮食原则：宜高热量、高蛋白、高维生素、流质饮食。

（2）饮食禁忌：禁食辛辣、咸寒、甜腻类、刺激性的食物。禁酒和咖啡等刺激神经兴奋的食物，以免诱发患者狂躁发作而加重病情，限制盐的摄入量低于6 g/（kg·d）。

（3）必要时给予患者鼻饲和外周静脉营养补充，可咨询营养师并根据疾病需求、疾病状态请其制订个体化膳食方案。

5. 心理护理

患者有恐水、怕风、怕光、怕声、抽搐等症状，担心病情加重而异常痛苦。向家属讲解疾病相关知识，支持、安慰患者和家属，帮助家属逐渐适应情况变化，使患者避免各种不良刺激，减少患者痛苦，减少患者独处机会，以减轻恐惧等不良心理。

五、健康宣教

1. 入院指导

介绍病区环境及相关医护人员、正确认识疾病，向患者及家属讲解疾病相关症状及预后情况，告知家属保持患者周围环境干净整洁，向患者及家属耐心讲解隔离消毒的重要性及具体方法，建立良好的护患关系。

2. 预防知识指导

（1）管理传染源：严格犬的管理为主。管理和免疫家犬，对病犬、猫及其他狂畜进行捕杀，并立即焚毁或深埋处理。

（2）切断传播途径：严密接触隔离，咬伤的伤口进行严格的处理。

（3）保护易感人群：预防免疫，主动免疫可用于暴露后预防，也可用于暴露前预防。①暴露前预防：主要对高危人群，如兽医、山洞探险者、相关实验员、动物管理员，应在暴露前预防接种。共接种3次，每次1 mL，肌内注射，于第0、第7和第28日进行；1～3年加强注射1次。②暴露后预防：主要对被犬、猫或患狂犬病的动物咬伤、抓伤者，或医务人员的皮肤破损处被狂犬病患者唾液沾污时均需要尽早预防接种。共接种5次，每次2 mL，肌内注射，分别于第0、第3、第7、第14和第28日完成，如严重咬伤者，疫苗可全程注射10针分别于当日至第6日每日1针，随后分别于第10、第14、第30和第90日各注射1次。③被动免疫：被动免疫制剂有狂犬病免疫血清、人抗狂犬病免疫球蛋白，以后者为佳。

3. 疾病知识宣教

（1）做好疾病相关知识教育。

（2）讲解本病的疾病知识及预后，促使患者配合治疗。

4. 探视制度

禁止探视。

（安雪莲　米正萍　张春燕　韵　霞　刘永桃　刘明霞　李晓英　朱彦娜　李桂玲）

第九节　人感染高致病性禽流感的护理常规

一、概述

人感染高致病性禽流感简称人禽流感，是由禽甲型流感病毒某些亚型中的一些毒株如H5N1、H7N7、H7N9等引起的人类急性呼吸道传染病。本病主要临床表现为高热、咳嗽、呼吸急促。一年四季均可发病,冬春季多发。人感染高致病性禽流感属于乙类传染病。

二、观察要点

（1）观察患者的生命体征及意识状态的变化。

（2）观察患者是否有发热、流涕、鼻塞、咽痛等上呼吸道症状。

（3）观察患者有无呼吸困难、发绀等症状。

（4）观察患者咳嗽的特点和痰液的颜色、形状和量。

（5）观察患者有无恶心、呕吐、腹痛、嗜睡、肝功能异常等情况,警惕并发症发生。

三、常见护理诊断问题

（1）语言沟通障碍:与民族文化差异及通用语言交流障碍有关。

（2）体温升高:与病毒感染有关。

（3）疼痛:头痛,与病毒感染导致的毒血症、发热等有关。

（4）气体交换受损:与病毒性肺炎或合并细菌性肺炎有关。

（5）知识缺乏:与缺乏疾病相关知识有关。

（6）潜在并发症:肺炎、急性呼吸道窘迫综合征、败血症、感染性休克。

四、护理措施

1. 一般护理

（1）隔离:采用严格隔离措施。

（2）消毒:①空气消毒:室内保持良好通风,必要时放在负压病房,每日等离子或紫外线消毒机消毒3次,每次30分钟,注意遮挡患者的眼部及外露皮肤。②物表及地面消毒:物表及地面可用500～1000 mg/L的含氯消毒液湿式擦拭或喷洒消毒60分钟以上,每日2～3次;患者衣物被服等耐湿热的纺织品可煮沸15分钟或500 mg/L含氯消毒液浸泡30分钟再清洗。

（3）休息与活动:重症患者绝对卧床休息,呼吸困难时取半坐卧位。

2. 症状护理

（1）降温:体温＞38.5 ℃者,先采取物理降温方法,如用冰帽、冰袋冷敷头部及大动脉走行处,或32～34 ℃的温水进行全身擦浴,一般擦拭5～10分钟,或25%～50%酒精（温度30 ℃左右）擦浴等,降温效果不好时遵医嘱药物降温,出汗较多时,及时更换衣裤及被服,以免着凉。降温时应注意:①避免长时间冷敷同一部位,以防局部冻伤;②儿童避免应用阿司匹林等水杨酸类药物退热,以免引起瑞氏综合征。

（2）保持呼吸道通畅：咳嗽、咳痰者，指导其进行有效咳嗽，先进行5~6次深呼吸，在吸气后张口，然后咳嗽一下将痰咳至咽部，再迅速将痰咳出；痰液黏稠时给予祛痰药、雾化吸入每日4次、叩背等方法及时排出呼吸道分泌物，必要时吸痰；气促明显、缺氧者，协助患者取半卧位或坐位，给予鼻导管或面罩氧气吸入，流量2~4 L/min；对于呼吸困难、缺氧、发绀经吸氧不能纠正者，出现Ⅱ型呼吸衰竭、血氧饱和度在吸氧情况下仍低于85%者，应及时给予机械通气。

（3）保持眼、鼻部清洁：及时擦除分泌物，温水清洗局部，患者畏光时，给予眼罩或降低室内亮度。

（4）保持口腔清洁：每日刷牙或口腔护理2次，进餐后温开水漱口，预防口腔黏膜感染。

3. 用药护理

抗病毒治疗中，金刚烷胺早期用药效果好，一般无不良反应，但需注意胃肠道和神经系统反应，如过度兴奋、头晕、乏力。

4. 饮食护理

（1）饮食原则：宜清淡饮食，进食高能量、高蛋白、高维生素C、易消化食物；同时应注意多饮水，病情危重不能进食者，采用胃管肠内营养和部分静脉营养的方式保证营养摄入。

（2）饮食禁忌：禁咸食、甜食、辛热食物，同时还应禁烟、禁酒，限制盐的摄入量低于6 g/（kg·d）。

（3）必要时给予患者鼻饲和外周静脉营养补充，可咨询营养师并根据疾病需求、疾病状态请其制订个体化膳食方案。

5. 心理护理

患者因缺乏疾病相关知识而易出现紧张焦虑等心理反应，医护人员应主动向患者介绍有关人感染高致病性禽流感相关知识，耐心做好安慰、解释等工作，使患者树立信心和增强安全感，鼓励患者主动配合治疗。

五、健康宣教

1. 入院指导

向患者介绍病区环境及相关医护人员，正确认识疾病，向患者及家属讲解疾病相关症状及预后情况，告知家属保持患者周围环境干净整洁，向患者及家属耐心讲解隔离消毒的重要性及具体方法，建立良好的护患关系。

2. 预防知识指导

（1）控制传染源：发生人感染高致病性禽流感疫情，关键是封锁疫区，捕杀疫区内的全部家禽，易感禽类强制性疫苗接种。加强对密切接触禽类人员的检疫。

（2）切断传播途径：发生疫情后，彻底消毒污染的禽舍，深埋死禽，彻底消毒患者排泄物、相关医疗用品；医护人员做好个人防护，做好宣传工作，减少与禽类接触，加强室内通风，勤洗手。

（3）保护易感人群：在疫情流行期间应该减少在公共场所活动的时间，应该注意加强室内通风，保持室内的空气清新。同时注意个人卫生，注意合理休息，加强营养，加强身体锻炼，对密切接触者试用抗流感病毒药物或按中医辨证施治。

3. 疾病知识指导

（1）做好疾病相关知识教育。

（2）讲解本病的疾病知识及预后，促使患者配合治疗。

4. 探视制度

应禁止探视。

5. 出院指导

（1）用药指导：严格遵医嘱服药，告知口服药的服用方法、作用及不良反应。

（2）饮食指导：宜清淡饮食，进食易消化、富含维生素、流质或半流质的食物；同时应注意多饮水。

（3）家庭消毒隔离指导：注意个人卫生，戴医用外科口罩，严禁随地吐痰，打喷嚏或咳嗽时使用双层纸巾遮住口鼻，纸巾用后焚烧，痰液须经灭菌处理。餐具煮沸消毒20～30分钟，衣物、被褥、书籍在日光下暴晒，时间不少于2小时。应该尽量避免直接接触活禽及其排泄物，尤其是病（死）禽。不自行宰杀活禽，不食用病（死）禽肉，不购买无检疫证明的鲜、活、冻禽畜及其产品，在食品的加工、食用过程中，注意生熟分开，避免造成交叉污染。若个人出现发热或者上呼吸道症状，应戴上口罩尽快就诊，在就诊过程中切记要告诉医生发病前有无外出旅游或与禽类接触史。

（4）休息与活动：避免劳累，按时休息，保证充足睡眠。

（5）心理指导：指导患者正确认识疾病，随访出院后患者疾病转归情况，鼓励患者树立战胜疾病的信心。

六、延伸护理

（1）药物依存性和不良反应：嘱患者注意观察药物疗效及不良反应，提高患者用药的依从性，家属督促患者按时、按量、按疗程用药；如有不良反应等发生，应及时告知医生，不可自行停药、减药。

（2）复查：嘱患者及家属于出院后14日进行复查，治疗期间有并发症者，于出院后1个月再次复查。

（3）随访：于出院后7日进行电话或上门随访，以后按照复查时间随访，直至患者停止治疗，恢复健康为止，做好随访记录。

（安雪莲）

第十节　艾滋病的护理常规

一、概述

获得性免疫缺陷综合征（acquired immunodeficiency syndrome，AIDS）又称艾滋病，是由人类免疫缺陷病毒（human immunodeficiency virus，HIV）引起的慢性传染病。HIV是一种能攻击人体免疫系统的病毒，它把人体免疫系统中最重要的CD4$^+$T淋巴细胞作为主要攻击目标，大量破坏该细胞，使人体丧失免疫功能。

本病传播迅速、发展缓慢、病死率高。全国整体疫情处于低流行、地区差异较大，部分地区如新疆、云南、贵州、广西高危人群HIV感染率较高。注射吸毒和母婴传播病例趋于减少，新发现病例主要经性（异性或同性间）途径传播，男性多于女性。男男同性性行为传播蔓延迅速，中青年学生和老年人病例数增加。本病属于乙类传染病。

二、观察要点

（1）观察患者的生命体征、神志及精神状态。

（2）观察患者有无乏力、发热、头痛、腹泻、四肢酸痛、淋巴结肿大等症状。

（3）注意观察患者体质、营养情况，对合并肺孢子菌肺炎的患者要检测血氧饱和度，观察患者有无呼吸困难和发绀。

（4）观察患者有无各种机会性感染。

三、常见护理诊断问题

（1）语言沟通障碍：与少数民族语言、文化差异及通用语言交流障碍有关。

（2）体温升高：与合并感染有关。

（3）感染风险：与免疫功能受损有关。

（4）营养失调：与慢性腹泻及艾滋病期并发各种机会性感染和肿瘤消耗有关。

（5）气体交换受损：与疾病导致缺氧有关。

（6）焦虑、恐惧：与艾滋病预后不良、疾病折磨、担心受到歧视有关。

（7）活动无耐力：与HIV感染、并发各种机会性感染和肿瘤有关。

（8）腹泻：与并发胃肠道机会性感染和肿瘤有关。

（9）皮肤完整性受损：与感染有关。

（10）社交孤立：与艾滋病患者实施强制性管理，采取严格血液、体液隔离及被歧视有关。

（11）执行治疗方案无效风险：与患者依从性差、治疗时间长、复杂、难以接受有关。

（12）潜在并发症：与免疫力低下导致各种机会性感染有关。

四、护理措施

1. 一般护理

（1）隔离：在标准预防的基础上，采用接触传播的隔离与预防，同时做好保护性隔离，减少机会性感染。

（2）消毒：①空气消毒：病室内通风换气，病室湿式清扫，用紫外线或等离子消毒机消毒每日2次，每次30分钟；②物表及地面消毒：患者出院后，用臭氧消毒机进行床单位消毒。患者的血液、体液、排泄物、分泌物污染过的床单位和内衣，面积超过40 cm×40 cm时，装入双层黄色垃圾袋，粘贴感染性标志后销毁，面积小于40 cm×40 cm时，用含氯消毒液浸泡30分钟后，放入黄色双层垃圾袋，粘贴感染性标志后送入洗衣房特殊处理。未污染的墙面、地面、物品表面用含氯消毒液喷洒或擦拭消毒（1∶500 mg/L）。

（3）休息与活动：艾滋病患者发生条件致病菌感染时应严格卧床休息，以降低机体消耗。症状减轻后可逐渐起床活动。长期卧床患者要注意保护肌肉和关节的功能，进行被动锻炼。

2. 症状护理

（1）保持皮肤完整清洁：室内温度适宜，保持良好的个人卫生，衣服应宽松、质地柔软，宜经常更换衣服和床单，剪短指甲。

（2）保持口腔清洁：对病情危重或生活不能自理的患者，每日多次以漱口液漱口或生理盐水擦拭口腔。口腔毛状白斑者用氟康唑（1∶1）或抗真菌的含漱液擦拭患处。

（3）改善呼吸困难：病室经常通风换气，保持空气新鲜，呼吸困难者可将枕头垫高，抬高床头，取半坐位或坐位，持续低流量吸氧，指导患者呼吸锻炼。观察患者是否呼吸困难和发绀变化，发现异常现象，应及早报告和治疗。

（4）减轻腹泻：护士应每日观察并记录排便频次、形状，同时送粪便标本培养以确定病因，同时记录患者的体重和出入量，评估营养状态。给予低纤维素、低脂肪饮食，限制生冷饮食。每次便后应用温水清洗肛周，保持清洁干燥，外涂护臀膏。

（5）改善发热：头枕冰袋或者酒精擦浴，物理降温不理想者，肌内注射赖氨酸阿司匹林。

3. 用药护理

遵医嘱正确进行抗病毒治疗，按时、按量服用抗病毒药物，注意观察用药后效果及服药依从性，密切观察药物不良反应，定期检查血常规、肝肾功能、CD4及病毒载量。

4. 饮食护理

（1）饮食原则：遵医嘱给予高热量、高蛋白、高维生素等易消化的流质或半流质饮食，腹泻患者少量多餐，少食含纤维素多的饮食。不能进食者给予静脉滴注，注意维持水、电解质平衡。

（2）饮食禁忌：忌生、冷、油腻、辛辣、刺激性的食物及调味品，禁烟、禁酒，限制盐的摄入量低于6 g/（kg·d）。

（3）必要时给予患者鼻饲和外周静脉营养补充，可咨询营养师并根据疾病需求、疾病状态请营养师制订个体化膳食方案。

5. 心理护理

护士应与患者进行有效沟通，了解及分析患者真实思想，针对患者心理障碍进行疏导，满足患者合理需求，解除患者孤独、恐惧感，不应采取歧视和惩罚性态度，或表现出害怕被传染的恐惧心理。还应做好家属及周围人的工作，不要对患者采取鄙弃态度，应尊重患者人格，给予关怀、温暖和同情，使其得到家庭及社会的支持，面对现实，树立战胜疾病的信心和决心。

五、健康宣教

1. 入院指导

向患者介绍病区环境及相关医务人员，正确认识疾病，向患者及家属讲解疾病的相关症状及预后情况，告知家属保持病房环境干净整洁，向患者及家属耐心讲解隔离消毒的重要性及具体方法，建立良好的护患关系。

2. 预防知识指导

坚持洁身自爱，避免非法性行为。严禁吸毒，不与他人共用注射器。不擅自输血和使用血液制品；不要借用或共用牙刷、剃须刀、刮脸刀等个人用品。使用避孕套，要避免直接与艾滋病患者的血液、精液、乳汁和尿液接触。

3. 疾病知识指导

讲解艾滋病的疾病特点、传播方式及预防措施；讲解本病的治疗用药及不良反应，指导患者对发热及腹泻的护理方法。

4. 探视指导

严格执行陪护与探视制度。

5. 出院指导

（1）用药指导：认真指导患者执行治疗方案，遵医嘱按时、按量正确服药，不得擅自停药，提高患者抗病毒治疗的依从性。

（2）饮食指导：给予高热量、清淡、易消化的食物。

（3）家庭消毒隔离指导：患者所有物品应专人专用，单独处理，清洗患者衣物时应戴手套，当家属身体局部有破损时应做好防护措施，进行性生活时必须使用安全套。

（4）休息与活动：患者应在家注意休息，避免劳累。

（5）心理指导：指导患者正确认识疾病，讲解"四免一关怀"政策及国家免费提供的中药制剂，同时青海省第四人民医院艾滋病关爱中心提供24小时联系、沟通、咨询电话和微信。鼓励患者树立战胜疾病的信心。

六、延伸护理

（1）药物依从性和不良反应：告知患者按时规律服药、注意有无不良反应及药物依从性的重要性。

（2）复查：初治患者出院1个月后到定点医院进行复查，期间如有不适，随时复查。1个月后按检查结果，按医嘱进行规范抗病毒治疗后最少3个月复查1次。

（3）定期随访：所有已经建档并且进行抗病毒治疗的患者每个月进行1次电话、微信、上门随访，检查患者药物的依从性，了解患者心理状态及现存条件，必要时通过CDC给予救助和帮扶。

七、艾滋病母婴阻断临床指导

1. 概述

艾滋病母婴阻断是指为HIV感染孕产妇及其婴幼儿提供抗病毒治疗、安全分娩、人工喂养指导等一系列服务措施，从而使得艾滋病母婴垂直传播概率最大可能降低的治疗措施。预防艾滋病母婴传播是控制艾滋病的关键。几乎所有儿童HIV感染者的感染途径均为母婴传播。实施母婴阻断，可以使得艾滋病母婴传播的概率从30%～40%降低到

2%～5%。所有HIV抗体阳性孕妇的新生儿是HIV感染的高危人群，务必进行母婴阻断（抗病毒药物+选择性剖宫产+人工喂养）。

2. 母婴阻断的适应证

（1）对于所有HIV阳性的孕妇均应进行抗病毒治疗，无论病毒载量高低和CD4水平如何，如果需要应根据患者的情况调整已有的抗病毒治疗方案。

（2）无论感染HIV的女性处在疾病的哪一个阶段，如妊娠期、分娩期和哺乳期均应抗病毒治疗。

（3）HIV感染产妇所生的新生儿进行抗病毒药物预防治疗。

3. 母婴阻断技术

对于孕妇，治疗的另一个目标是预防母婴传播，最大限度达到病毒抑制以此降低HIV传播给胎儿及新生儿的风险。

（1）妊娠期：抗病毒治疗在妊娠14～16周进行抗病毒药物阻断治疗。

（2）母亲产前：齐多夫定（AZT）300 mg+拉米夫定（3 TC）150 mg+洛匹那韦/利托那韦（克力芝）（LPV/r）400/100 mg，每日2次。如果孕妇出现贫血或中性粒细胞降低，建议替诺福韦酯（TDF）替换AZT；妊娠前3个月禁止使用EFV，避免潜在致畸形；奈韦拉平（NVP）仅使用于CD4＜250/mm³的女性。采用联合方案可抑制病毒复制，低病毒量，迟病毒耐药。

（3）母亲产时：NVP 200 mg+AZT 300 mg + 3 TC 150 mg，每日2次。

（4）婴儿出生后：NVP（混悬液1.5 mL）每日1次+AZT（混悬液1.5 mL），每日2次至出生后4～6周，出生后尽早（6～12小时内）开始服用。

4. 母婴阻断健康宣教

（1）严格按血液接触隔离要求进行隔离消毒。

（2）新生儿出生后立即移至复苏台，离开母血污染的环境；彻底清除体表的血液、黏液和羊水；处理脐带前，需再次清理、擦净脐带表面血液等污染物，按操作规程安全断脐。

（3）无论是否在分娩前服用过抗病毒治疗药物，如果在临近分娩时孕妇的HIV RNA＞1000 copies/mL或HIV病毒状况未知，都推荐在第38周时进行剖宫产来尽可能降低HIV母婴传播。但对于服用抗病毒治疗药物HIV RNA＜1000 copies/mL为降低母婴传播剖宫产是不推荐的。而剖宫产也可能会增加生产后的并发症。

（4）对所有HIV感染女性都不推荐母乳喂养及混合喂养，采取人工喂养方式。

5. 门诊复查

（1）首次产检就需要进行HIV病毒、HIV病毒载量检测、T淋巴细胞检测。对于处于艾滋病临床Ⅰ期或Ⅱ期，免疫功能相对较好，CD4$^+$T淋巴细胞计数350/mm^{3}的艾滋病感染孕产妇，建议采用预防艾滋病母婴传播抗病毒用药方案。对处于艾滋病临床Ⅲ期或Ⅳ期，CD4$^+$T淋巴细胞计数≤350/mm^{3}的艾滋病感染孕产妇，建议采用治疗性抗病毒用药方案。

（2）临产前采血检测HIV病毒载量。

6. 随访

（1）母亲随访：产后的挑战之一就是服药的依从性，继续抗病毒治疗。新生儿避免母乳喂养及混合喂养。对于分娩时才检测抗体阳性的母亲，应立即全面评估健康状况，包括目前相关用药情况，根据相关检查结果给抗病毒治疗及对机会性感染的预防等。产后采取避孕措施。

（2）婴幼儿随访：新生儿出生后按医嘱规范服药、人工喂养、应在出生后4～6周进行HIV及HIV RNA检测，婴幼儿体格检查、血生化等指标。全程跟踪随访，以尽早做出早期诊断及早期治疗。观察到婴儿满18个月，同时建议随访至24个月。

（3）阻断效果评价：婴儿满12个月和18个月HIV抗体检测结果均为阳性，应尽快启动婴儿的抗病毒治疗。如果检测结果阴性，即可除外婴幼儿感染HIV，可以停止预防用药。

（屈　静　吴晓丽）

第十一节　尖锐湿疣的护理常规

一、概述

尖锐湿疣（condylomata acuminatum，CA）是由人乳头状瘤病毒（human papilloma virus，HPV）感染所致的以肛门、生殖器部位增生性损害为主要表现的性传播疾病。临床表现为外生殖器及肛门周围皮肤出现淡红色小丘疹，顶端粗糙，逐渐增多增大，伴瘙痒不适，少数有异物感、灼痛及性交不适。如果进行非保护的性接触，即直接性接触，与尖锐湿疣的患者发生性关系，被感染的概率可以高达60%～70%。本病好发于性活跃的青壮年，属于乙类传染病。

二、观察要点

（1）观察患者生命体征、神志及精神状态。

（2）观察患者外生殖器及肛门周围皮肤及黏膜湿润区有无变化，如局部疼痛、瘙痒，有无乳头状、花菜状、鸡冠状及蕈样状疣体。

（3）观察患者皮损的程度及大小，有无瘙痒、渗液、糜烂、浸渍及破溃等症状，是否合并出血和感染等。

三、常见护理诊断问题

（1）语言沟通障碍：与民族文化差异及通用语言交流障碍有关。

（2）皮肤完整性受损：与感染HPV引起皮肤黏膜及组织器官受损有关。

（3）舒适的改变：与梅毒螺旋体病毒导致的身体不适有关。

（4）知识缺乏：与缺乏疾病相关知识有关。

（5）焦虑：与担心疾病预后、病情反复有关。

（6）复发：与机体免疫力、病毒载量有关。

四、护理措施

1. 一般护理

（1）隔离：在标准预防的基础上，采用接触隔离与预防。

（2）消毒：①空气消毒：病室内通风换气，保持空气新鲜、干燥，紫外线或等离子消毒机每日消毒2次，每次30分钟。②物体表面消毒：用500 mg/L含氯消毒液进行擦拭。床单位用臭氧消毒机进行消毒。③地面消毒：病室湿式清扫，用500 mg/L含氯消毒液进行擦拭。

（3）休息与活动：急性期卧床休息。加强锻炼，注意劳逸结合，增强自身免疫力。

2. 症状护理

（1）清洁患处，并更换内衣裤。

（2）治疗后当日多饮水、排尿。

（3）保护生殖器：治疗完成后，用碘伏消毒创面，交代患者注意局部卫生，保持会阴部干燥，对于包皮过长者，应及时将包皮复位，以免因水肿发生嵌顿。治疗后1～2日创面周围的皮肤有轻微潮红、水肿现象，注意观察伤口出血和感染情况，特殊情况应及时请医护人员检查治疗。

（4）衣裤不宜过紧，宽松衣裤不但可以减少对创面的摩擦，保护创面，而且透气性好，有利于创面愈合。

（5）治疗期间禁止性生活，特别是在创面没有完全愈合前应严禁房事。

（6）术后保持创面清洁干燥，防止发生感染，清洁时尽量使用冷水或者凉开水。

（7）减少排便次数，以免污染伤口，增加出血，感染创面。

（8）患病孕妇护理：分娩后病灶有可能消退，故主张孕期暂不处理。病灶大，影响阴道分娩者应选择剖宫术，并为其提供相应的手术护理。

3. 用药护理

询问患者有无过敏史，熟悉药物治疗方案，密切观察病情及药物疗效、不良反应等情况，出现药物不良反应时应及时报告医生，以便及时处理。

4. 饮食护理

（1）饮食原则：高能量、高蛋白、高维生素均衡膳食，避免暴饮暴食。

（2）饮食禁忌：禁烟、限酒，忌辣椒、海鲜、葱、蒜、韭菜、生姜、香菜、狗肉、羊肉。

（3）必要时给予患者鼻饲和外周静脉营养补充，咨询营养师并根据疾病需求、疾病状态请其制订个体化膳食方案。

5. 心理护理

尊重患者，不歧视，多与患者沟通，体贴、安慰与关心患者，告知患者调整心态，理解患者的处境，鼓励患者说出其所关心的问题并给予耐心解答，鼓励患者积极配合治疗与护理，告知患者性病治愈后可以正常生活。

五、健康宣教

1. 入院指导

向患者介绍病区环境及相关医务人员，告知患者正确认识疾病，向患者及家属讲解疾病的相关症状及预后情况，告知家属保持病房环境干净整洁，向患者及家属耐心讲解隔离消毒的重要性及具体方法，建立良好的护患关系。

2. 预防知识指导

（1）控制传染源：早发现、早诊断、早报告、早隔离、早治疗。

（2）切断传播途径：提倡安全性行为，使用避孕套。

（3）保护易感人群：加强疾病宣教，遵守法律和道德规范。

3. 疾病知识指导

（1）做好疾病的有关知识教育。

（2）讲解本病的疾病知识及预后，促使患者配合治疗。

4. 探视指导

严格执行陪护与探视制度。

5. 出院指导

（1）用药指导：遵医嘱口服调节免疫的药物，如有不适，及时告知医务人员。

（2）休息与活动：治疗期间应注意休息，特别注意精神放松，避免过度劳累，同时保持充足的睡眠，利于病情的恢复。

（3）家庭消毒隔离指导：①日晒、冷冻法：性病病原体如梅毒螺旋体、淋球菌、HPV等，对热和冷都比较敏感，淋球菌在48 ℃时只能活15分钟，紫外线照射只能活90分钟。因此，性病患者接触过的物具，凡是能日晒的均应放在日光下暴晒2～3小时，冬季可将被污染的物品放到室外过夜冻，也能达到消毒的目的。②煮沸法：患者穿过的衣裤、用过的毛巾、浴巾及碗、盆等器皿，均可采取煮沸消毒法。煮前先将其浸在肥皂水里并洗净，再用锅蒸煮。煮沸15～20分钟即可杀死性病病原体。③浸泡法：对于可以浸泡的物品，用0.1%～0.5%含氯漂白粉液或500 mg/L含氯消毒液浸泡30分钟，即可达到消毒目的。

（4）饮食指导：多食果蔬，多饮水，忌食辛辣、刺激性的食物。

（5）心理指导：养成良好的生活方式，控制不良情绪，树立战胜疾病的信心。

六、延伸护理

（1）药物依从性和不良反应：积极治疗潜伏感染，防止复发。

（2）复查：初次治疗的患者出院后1周门诊复查1次，3个月后按治疗效果、恢复情况随机调整复查时间。

（3）随访：出院患者7日后进行电话或上门随访，后期按复查时间进行随访至患者停止治疗，恢复健康为止，做好随访记录。

（李晓琴）

第十二节　生殖器疱疹的护理常规

一、概述

生殖器疱疹（genital herpes，GH）由单纯性疱疹病毒引起，是一种常见的、易复发、难治愈的性传播疾病。以炎性水疱、糜烂、溃疡为主要病变，部分患者可出现发热、头痛、乏力等全身症状。分为原发性生殖器疱疹、复发性生殖器疱疹和亚临床性生殖器疱疹（无症状性生殖器疱疹）。

二、观察要点

（1）男性患者检查龟头、冠状沟、尿道口、包皮、阴茎、阴囊、肛周、大腿及臀部等处，观察肛门有无水疱、破溃，询问患者有无便秘、里急后重感、烧灼感、针刺感或感觉异常。

（2）女性患者检查外阴、大小阴唇、阴道、宫颈、肛周、大腿及臀部。询问患者有无便秘、白带增多、疼痛、糜烂、发热、尿路刺激征等。

（3）询问患者有无发热、头痛、乏力、全身不适、颈项强直和骶2～骶4段感觉异常或排尿困难。几乎所有患者均可伴腹股沟淋巴结肿大及压痛。

三、常见护理诊断问题

（1）语言沟通障碍：与民族文化差异、文化程度高低、通用语言掌握欠缺有关。

（2）疼痛：与单纯性疱疹病毒引起感染有关。

（3）皮肤完整性受损：与病毒感染引起的皮肤损伤有关。

（4）舒适度的改变：与皮肤炎性改变有关。

（5）焦虑：与预后皮肤恢复、频繁复发有关。

四、护理措施

1. 一般护理

（1）隔离：采用接触传播、飞沫传播的隔离与预防措施。

（2）消毒：①空气消毒：紫外线等离子消毒机每日2次进行空气消毒，开窗通风换气，保持室内空气清新。②物表及地面消毒：物体表面、门把手、地面用500 mg/L含氯消毒液湿式擦拭。

（3）休息与活动：急性发作期应卧床休息，缓解期应适当活动。保持充足的睡眠，以提高机体免疫力。

2. 症状护理

（1）减轻疱疹疼痛：对于疱疹造成的局部疼痛伴瘙痒，可采用转移注意力的方法，保持清洁和干燥，防止继发感染。龟头包皮部疱疹活动时可用丁字带固定，防止行走时受摩擦而破溃，已破溃糜烂者应少活动。避免局部的搔抓，不可用刺激性太强的药品，可选用生理盐水进行清洗，疼痛较明显患者可遵医嘱给予止痛剂或者冰块等，以减轻瘙痒疼痛感，防止继发感染。

（2）保持会阴部清洁：采取仰卧位，两腿自然分开；减少外出，不宜进行剧烈运动，避免局部充血水肿，影响愈合；穿宽松全棉内裤，减少局部压迫，每日冲洗会阴2次，如有渗出液污染内裤，应及时更换，内裤消毒处理，以减少局部再次感染。

（3）降温：患者多发生中枢性高热，药物降温效果差，主要采取冰帽做头部物理降温，以降低脑细胞代谢，保护脑细胞，使用冰帽时注意冰块不能与皮肤直接接触，以防局部冻伤，必要时遵医嘱给予退热药，并严密监测生命体征。

3. 用药护理

阿昔洛韦主要不良反应有肾毒性、骨髓抑制等。

（1）静脉给药时要求现配现用；每次静脉滴注不能太快，匀速静脉滴注，输注时间大于1小时，减轻肾损害。

（2）此类药物为强碱性液体，避免外渗，防止皮下组织坏死；输液时不要直接用该液体进行穿刺，输注结束时用生理盐水冲管，减少对血管的刺激；经常更换注射部位，避免血栓性静脉炎。

4. 饮食护理

（1）饮食原则：高能量、高蛋白、高维生素膳食。

（2）饮食禁忌：禁忌海鲜类食品，禁烟、限酒。

（3）必要时给予患者鼻饲和外周静脉营养补充，可咨询营养师并根据疾病需求、疾病状态请其制订个体化膳食方案。

5. 心理护理

尊重患者人格，告知患者勿焦虑紧张，积极乐观地配合治疗，治愈后可以正常生活。

五、健康宣教

1. 入院指导

向患者介绍病区环境及相关医务人员，指导患者正确认识疾病，向患者及家属讲解疾病的相关症状及预后情况，告知家属保持病房环境干净整洁，向患者及家属耐心讲解隔离消毒的重要性及具体方法，建立良好的护患关系。

2. 预防知识指导

（1）控制传染源：固定性伴侣，避免与患者感染部位直接接触。

（2）切断传播途径：患病期间禁止性生活；提倡淋浴，在公共卫生间尽量使用蹲式马桶；在疱疹活动期，禁止性生活，以免被病毒感染；另外，夫妻一方患病时，另一方也应该前往医院检查、治疗。

（3）保护易感人群：提高机体免疫力。

3. 疾病知识指导

（1）做好疾病的有关知识教育，保持创面清洁干燥，缓解患者的疼痛症状，嘱患者勤换内衣裤，选择质地宽松、柔软的内衣，保持良好的透气性。讲究卫生，每日清洗外阴，上厕所前洗手。

（2）讲解本病的疾病知识及预后，促使患者配合治疗。

4. 探视制度

严格执行陪护与探视制度。

5. 出院指导

（1）用药指导：对于原发性生殖器疱疹，目前主要用药是阿昔洛韦，口服200 mg，每日用药5次，连服7～10日。对于复发性生殖器疱疹，最佳的治疗时间是在前驱症状或者是损害出现24小时内服药200 mg，每日用药5次，连服时间为5日，在用药后7日观察患者的情况。复发性生殖器疱疹发作比较频繁，为减少复发次数，应用抑制疗法，口服药物400 mg，每日用药2次，或口服200 mg，每日用药3次，连服时间为4个月～1年。

（2）休息与活动：保持充足的睡眠，提高机体免疫力，适当运动。

（3）家庭预防及消毒隔离：生殖器疱疹的传播途径主要为性接触传播，在疱疹活动期，禁止性生活，此外，使用安全套也可减少生殖器疱疹的传播。常见的有紫外线消毒、煮沸消毒法，将日常用品洗干净后放入锅中加水蒸煮，水沸约15～20分钟即可杀灭病毒。浸泡法：使用500 mg/L的含氯消毒液，将日常用品放入其中浸泡30分钟以上，即可杀灭病毒。

（4）饮食指导：少吃或不吃海鲜类食品；戒烟、戒酒；饮食要营养均衡，多吃富含维生素及蛋白质的食物。

（5）心理指导：告知患者勿焦虑、紧张，积极配合治疗，治愈后可以正常生活，通过沟通减轻患者的心理负担。

六、延伸护理

（1）药物依存性和不良反应：阿昔洛韦主要不良反应有肾毒性、骨髓抑制等。长期口服该药品可出现关节疼痛、腹泻、头痛、恶心、呕吐、晕眩等症状。该药品对细胞毒性小，安全范围大，有时可见皮疹、荨麻疹、发烧等过敏反应，停药即消退；有时亦可出现头痛、恶心、低血压、血尿等不良反应，嘱患者出现此类情况时随时就诊。

（2）复查：嘱患者及家属按主治医生要求门诊随复查。初治的患者出院后1周门诊复查1次，3个月后按治疗效果、恢复情况随机调整复查时间。

（3）随访：出院患者7日后进行电话或者上门随访，后期按复查时间进行随访至患者停止治疗，恢复健康为止，做好随访记录。

（李晓琴）

第十八章　细菌性疾病的护理常规

第一节　猩红热的护理常规

一、概述

猩红热是由A组β型溶血性链球菌感染引起的急性呼吸道传染病。临床以发热、咽峡炎、全身弥漫性鲜红色皮疹及疹退后明显的脱屑为特征，少数患者由于变态反应出现心、肾、关节的损害。人群普遍易感，儿童多见，全年可发病，冬春季多发。本病属于乙类传染病。

二、观察要点

（1）密切观察患者生命体征、咽痛症状、咽部分泌物的变化。

（2）观察患者有无皮疹，如鸡皮疹、粟粒疹、线状疹，有无口周苍白圈、草莓舌或杨梅舌及疹退情况。

（3）注意观察有无眼睑水肿、尿量减少、血尿及全身中毒症状等。

三、常见护理诊断问题

（1）语言沟通障碍：与民族文化差异、文化程度高低、通用语言掌握欠缺有关。

（2）体温过高：与感染、毒血症有关。

（3）皮肤完整性受损：与皮疹、脱皮有关。

（4）疼痛、咽痛：与咽部充血、水肿等有关。

（5）焦虑：与相关知识欠缺有关。

四、护理措施

1. 一般护理

（1）隔离：在标准预防的基础上，采用飞沫、接触传播的隔离与预防，至症状消失后咽拭子培养3次阴性，且无化脓性并发症出现方可解除隔离，密切接触者医学观察7～12日。

（2）消毒：①空气消毒：病室内通风换气，用紫外线或等离子消毒机每日消毒2次，每次30分钟。②物表及地面消毒：物体表面及地面用500 mg/L含氯消毒液湿式擦拭。

（3）休息与活动：卧床休息，小儿患者应绝对卧床休息2～3周，协助做好一切生活护理，保持病室清洁安静，以减少并发症。

2. 症状护理

（1）发热的护理：高热时鼓励和协助患者多饮水，遵医嘱予物理及药物降温，禁用酒精擦浴；有畏寒者注意保暖。

（2）皮肤的护理：室内温度、湿度适宜，保持良好的个人卫生。出疹期患者皮肤瘙痒，应剪短指甲，避免抓挠，可涂炉甘石洗剂，穿柔软棉质内衣；出现带脓头的粟粒疹或皮肤破损时，应予局部消毒，有出血或渗出时，应予包扎；皮疹脱屑干燥时，可涂液状石蜡等，大片脱皮时可用剪刀小心剪除，不得强行剥离，以避免疼痛和感染。

（3）咽痛的护理：注意咽痛的程度，保持口腔卫生，协助患者饭后、睡前漱口，可用生理盐水或稀释2～5倍复方硼酸溶液，每日漱口4～6次，避免刺激性的食物和饮料。咽痛明显者可遵医嘱给予锡类散、西瓜霜喷雾剂消炎止痛。

3. 用药护理

嘱患者遵医嘱用药，注意观察药物不良反应。青霉素为首选药，治疗前必须询问有无过敏史，对青霉素过敏者可用头孢类抗生素，皮试和初期应用时，必须于床旁密切观察，备肾上腺素注射液及抢救器材，随时做好过敏性休克的抢救准备。

4. 饮食护理

（1）饮食原则：给予高热量、高蛋白、清淡流食，恢复期半流质饮食过度为软食，但少油腻及辛辣、刺激饮食。高热时注意补充水分。合并急性肾炎给予低盐、低蛋白、半流质、饮食。进食困难者遵医嘱给予静脉营养支持。

（2）饮食禁忌：忌食过甜、过咸、过冷、油炸、辛辣、刺激性食物。咽部充血红肿且发热的患者，忌食较长纤维的蔬菜和热性水果。

（3）必要时给予患者鼻饲和外周静脉营养补充，咨询营养师并根据疾病需求、疾病状态请其制订个体化膳食方案。

5. 心理护理

向患者及家属讲解猩红热的相关知识，多与患者沟通，理解患者的处境，给予体贴、安慰与关心，鼓励患者说出其所关心的问题并给予耐心解答，尊重患者，鼓励患者积极配合治疗。

五、健康宣教

1. 入院指导

向患者介绍病区环境及相关医务人员，指导患者正确认识疾病，向患者及家属讲解疾病的相关症状及预后情况，告知家属保持病房环境干净整洁，向患者及家属耐心讲解隔离消毒的重要性及具体方法，建立良好的护患关系。

2. 预防知识指导

猩红热患者应住院隔离6日以上，直至咽拭子培养3次阴性且无并发症时，可解除隔离，对咽拭子培养持续阳性者延长隔离期，疑似猩红热、急性咽炎和扁桃体炎患者均应隔离治疗，以控制传染源，流行期间应避免到人群密集的公共场所，接触患者应戴口罩。

3. 疾病知识指导

向患者讲解猩红热的疾病特点、传播方式及预防措施；讲解本病的治疗用药及不良反应，指导患者对发热及皮疹的护理方法；告知患者本病在恢复期可有脱屑，切忌撕扯。

4. 探视指导

严格执行陪护与探视制度。

5. 出院指导

（1）用药指导：严格遵医嘱服药，告知口服药的服用方法、作用及不良反应。

（2）饮食指导：给予营养丰富、富含维生素的食物。

（3）家庭消毒隔离指导：隔离期自发病日起，不少于7日，不要与其他人接触。有化脓性并发症的患者需隔离到炎症消退。保持病室空气新鲜，温度适宜，定期通风换气，患者接触过的餐具煮沸消毒，衣物、被褥可在日光下暴晒，玩具、家具等用500～1000 mg/L的含氯消毒液擦拭或浸泡消毒。

（4）休息与活动：患者应在家注意休息，逐渐增加活动量，避免劳累。

（5）心理指导：指导患者正确认识疾病，随访出院后患者的疾病转归情况，鼓励患者树立战胜疾病的信心。

六、延伸护理

（1）药物依从性和不良反应：告知患者按时规律服药、注意有无不良反应及药物依从性的重要性。

（2）复查：嘱患者及家属按要求门诊随诊。

（3）随访：于出院后7日进行电话或上门随访，以后按照复查时间随访，直至患者停止治疗，恢复健康为止，做好随访记录。

（屈　静）

第二节　流行性脑脊髓膜炎的护理常规

一、概述

流行性脑脊髓膜炎（epidemic cerebrospinal meningitis）简称流脑，是由脑膜炎奈瑟菌引起的急性化脓性脑膜炎，主要以突发高热、剧烈头痛、频繁呕吐、皮肤黏膜淤点、淤斑及脑膜刺激征为临床表现。终年散发，冬春季节流行，一般发生在10月至次年5月，3月、4月为高发期。病死率高达5%～10%。本病属于乙类传染病。

二、观察要点

（1）注意观察患者的生命体征变化，有无低热、鼻塞、咽痛、寒战、高热。

（2）注意观察患者瞳孔大小，对光反射是否存在。

（3）注意观察患者皮肤黏膜淤点、淤斑及剧烈头痛程度、是否喷射性呕吐、有无意识障碍和脑膜刺激征情况，检查婴幼儿时注意前囟是否隆起。

（4）观察患者面色、末梢循环及尿量情况。

三、常见护理诊断问题

（1）语言沟通障碍：与民族文化差异、文化程度高低、通用语言掌握欠缺有关。

（2）体温过高：与脑膜炎球菌感染导致败血症有关。

（3）组织灌注量改变：与内毒素导致微循环障碍有关。

（4）意识障碍：与脑脊髓膜炎症及颅内压升高有关。

（5）皮肤完整性受损：与意识障碍、内毒素损伤皮肤小血管有关。

（6）营养失调：与高热、呕吐致营养丢失过多，昏迷导致营养摄入减少有关。

（7）知识缺乏：与缺乏疾病相关知识有关。

（8）焦虑：与担心疾病预后有关。

（9）受伤风险：与意识障碍、惊厥有关。

（10）潜在并发症：脑疝、呼吸衰竭。

四、护理措施

1. 一般护理

（1）隔离消毒：在标准预防的基础上，采用飞沫、接触传播的隔离与预防。病室内安静整洁，空气新鲜流通，每日用紫外线或等离子消毒2次，每次30分钟，注意遮挡患者的眼部及外露皮肤。物体表面用500 mg/L含氯消毒液擦拭。地面用500～1000 mg/L含氯消毒液浸泡的拖布擦地。

（2）休息与活动：避免强光刺激，病室温度、湿度适宜，减少人员流动，集中治疗和护理，保证患者充分休息，减少机体能量消耗。

2. 症状护理

（1）高热：采取物理降温，可在头部、大动脉处冷敷、冰敷，头枕冰袋、冰帽，酒精擦浴、温水擦浴、冷盐水灌肠等，但要避免长时间冰敷同一部位，以防局部冻伤。若周围循环衰竭，有脉搏细速、面色苍白、四肢厥冷者，禁用冷敷和酒精擦浴。持续高热，物理降温欠佳者，可配合药物降温。

（2）头痛、呕吐：严密观察患者病情变化，出现持续高热、剧烈头痛、喷射性呕吐、意识障碍等，应加床档，呕吐时头偏向一侧，呕吐后及时做好口腔护理和污物的清理，并做好记录，出现血压升高、惊厥等症状时，遵医嘱镇静、解痉、脱水，酌情使用舌垫、约束带等。

（3）保持呼吸道通畅：给氧，观察呼吸次数、频率等；昏迷患者头偏向一侧，及时清除口咽分泌物，保持口腔清洁；观察有无脑疝及呼吸衰竭，必要时行气管插管、辅助呼吸等。

（4）皮肤淤斑：观察和评估淤点、淤斑的部位、大小及消长情况，加强皮肤护理。①应保持床位清洁平整，皮肤清洁干燥，大小便随时清理。②保护淤点、淤斑，避免使其受压或摩擦，必要时可垫气垫或空心圈。淤点、淤斑吸收过程中常有痒感，应剪短患者的指甲，避免抓破皮肤。③淤斑破溃后，先以氯化钠水溶液洗净局部，继之用红外线灯隔适当距离进行烧烤，局部可涂抗生素软膏，完毕后局部敷以消毒纱布。患者所用尿布及内衣裤换后宜煮沸消毒再用。

3. 用药护理

遵医嘱使用药物，如用抗菌药物，应按流行菌群与耐药情况合理使用抗菌药，使用时注意有无过敏反应。如用脱水剂，应注意外周血管是否良好、输液速度及颅内压变化。如应用肾上腺皮质激素，则应注意监测患者血糖水平、血细胞计数。糖尿病、高血压、妊娠和精神障碍患者禁止使用肾上腺皮质激素。

4. 饮食护理

（1）饮食原则：应给予高热量、高蛋白、高维生素、易消化的流质或半流质食物，鼓励患者多饮水。呕吐频繁不能进食者静脉补充营养，昏迷者给予鼻饲。

（2）饮食禁忌：禁忌辛辣、刺激食物，禁烟、限酒、限盐、限酱油的摄入。

（3）必要时给予患者鼻饲和外周静脉营养补充，咨询营养师并根据疾病需求、疾病状态请其制订个体化膳食方案。

5. 心理护理

向患者及家属解释疾病症状等相关知识及治疗方法，给予患者心理支持，消除患者紧张、焦虑等不良心理。

五、健康宣教

1. 入院指导

向患者介绍病区环境及相关医务人员，指导患者正确认识疾病，向患者及家属讲解疾病的相关症状及预后情况，告知家属保持病房环境干净整洁，向患者及家属耐心讲解隔离消毒的重要性及具体方法，建立良好的护患关系。

2. 预防知识指导

（1）控制传染源：发现疑似患者应早期诊断，并隔离观察。

（2）切断传播途径：流行期间尽量避免到人多的公共场所，保持室内空气流通。对与患者有密切接触史者，采用药物预防，可给予磺胺嘧啶或复方磺胺甲噁唑预防用药，疗程一般为3日。

（3）保护易感人群：菌苗预防，主要为A和C两群荚膜多糖菌苗，保护率较高。

3. 疾病知识指导

（1）开展有关预防流脑的宣传教育，如注意环境卫生，保持室内通风；养成良好的个人卫生习惯，如勤洗手，打喷嚏、咳嗽时使用手帕，不直接面对他人等；流行季节外出戴口罩，尽量避免到人多拥挤的公共场所，不与他人公用水杯餐具；早期发现、早期治疗，出现临床表现后，立即去医院就诊；平时加强体育锻炼，增强抵抗力。

（2）本病在6个月至2岁婴儿的发病率最高，以后随着年龄增长又逐渐下降。普通型如早期诊断并积极治疗，大多数预后良好，并发症及后遗症较少。暴发型病情凶险，病死率高。脑膜脑炎及混合型预后差，老年人及婴幼儿预后极差。

4. 探视制度

严格执行陪护与探视制度。

5. 出院指导

（1）用药指导：应遵医嘱足量使用抗菌药物，如三代头孢菌素，应早晚饭后服，每次100 mg，注意观察有无过敏反应。

（2）饮食指导：给予营养丰富、富含维生素的食物。饮食规律，勿食辛辣、刺激性食物。

（3）家庭消毒隔离指导：①煮沸法：脑膜炎球菌对外界抵抗力弱，对热和冷都比较敏感，温度低于30 ℃或者高于50 ℃皆易死亡，因此将患者穿过的衣裤、用过的毛巾、浴巾及碗盆等餐具用品，均可采取煮沸消毒法。煮前先将其浸在肥皂水里并洗净，再用锅蒸煮。用50 ℃以上水煮30分钟左右即可达到消毒目的。②冷冻法：脑膜炎球菌在温度低于30 ℃或者高于50 ℃皆易死亡。因此，脑脊髓膜炎患者接触过的物品，冬季可将被污染的物品放到室外过夜冷冻。③浸泡法：对于可以浸泡的物品，用500 mg/L含氯消毒液浸泡30分钟。

（4）休息与活动：患者应在家注意休息，逐渐增加活动量，避免劳累。

（5）心理指导：指导患者正确认识疾病，随访出院后患者疾病转归情况，鼓励患者树立战胜疾病的信心。

六、延伸护理

（1）药物依从性和不良反应：告知患者按时规律服药、注意有无不良反应及药物依从性的重要性。医学观察7日。流行季节前对流行区6个月至15岁的易感人群应用脑膜炎球菌多糖体菌苗进行预防接种。

（2）复查：告知家属及患者在出院后7日、14日分别进行复查，治疗期间有并发症的，出院后1个月再次复查。

（3）定期随访：患者出院7日后电话或者上门随访，后期按照复查时间进行随访，至患者停止治疗，恢复健康为止，做好随访记录。

（魏平英）

第三节 伤寒与副伤寒的护理常规

一、概述

伤寒与副伤寒是由伤寒和副伤寒杆菌（甲、乙、丙）引起的急性消化道传染病。临床上以持续高热、相对脉缓、特征性中毒症状、脾肿大、玫瑰疹和白细胞减少等为特征。肠出血、肠穿孔为主要并发症，本病有较高的传播率，每年每10万人中有100～1000人发病，超过1%的人口携带沙门菌。

二、观察要点

（1）定时监测患者的生命体征、意识状态、面色。

（2）观察患者的发热程度、热型及体温的升降特点。

（3）密切注意患者有无黑便、隐血试验结果，有无明显腹部不适或突发剧烈腹痛等表现，以排除肠出血、肠穿孔的可能。

三、常见护理诊断问题

（1）语言沟通障碍：与民族文化差异及通用语言交流障碍有关。

（2）体温过高：与伤寒杆菌感染并释放大量内毒素有关。

（3）腹泻/便秘：与伤寒杆菌释放内毒素致肠道功能紊乱有关。

（4）营养失调：与伤寒杆菌感染导致高热、食欲减退及腹部不适有关。

（5）感染风险：与伤寒杆菌感染导致机体抵抗力下降有关。

（6）知识缺乏：与缺乏疾病相关知识有关。

（7）焦虑：与担心疾病预后、病情反复有关。

（8）潜在并发症：肠出血、肠穿孔。

四、护理措施

1. 一般护理

（1）隔离：在标准预防的基础上采取消化道的隔离与预防。

（2）消毒：用等离子或者紫外线灯消毒机每日2次进行空气消毒，开窗通风换气，保持病房干燥。食具、饮具、衣物、床上用品、玩具、桌椅、门把手、墙壁、地面、便器等一切可能被污染的物体的表面用500～1000 mg/L的含氯消毒液进行湿式擦拭和清扫，每日2～3次，用具要做到一人一用消毒或一用一消毒。严格做好手卫生。

（3）休息与活动：发热期间指导患者绝对卧床休息。热退后2～3日可在床上稍坐，体温正常后1周可轻度活动。

2. 症状护理

（1）发热：卧床休息至退热后1周，保持室内环境整洁，补充适量水分和营养，监测体温变化，体温≥39 ℃时，遵医嘱采用头部冷敷等物理降温，但有皮疹患者禁用擦浴法。不宜用药物降温，以防虚脱。注意病情变化，保持口腔清洁，高热者给予口腔护理。加强皮肤护理，保持床单、衣服干燥清洁，穿透气、棉质衣服，寒战时应给予保暖，对高热昏迷或出现神经系统症状的患者，注意安全护理，降温处理30分钟后测量体温。

（2）腹胀：注意少量多餐，饮食以清淡易消化为主，避免牛奶、豆浆等易产气食物；腹胀严重者可用松节油热敷腹部或用肛管排气，禁用新斯的明或腹部按摩，以免引起剧烈肠蠕动，诱发肠出血或肠穿孔。①腹泻或便秘：腹泻患者应选择低糖、低脂肪的食物，可进行腹部冷敷，减轻腹部充血，但禁止在冷敷过程中对腹部施压。便秘患者忌泻药，切忌过度用力排便。②便秘者并发症：主要是肠出血、肠穿孔。a.避免诱因：伤寒病程进入极期和缓解期，患者常因饮食不当（如饮食过饱、饮食中含纤维渣滓过多等）、活动过多、腹泻、排便过度用力、治疗性灌肠不当等发生肠出血或肠穿孔，应对患者及家属进行必要指导。b.观察并发症征象：面色、脉搏、体温、腹肌等。若已经发生肠出血或肠穿孔时，患者应绝对卧床休息，保持病室安静，必要时给予镇静剂，严密监测生命体征、排便情况及听诊肠鸣音，早期发现休克征象，并做好抢救配合工作。期间注意安慰患者，避免紧张情绪，防止加重病情。

3. 用药护理

遵医嘱用药，常用药物有喹诺酮类、头孢菌素、氯霉素等。

（1）第三代喹诺酮类药物：该药是治疗伤寒的首选药物。常用的有左旋氧氟沙星、氧氟沙星、环丙沙星、培氟沙星、洛美沙星、司氟沙星等。

（2）第三代头孢菌素：如头孢噻肟、头孢哌酮、头孢他啶、头孢曲松等，常用作静脉滴注用药。

（3）用于氯霉素敏感株，一般轻者口服用药，重者需要静脉滴注，但新生儿、孕妇及肝功能明显异常的患者忌用。

（4）其他治疗：有时还可使用氨苄西林、复方磺胺甲噁唑、阿奇霉素、亚胺培南、西司他丁等药物进行治疗。

4. 饮食护理

（1）饮食原则：给予高热量、高维生素、易消化的无渣饮食。发热期间，宜用流质或细软无渣饮食，少量多餐。高热未退时，补充充足的水分。痊愈初期，少食多餐，且选较易消化的高蛋白食物进食。

（2）饮食禁忌：忌青菜、水果、油炸类食物。忌生吃蔬菜，蔬菜要煮熟再吃。忌喝生水、吃腐烂变质的食物。尽量少吃或不吃冷食品等。忌食质地坚硬、渣多、粗纤维多、刺激性及含酒精类食物，避免刺激胃肠道。忌食产气多的食物。

（3）必要时给予患者鼻饲和外周静脉营养补充，可咨询营养师并根据疾病需求、疾病状态请其制订个体化膳食方案。

5. 心理护理

患者多有抑郁、孤独、恐惧等心理反应，不理解病程及限制活动、限制饮食的意义，常出现不配合和急躁情绪，护士应向患者及家属讲解伤寒疾病相关知识，做好解释工作。

五、健康宣教

1. 入院指导

向患者介绍病区环境和相关医务人员，耐心讲解疾病的相关症状及治疗原则，解除患者的恐惧心理，建立良好的护患关系，取得患者的配合和家属的信任。

2. 预防知识指导

注意个人卫生，养成良好的卫生习惯，做好"三管一灭"即管理公共饮食卫生、管理水源、管理粪便和消灭苍蝇、蟑螂。

3. 疾病知识指导

向患者和家属介绍疾病特点，给予相应疾病知识讲解，伤寒痊愈后仍需定期检查粪便，若粪便培养持续1年或1年以上阳性者，需坚持进行药物治疗，不可从事餐饮服务业。若再次出现发热等表现，应及时就诊。

4. 探视指导

严格执行陪护与探视制度。

5. 出院指导

（1）用药指导：遵医嘱口服复方磺胺甲噁唑，每日2片，每天2次，连续服用3～5日。

（2）饮食指导：指导患者及家属饮食中避免生、冷、硬、粗的食物，不吃不洁食物，不饮生水、生奶，忌食产气多的食物。给予高热量、高营养、易消化的饮食，多食用可增加免疫功能的食物。

（3）伤寒杆菌对阳光、热、干燥抵抗力差，阳光直射数小时死亡，加热至60 ℃ 15分钟或煮沸后即可杀灭，对一般化学剂敏感。患者的大小便、便器、食具、衣物、生活用品都需要消毒处理。养成饭前便后洗手、不吃不洁食物、不饮用生水和生奶的习惯。

（4）休息与活动：患者应在家注意休息，热退后逐渐增加活动量，避免劳累。

（5）心理指导：讲解疾病相关知识、正确认识疾病，鼓励患者树立战胜疾病的信心。

六、延伸护理

（1）药物依从性和不良反应：告知患者按时规律服药、注意有无不良反应及药物依从性的重要性。

（2）复查：对伤寒恢复期患者进行带菌检查，一般在病后1个月和3个月分别便检2～3次，每次间隔2～3日，以及时发现带菌者。对既往伤寒患者可抽取部分患者进行带菌检查，以便发现慢性带菌者。

（3）随访：于患者出院7日后进行电话或者上门随访，之后按照复查时间进行随访，至患者停止治疗，恢复健康为止，做好随访记录。

（陈　珍）

第四节　细菌性痢疾的护理常规

一、概述

细菌性痢疾是指人体感染志贺菌属（痢疾杆菌）引起的肠道传染病，以发热、腹痛、腹泻、里急后重、黏液脓血便等为主要特征，可伴有全身毒血症状。全年均可发生，多流行于夏、秋季节，7至9月多发。

二、观察要点

（1）密切观察患者生命体征变化，注意热型、发热持续时间、伴随症状、精神状态。

（2）观察患者排便次数、性状、量等，及时留取和送检标本。

（3）观察患者有无腹痛、腹泻、里急后重、排脓血样便。

（4）注意观察患者有无脱水及电解质紊乱表现，记录24小时出入量。

三、常见护理诊断问题

（1）语言沟通障碍：与民族文化差异及通用语言交流障碍有关。

（2）体温过高：与志贺菌释放内毒素，作用于体温中枢导致体温升高有关。

（3）腹泻：与胃肠道炎症、广泛浅表性溃疡形成导致胃肠蠕动增强、肠痉挛有关。

（4）组织灌注量改变：与内毒素导致微循环障碍有关。

（5）疼痛：腹痛，与细菌毒素作用于肠壁自主神经，引起肠痉挛有关。

（6）营养失调：与发热、腹泻导致体液丢失过多，食欲下降导致摄入不足有关。

（7）活动无耐力：与腹泻致身体虚弱有关。

（8）焦虑：与起病急骤、疾病知识缺乏有关。

（9）知识缺乏：与缺乏疾病相关知识有关。

（10）潜在并发症：周围循环衰竭、中枢性呼吸衰竭、惊厥、脑疝。

四、护理措施

1. 一般护理

（1）隔离：在标准预防的基础上给予消化道的隔离与预防。

（2）消毒：病室每日用紫外线或等离子消毒机空气消毒1日2次、每次30分钟。物体表面及地面用500 mg/L的含氯消毒液湿式擦拭。餐具、用具要单独使用、消毒。

（3）休息与活动：室内经常通风换气，温度、湿度适宜，全身症状明显时应卧床休息，缓解期不要过于劳累。

2. 症状护理

（1）高热与惊厥：高热者可采用物理降温，如温水擦浴、酒精擦浴、头部冷敷，对持续高热物理降温不明显者可遵医嘱适当给予药物降温，高热伴惊厥者，遵医嘱给予抗惊厥药物，做好口腔护理，防止并发症。

（2）痉挛性腹痛：勿使腹部受凉，勿食生冷食物，疼痛严重时给予阿托品或进行腹部热敷。

（3）腹泻：做好肛周皮肤的护理，对排便频繁者便后用软纸轻轻擦拭肛门，不可用力，以免脱肛；便后温水擦洗肛周或坐浴，保持肛周皮肤清洁，宜穿清洁柔软内裤，必要时用鞣酸软膏、凡士林或抗生素膏剂涂抹肛周，以避免臀红和肛周皮肤破损。

（4）脑水肿：严格控制入液量，吸氧，遵医嘱应用甘露醇或山梨醇进行脱水，以减轻脑水肿。

（5）意识障碍：应加强防护，防止意外损伤，如坠床、摔伤、舌咬伤等，保持呼吸道通畅，持续吸氧，定时翻身，预防压疮。

（6）循环衰竭：采取休克卧位（平卧，头部与下肢均抬高15°～30°），注意保暖，保持呼吸道通畅，给予吸氧，持续监测血氧饱和度；迅速建立静脉通路，遵医嘱给予扩容、纠酸等抗休克治疗，并注意按输液原则安排好输液次序，根据病情、血压、尿量调节滴速，密切观察循环衰竭改善情况，在扩容及纠酸的基础之上，应用血管活性药物，并注意药物浓度、滴速及不良反应。

（7）呼吸衰竭：保持呼吸道通畅，及时吸痰、吸氧，若有呼吸停止者，立即配合气管切开、气管插管，予以机械通气。

3. 用药护理

轻型患者可不应用抗生素，严重患者遵医嘱，可根据患者大便培养的结果或当地流行菌株药敏试验指导抗生素临床用药，一般疗程为3～7日，并注意观察药物的不良反应及是否有过敏反应，早期禁用止泻药。

4. 饮食护理

（1）饮食原则：急性腹泻、呕吐、腹痛较严重者应禁食禁水（详情请咨询临床营养师）。疾病恢复期高蛋白、高维生素、低膳食纤维、易消化软食，每日饮水1500 mL以上。疾病恢复初期，宜用流质或细软无渣饮食，少量多餐。

（2）饮食禁忌：忌食油腻、生冷、变质的食物。忌食粗纤维、产气的食物，如番薯、韭菜。忌食发物，禁烟、限酒。

（3）必要时给予患者鼻饲和外周静脉营养补充，可咨询营养师并根据疾病需求、疾病状态请其制订个体化膳食方案。

5. 心理护理

向患者及家属介绍细菌性痢疾有关知识及发生腹痛、腹泻、里急后重的原因，介绍主要治疗措施及效果，消除患者的焦虑心理；关心、体贴患者，可听音乐、看书报等，以分散对腹部不适的注意力。

五、健康宣教

1. 入院指导

向患者介绍病区环境及相关医务人员，指导患者正确认识疾病，向患者及家属讲解疾病的相关症状及预后情况，告知家属保持病房环境干净整洁，向患者及家属耐心讲解隔离消毒的重要性及具体方法，建立良好的护患关系。

2. 预防知识指导

（1）控制传染源：是预防疾病的关键，应早期隔离细菌性痢疾患者，并积极彻底治疗，定期进行访视管理，直至便培养阴性。

（2）切断传播途径：把住"病从口入"关，养成良好的卫生习惯，搞好个人卫生。

（3）保护易感人群：目前国内可使用的细菌性痢疾疫苗种类有限，提高自身免疫力是预防疾病的重中之重。

3. 疾病知识指导

（1）做好细菌性痢疾的宣传工作，让家属了解疾病的预防措施；向患者介绍菌痢急性发作、加重病情的诱因；勿进食生冷不洁食物，避免过度劳累、受凉，注意饮食节制以防细菌性痢疾再次发作。

（2）讲解细菌性痢疾的传播方式及防护措施，保持环境卫生，加强灭蝇、防蝇措施，养成良好的个人卫生习惯，预后一般良好。

4. 探视制度

严格执行陪护与探视制度。

5. 出院指导

（1）用药指导：喹诺酮类药物为首选药，口服吸收好（剂量用法可根据临床症状遵医嘱使用），注意观察患者有无恶心、呕吐、腹部不适或头痛、头晕、睡眠不佳等不良反应。

（2）饮食指导：饮食宜少量多餐，宜食用营养丰富、富含维生素的食物。

（3）家庭消毒隔离指导：①煮沸法：致病菌志贺菌属在体外生存力较强，温度越低存活时间越长，但对理化因素的抵抗力较低，60 ℃煮10分钟死亡，煮沸2分钟即被杀死，因此对患者使用过的毛巾、水杯、碗筷等能煮沸消毒的日常用品及餐具可采用煮沸法消毒。②暴晒法：致病菌志贺菌属在体外生存力较强，但日光直接照射30分钟即可死亡，故患者使用过的衣物、毛巾、日常生活用品等均可用暴晒法进行消毒。③浸泡法：致病菌志贺菌属对各种化学消毒剂均敏感，因此家中常备的84消毒液即可对患者接触过的物品（织物不建议用浸泡法）进行30～120分钟的时间浸泡，即可有消毒杀菌作用。

（4）休息与活动：注意生活规律，恢复期可适当进行力所能及的体育锻炼以增强体质，如散步、体操、打太极拳等。

（5）心理指导：指导患者正确认识疾病，随访出院后患者疾病转归情况，鼓励患者树立战胜疾病的信心。

六、延伸护理

（1）药物依从性和不良反应：告知患者按时规律服药、注意有无不良反应及药物依从性的重要性，遵医嘱按时、按量、按疗程坚持服药，争取急性期彻底治愈，以防转变为慢性细菌性痢疾。

（2）复查：嘱患者及家属于出院后7日、14日进行复查，治疗期间有并发症者，于出院后1个月再次复查。

（3）随访：于出院后7日进行电话或上门随访，以后按照复查时间随访，直至患者停止治疗，恢复健康为止，做好随访记录。

（魏平英）

第五节　细菌性食物中毒的护理常规

一、概述

细菌性食物中毒是由于进食被细菌或细菌毒素污染的食物后而引起的急性感染中毒性疾病。神经型食物中毒因进食含有肉毒梭状芽孢杆菌（简称肉毒杆菌）外毒素的食物而引发的急性神经型食物中毒（又称肉毒中毒）疾病。根据临床表现不同，可分为胃肠型与神经型两种类型，以胃肠型食物中毒较为多见，以恶心、呕吐、腹痛、腹泻等急性胃肠炎症状为主要临床表现。神经型食物中毒疾病临床主要表现为眼肌、咽肌麻痹等神经系统症状。本病有明显的季节性，夏、秋季节多发，人群普遍易感。

二、观察要点

（1）严密观察患者生命体征，如神志、瞳孔、面色、皮肤黏膜、弹性及温湿度变化。

（2）观察患者胃肠道症状及有无头痛、头晕、视物模糊、眼睑下垂、咀嚼、吞咽、呼吸困难等。

（3）观察患者面部有无表情、有无抬头困难、肢体瘫痪等。

（4）观察和记录患者呕吐物、排泄物的性状、量、次数，及时留取可疑污染食物、呕吐物及粪便等标本并立即送检。

（5）观察患者口腔黏膜变化，有无分泌物，严重者观察是否有脱水、酸中毒、休克等症状。

三、常见护理诊断问题

（1）语言沟通障碍：与民族文化差异及通用语言交流障碍有关。

（2）有体液不足的危险：与细菌及其毒素作用于胃肠道黏膜，导致患者频繁呕吐、腹泻引起体液大量丢失有关。

（3）营养失调：与频繁呕吐、腹泻引起体液大量丢失，机体摄入不足有关。

（4）腹泻：与细菌及其毒素引起消化道蠕动增加有关。

（5）疼痛：腹痛与细菌及毒素引起胃肠道炎症及痉挛有关。

（6）活动无耐力：与腹泻致身体虚弱有关。

（7）焦虑：与起病急骤、疾病知识缺乏有关。

（8）知识缺乏：与缺乏疾病相关知识有关。

（9）潜在并发症：酸中毒、电解质紊乱、休克。

四、护理措施

1. 一般护理

（1）隔离：在标准预防的基础上，采取接触传播的隔离与预防。

（2）消毒：病室用紫外线或等离子消毒机每日消毒2次，每次30分钟，注意遮挡患者的眼部及外露皮肤。对患者接触的物品、餐具、病室物表、地面应以500 mg/L的含氯消毒液喷洒或擦拭消毒。

（3）休息与活动：急性期卧床休息，恢复期可逐渐恢复适量的活动。

2. 症状护理

（1）恶心、呕吐：一般不予止吐处理，因呕吐有助于清除胃肠道内残留的毒素，呕吐后应帮患者及时清除呕吐物，协助漱口，保持口腔和床位清洁。

（2）腹痛、腹泻：注意腹部保暖，禁食冷饮。剧烈腹痛者遵医嘱使用解痉药。早期不用止泻药，便于毒素排出，每次排便后清洁肛周，并涂以润滑剂减少刺激。

3. 用药护理

遵医嘱维持水、电解质平衡，可根据临床症状遵医嘱静脉补液。腹痛剧烈者可遵医嘱给予解痉剂，用药时注意观察患者的皮肤弹性及尿量情况。

4. 饮食护理

（1）饮食原则：急性腹泻、呕吐、腹痛较严重应禁食禁水（详情请咨询临床营养师）。疾病恢复期高蛋白、高维生素、低膳食纤维、易消化食物。

（2）饮食禁忌：禁食变质的食品，注意保质期。不吃隔顿凉拌菜。禁止直接食用冰箱的冷冻食品，戒烟、限酒。

（3）必要时给予患者鼻饲和外周静脉营养补充，可咨询营养师并根据疾病需求、疾病状态请其制订个体化膳食方案。神经型患者出现咽肌麻痹时，取坐位缓慢进食（忌干燥食物），或遵医嘱予鼻饲或静脉营养支持。

5. 心理护理

患者常因突然发病、频繁吐泻、眼肌咽肌麻痹等而引起恐惧、焦虑等心理。护士应关心体贴患者，主动满足患者的生活需要，及时处理不适症状，耐心做好安慰、解释等工作，使患者树立信心和增强安全感，鼓励患者主动配合治疗。

五、健康宣教

1. 入院指导

向患者介绍病区环境及相关医务人员，指导患者正确认识疾病，向患者及家属讲解疾病的相关症状及预后情况，告知家属保持病房环境干净整洁，向患者及家属耐心讲解隔离消毒的重要性及具体方法，建立良好的护患关系。

2. 预防知识指导

（1）控制传染源：加强对相关从业人员关于《中华人民共和国食品卫生法》的宣教，加强对饮食业的卫生监督及检查工作。开展健康宣教、提高全民卫生意识，讲究饮食、饮水及个人卫生，一经发现可疑食物，应及早报告当地卫生防疫部门，及时进行调查、分析，制订合理防疫措施，控制疫情。

（2）切断传播途径：流行暴发时，做好思想及组织工作，将患者进行分类，轻者在原单位集中治疗，及时收集资料，进行流行病学调查及细菌学的检验工作。

（3）保护易感人群。

3. 疾病知识指导

向患者及家属讲解细菌性食物中毒的临床表现、治疗方法及配合治疗的重要性，告知患者和家属本病初起的呕吐、洗胃等可有利于清除细菌和毒素，经过及时有效的治疗，胃肠型食物中毒大多在1~3日治愈。

4. 探视指导

严格执行陪护与探视制度。

5. 出院指导

（1）用药指导：告知患者按时规律服药，指导患者及家属学会观察药物不良反应及药物依从性。

（2）饮食指导：规律饮食、避免暴饮暴食；细嚼慢咽，避免急食；食用质软、易消化、营养价值高、富含维生素类食物，少量多餐，定时、定量。不宜食用生、冷、硬、辛辣、刺激的食物；禁油炸类食物，如油条、薯条、烧烤等。

（3）家庭消毒隔离指导：因致病菌副溶血性弧菌对热和酸极为敏感，56 ℃ 5~10分钟可被灭活，在食醋中3~5分钟即死亡。沙门菌不耐热，60 ℃ 25~30分钟可将其灭活煮沸可立即死亡。芽孢杆菌不耐热80 ℃ 20分钟即可杀死，但是芽孢至少需要100 ℃ 20分钟以上才能被灭活，金黄色葡萄球菌等菌属抵抗力较强，并广泛存在于自然界，因此食物中毒的患者除应做到病室每日开窗通风，保持空气清新之外，患者使用过的食具、毛巾、牙刷等常用生活用品应煮沸消毒，即100 ℃沸水煮沸30分钟以上。

（4）休息与活动：患者应在家注意休息，逐渐增加活动量，避免劳累。

（5）心理指导：保持乐观情绪，避免精神过度紧张、焦虑、愤怒、忧郁，勿急躁，减少不良情绪影响，心态平和。

六、延伸护理

（1）药物依从性和不良反应：告知患者按时规律服药、注意有无不良反应及药物依从性的重要性。

（2）复查：本病病程较短，预后大多良好，可于出院后1周进行复查。

（3）定期随访：于患者出院后7日电话或上门随访，做好随访记录。

（乔晓燕）

第六节　破伤风的护理常规

一、概述

破伤风是由破伤风杆菌经皮肤或黏膜伤口侵入人体，在缺氧环境下生长繁殖，产生毒素，引起肌痉挛为主的一种特异性感染。临床表现为骨骼肌持续性痉挛、对刺激反射兴奋性增高，主要波及咬肌、背脊肌、腹肌、四肢肌等肌群，严重肌肉痉挛性抽搐、缺氧或继发感染可引起器官损害，多见于各种外伤。本病属于乙类传染病。

二、观察要点

（1）严密观察患者生命体征的变化，记录24小时出入量。

（2）保持呼吸道通畅，注意观察患者有无喉头痉挛或窒息，发现异常及时报告，并配合医生行气管切开。

（3）观察患者有无头晕、头痛、咬肌紧张、烦躁不安、打哈欠等前驱症状及肌紧张酸胀、烦躁不安、打呵欠等，一般持续12~24小时。

（4）观察患者有无肌肉痉挛，是否出现典型的肌强烈收缩、咀嚼不便、张口困难、牙关紧闭、面部表情肌群呈阵发性痉挛，有无典型"苦笑"表情及"角弓反张"状。

三、常见护理诊断问题

（1）语言沟通障碍：与民族文化差异及通用语言交流障碍有关。

（2）窒息风险：与持续性呼吸肌痉挛、误吸、痰液堵塞气道有关。

（3）受伤害风险：与强烈的肌痉挛有关。

（4）有体液不足的危险：与反复肌痉挛消耗、大量出汗有关。

（5）知识缺乏：与缺乏疾病相关知识有关。

（6）焦虑：与担心疾病预后有关。

（7）潜在并发症：肺不张、肺部感染、尿潴留、心力衰竭等。

四、护理措施

1. 一般护理

（1）隔离：在标准预防的基础上，采用接触传播的隔离与预防。

（2）消毒：病室内通风换气，保持空气新鲜、干燥，紫外线或等离子消毒机每日消毒2次，每次30分钟。病室湿式清扫，用500 mg/L含氯消毒液进行喷洒、擦拭拖地等。床单位用臭氧消毒机消毒。

（3）休息与活动：严格卧床休息，安置于单人暗室，以免光线、声音等外来刺激引起痉挛，医护人员应轻说话、轻关门、轻操作。

2. 症状护理

（1）气管切开患者，注意随时吸出分泌物，及时清洁导管，定时进行雾化吸入，定期滴入抗生素注射液。

（2）抽搐频繁患者，应加强安全护理，使用床挡和垫舌垫，防止坠床和舌咬伤。

（3）对使用镇静剂的患者，应保持"昏睡"状态，以减少抽搐发生的次数。

3. 用药护理

（1）去除毒素来源：有伤口者应及时彻底清创，清创时，宜先在伤口周围用破伤风抗毒素或破伤风免疫球蛋白浸润，并在应用镇静药、止疼药及抗生素等1～2小时或以后进行扩创，术后可用3%过氧化氢等溶液湿敷，伤口散开以利引流，不宜缝合或包扎。

（2）病原治疗：应用破伤风抗毒素、破伤风免疫球蛋白；选用青霉素、甲硝唑、头孢菌素、喹诺酮类等抗生素治疗。

（3）控制和解除痉挛：轻者使用地西泮口服或肌内注射，也可用苯巴比妥钠肌内注射或水合氯醛口服；较重者使用地西泮持续静脉滴注，也可用氯丙嗪加入5%葡萄糖注射液内静脉缓慢滴入；抽搐严重或不能配合治疗和护理者，可用硫喷妥钠肌内注射或肌松弛剂，如氯化琥珀胆碱、氯化筒箭毒碱、加拉碘铵、氨酰胆碱（在气管切开及控制呼吸的条件下使用）等。

（4）呼吸障碍的处理：①吸氧。②气管切开：抽搐频繁，解痉疗效不佳者；有窒息性抽搐发作伴有发绀者；有老年慢性支气管炎，肺气肿及肺部重度感染者；呼吸道分泌物多，不易清除，有呼吸衰竭征兆者；需用麻醉药或肌松药者应尽早行气管切开。③使用有效抗生素控制肺部感染。

（5）并发症处理：对症处理心动过速、血压不稳定、发热、水与电解质代谢失调。

4. 饮食护理

（1）饮食原则：低碳水化合物、低脂肪、高维生素、低胆固醇、易消化膳食。

（2）饮食禁忌：忌食质地坚硬、粗纤维多、刺激性食物。戒烟、戒酒。忌油腻、生冷、易过敏食物。

（3）必要时给予患者鼻饲和外周静脉营养补充，可咨询营养师并根据疾病需求、疾病状态请其制订个体化膳食方案。

5. 心理护理

破伤风发病急骤，死亡率高，预后多较严重，这样会使患者产生焦虑、紧张及恐惧。因此，应多与患者沟通，理解患者的处境，给予体贴、安慰与关心，鼓励患者说出其所关心的问题并给予耐心解答。使患者减轻心理压力，若伤口可能有破伤风的情况，应及时前往医院就诊打针，切记一定不可以抱有侥幸心理，积极配合治疗与护理，争取早日康复。

五、健康宣教

1. 入院指导

向患者介绍病区环境及相关医务人员，指导患者正确认识疾病，向患者及家属讲解疾病的相关症状及预后情况，告知家属保持病房环境干净整洁，向患者及家属耐心讲解隔离消毒的重要性及具体方法，建立良好的护患关系。

2. 预防知识指导

（1）宣传预防破伤风的知识，去除不良习惯，小伤口者避免用柴灰、积尘等涂敷或不洁布条包扎，强调外伤、产妇分娩等应到正规医疗机构诊治与处理。

（2）婴儿按时进行预防接种，用百日咳、白喉及破伤风类毒素混合剂做皮下或肌内注射，进行人工主动免疫。

（3）严重污染创伤或受伤前未经主动免疫者，要及时到医院注射破伤风抗毒素或破伤风免疫球蛋白进行人工被动免疫。

3. 疾病知识指导

保持伤口的清洁、干燥，预防感染。保持充足的睡眠，减少抽搐的发生，促进疾病的康复。

4. 探视指导

严格执行陪护与探视制度。

5. 出院指导

（1）饮食指导：给予易消化的饮食和充足的水，不能进食者鼻饲营养。

（2）家庭消毒隔离指导：将患者置于光线较暗的屋子，保持安静，减少各种刺激；认真检查伤口，彻底地清除异物和坏死组织。

（3）休息与活动：保持乐观的情绪，劳逸结合，争取早日康复。

（4）心理指导：由于患者对疾病缺乏了解，反复抽搐、痉挛致呼吸困难而有濒死感，导致紧张恐惧，担心预后。应耐心解释、疏导，消除患者不安情绪，使患者以积极的心态接受治疗。

六、延伸护理

（1）复查：嘱患者及家属按主治医生要求门诊随诊。

（2）定期随访：于患者出院后7日进行电话或者上门随访，之后按照复查时间进行随访，至患者停止治疗，恢复健康为止，并做好随访记录。

（李芳芳）

第七节　鼠疫的护理常规

一、概述

鼠疫是由鼠疫耶尔森菌（亦称鼠疫杆菌）引起的烈性传染病。主要流行于鼠类、旱獭及其他啮齿动物，属于自然疫源性疾病。临床主要表现为高热、淋巴结肿痛、出血倾向、肺部特殊炎症等。本病属于甲类传染病。

青藏高原地区存在喜马拉雅旱獭鼠疫自然疫源地，青海地区1975—2012年共发生人间鼠疫疫情79起，发病人数169例，病死率49.7%，发病季节为5～11月，7～10月为高峰，呈单峰型。

二、观察要点

（1）严密监测患者生命体征，观察神志变化，必要时随时测量体温变化，高热患者遵医嘱降温。

（2）密切观察患者局部淋巴结病变及其程度。

（3）观察患者有无肺部病变的表现，如呼吸困难、发绀、胸痛、咳嗽、咯血或血性泡沫痰及肺部体征等。

（4）注意患者有无皮肤、黏膜、脏器和腔道出血现象。

（5）记录患者24小时出入量。

三、常见护理诊断问题

（1）沟通障碍：与民族文化差异、文化程度高低有关。

（2）饮食习惯：与地域、食材、进食方式有关。

（3）体温过高：与感染鼠疫耶尔森菌有关。

（4）疼痛：与组织充血和水肿有关。

（5）皮肤完整性受损：与感染鼠疫耶尔森菌引起的不同症状有关。

（6）恐惧：与病情发展迅速、实施严密隔离措施、疾病引起的死亡威胁有关。

（7）潜在并发症：败血症、弥散性血管内凝血、感染性休克。

四、护理措施

1. 一般护理

（1）隔离：采取单间严密隔离，包括接触隔离和呼吸道隔离措施。

（2）消毒：①空气消毒：用等离子消毒机、紫外线灯每日2次进行空气消毒，或者用1000～1500 g/L的含氯消毒液喷洒消毒每日4次，开窗通风换气。②物表及地面消毒：物表、地面及门窗用1000～2000 mg/L含氯消毒剂或其他有效消毒剂每日2次擦拭（喷雾）消毒，也可以用紫外线辅助照射消毒。③需要洗涤的物品，先浸泡2小时后洗涤，可选用1000～2000 mg/L含氯消毒剂。对耐热、耐湿物品尽可能使用高压蒸汽（121 ℃），灭菌20分钟。不能用化学消毒剂浸泡或压力蒸汽消毒的仪器、设备和物品，可密闭门窗，甲醛熏蒸消毒24小时。④鼠疫患者尸体：用浸有1000～1500 mg/L含有效氯消毒剂的棉球将尸体口、鼻、肛门、阴道等开放处填塞，并以浸有上述浓度消毒液的床单包裹尸体后，装入不透水的尸体袋内密封、转运、焚烧。

（3）休息与活动：高热患者应绝对卧床休息，保持病室适宜的温度、湿度，定时通风换气。

2. 症状护理

（1）发热的护理：高热时以物理降温为主，注意观察患者微循环状态，周围循环不良者，如面色苍白、脉搏细速、四肢厥冷、皮肤有出血倾向的禁用冷敷和酒精擦浴，注意出汗情况，避免大汗导致虚脱。

（2）急性淋巴结炎的护理：局部淋巴结剧痛患者肢体活动受限，多采取强迫体位，病变部位切忌挤压，肿大的淋巴结化脓时应切开排脓，破溃者应及时做清创处理。

（3）肺鼠疫的护理：肺鼠疫患者痰多，应注意保持呼吸道通畅，及时清除口鼻咽部分泌物及痰液。呼吸困难患者取半坐位或坐位，并给予吸氧。

（4）并发症护理：①皮肤黏膜出血的护理：注意保持皮肤清洁，每日用温水轻轻擦拭皮肤，禁用肥皂和酒精。嘱患者穿着宽松、柔软的内衣裤，避免搔抓皮肤，防止造成皮肤感染。②抗休克护理：迅速建立静脉通路，记录24小时出入量，遵医嘱扩容、纠正酸中毒。根据血压、尿量随时调整输液速度。观察脉率、呼吸次数，注意有无呼吸困难、咳泡沫痰及肺底湿啰音，防止肺水肿及左心衰竭的发生。弥散性血管内凝血者采用肝素抗凝治疗。

3. 用药护理

遵医嘱早期、联合、足量应用敏感抗菌药物。

（1）链霉素：链霉素可与磺胺类或四环素等联合用药。注意药物的耳毒性和肾毒性。

（2）氯霉素：有脑膜炎症状者，在特效治疗的同时，辅以氯霉素治疗。用药期间注意血液系统的不良反应。

4. 饮食护理

（1）饮食原则：建议高能量、高蛋白、高维生素、易消化膳食。

（2）饮食禁忌：忌食生冷、坚硬、油腻性食物。戒烟、戒酒及含酒精类食物、咖啡、浓茶等刺激性食物。

（3）必要时给予患者鼻饲和外周静脉营养补充，可咨询营养师并根据疾病需求、疾病状态请其制订个体化膳食方案。

5. 心理护理

应积极、主动地帮助患者树立治病信心和增强安全感，与患者进行有效沟通，让患者充分表达自己的情感，以了解患者的顾虑、困难，予以精心护理。

五、健康宣教

1. 入院指导

向患者介绍病区环境及相关医务人员，指导患者正确认识疾病，向患者及家属讲解疾病的相关症状及预后情况，告知家属保持病房环境干净整洁，向患者及家属耐心讲解隔离消毒的重要性及具体方法，建立良好的护患关系。

2. 预防知识指导

（1）控制传染源：灭鼠、灭蚤控制鼠间鼠疫；加强疫情报告，严密隔离患者；患者的分泌物与排泄物应彻底消毒或焚烧，死于鼠疫者的尸体应用裹尸袋严密包套后焚烧。

（2）切断传播途径：加强国际检疫和交通检疫，灭蚤、灭鼠必须彻底。

（3）保护易感者：预防接种，甲醛死菌疫苗用于疫区及周围的居民和进入疫区的工作人员，有效期1年，继续暴露者每6个月加强注射1次。减毒活菌苗皮下注射1次，通常于接种后10日产生抗体，1个月后达高峰，有效期1年，加强接种每年1次。医务人员接种菌苗2周后方能进入疫区。

3. 疾病知识指导

（1）做好疾病的有关知识教育：讲解鼠疫的预防措施、各种消毒隔离措施的要求及必要性等。告知对鼠疫患者必须采取严密隔离措施，以免疫情蔓延。

（2）讲解本病的疾病知识及预后，促使患者配合治疗。

4. 探视指导

禁止探视。

5. 出院指导

（1）用药指导：口服磺胺嘧啶，每次1.0 g，每日2次。服药期间每日饮水至少2000 mL，保证尿量每日达到1000 mL以上，常见不良反应有药疹、贫血、恶心、呕吐、食欲减退等，对肝肾有损害。

（2）饮食指导：嘱患者多吃营养丰富、高热量、易消化的食品，如多吃新鲜蔬菜、水果等，鼓励其多饮水，每日宜3000 mL左右。

（3）家庭预防及消毒隔离：①患者房间的墙面、地面及门窗用1000～2000 mg/L含氯消毒剂每日2次擦拭（喷雾）消毒，定时通风换气。②患者的呕吐物、排泄物与浓度为5000 mg/L的有效氯溶液以1∶2的比例或加入1/5量的漂白粉，搅匀后加盖作用60分钟，倾倒至卫生间排污道。③需要洗涤的物品，先浸泡2小时后洗涤，可选用500～1000 mg/L含氯消毒剂。对耐热、耐湿物品使用煮沸消毒。

（4）休息与活动：建立健康的生活方式，避免劳累，保证充足的睡眠和休息。适当加强锻炼和运动，增强机体免疫功能。

（5）心理指导：鼓励、安慰患者，增强其战胜疾病的信心。

六、延伸护理

（1）药物依从性和不良反应：注意观察药物疗效及不良反应，家属督促患者按时、按量、按疗程用药；如有不良反应等发生，应及时告知医生，不可自行停药、减药。

（2）复查：嘱患者及家属于出院后7日、14日分别进行复查，如治疗期间有并发症者，则于出院后1个月再次进行复查。

（3）随访：在患者出院后7日进行电话或者上门随访，以后按照复查时间进行电话随访，至患者停止治疗，恢复健康为止，做好随访记录。

（赵亚萍）

第八节　淋病的护理常规

一、概述

淋病是淋球菌性尿道炎的简称，是淋病奈瑟菌引起的以泌尿生殖系统化脓性感染症状为主要临床表现的一种常见性病。以青壮年性活跃人群为主，男性多于女性，夏季发病率高。本病属于乙类传染病。

二、观察要点

（1）观察患者的生命体征、神志及精神状况。

（2）观察患者有无尿频、尿急、尿痛、排尿困难。

（3）观察患者外阴有无红肿、刺痛、刺痒，有无阴道脓性分泌物增多或异常等。

（4）观察患者有无淋菌性结膜炎、直肠炎、咽炎等并发症。

三、常见护理诊断问题

（1）语言沟通障碍：与民族文化差异及通用语言交流障碍有关。

（2）疼痛：与局部炎症刺激有关。

（3）排尿障碍：与淋病奈瑟菌侵犯尿道有关。

（4）疼痛：与淋病奈瑟菌侵犯组织器官出现炎症反应有关。

（5）知识缺乏：与缺乏疾病相关知识有关。

（6）焦虑：与对本病缺乏了解，担心预后有关。

四、护理措施

1. 一般护理

（1）隔离：在标准预防的基础上，采用接触隔离与预防。

（2）消毒：①空气消毒：病室内通风换气，保持空气新鲜、干燥，紫外线或等离子消毒机每日消毒2次，每次30分钟。②物体表面消毒：用500 mg/L含氯消毒液进行擦拭。床单位用臭氧消毒机进行消毒。③地面：病室湿式清扫，用500 mg/L的含氯消毒液进行擦拭。

（3）休息与活动：告知患者急性期卧床休息，避免劳累。

2. 症状护理

嘱患者穿柔软舒适的棉质衣裤，勤换内裤，每日清洗外阴，用碘伏稀释液清洁会阴和尿道口、保持外阴部位干燥，勿抓挠皮疹处皮肤，严防继发感染。

3. 用药护理

药物治疗的护理注意抗生素等药物的剂量、时间及用法，观察其治疗效果及不良反应；督促或劝导患者坚持足量、足疗程的治疗。

4. 饮食护理

（1）饮食原则：建议高能量、高蛋白、高维生素膳食。

（2）饮食禁忌：忌辛辣、刺激性食物，如辣椒、胡椒、生姜、大葱、芥末、酒、浓茶等；少吃燥热动火食物，如韭菜、榨菜、雪里蕻、香菜、羊肉等。戒烟、限酒。

（3）必要时给予患者鼻饲和外周静脉营养补充，可咨询营养师并根据疾病需求、疾病状态请其制订个体化膳食方案。

5. 心理护理

淋病患者对病情多难以启齿，常表现为沉默寡言、自卑或易激惹。应注意与患者的沟通方式，避免不当语言；局部护理时注意遮挡患者；局部用药时关注患者的反应，对感觉疼痛者应给予适当安慰。

五、健康宣教

1. 入院指导

向患者介绍病区环境及相关医务人员，指导患者正确认识疾病，向患者及家属讲解疾病的相关症状及预后情况，告知家属保持病房环境干净整洁，向患者及家属耐心讲解隔离消毒的重要性及具体方法，建立良好的护患关系。

2. 预防知识指导

（1）控制传染源：早发现、早诊断、早报告、早隔离、早治疗。

（2）切断传播途径：提倡安全性行为，使用避孕套。

（3）保护易感人群：加强宣教，遵守法律和道德规范，提倡安全性行为。

3. 疾病知识指导

（1）做好疾病的有关知识教育。

（2）讲解本病的疾病知识及预后，促使患者配合治疗。

（3）强制治疗：发现患者要积极彻底进行治疗，性伴侣应同时接受治疗。对已治愈的淋病患者要进行定期的追踪、复查和必要的复治。以求根治，防止复发。为防止无症状性淋病传播，导致晚期病变，在必要时应进行预防性治疗，性伴侣同治。

4. 探视指导

严格执行陪护与探视制度。

5. 出院指导

（1）用药指导：遵医嘱正确使用外用药物或口服药物。口服抗生素类药物时注意不良反应。

（2）饮食指导：避免刺激性的食物，如酒、浓茶、咖啡等，同时多饮水。

（3）家庭消毒隔离指导：①日晒、冷冻法：性病病原体如梅毒螺旋体、淋球菌、乳头瘤病毒等，对热和冷都比较敏感，淋球菌在48 ℃时只能存活15分钟，紫外线照射下只能存活90分钟。因此，性病患者接触过的物具，凡是能日晒的均应放在日光下暴晒2~3小时，冬季可将被污染的物品放到室外过夜冻，也能达到消毒的目的。②煮沸法：患者穿过的衣裤、用过的毛巾、浴巾及碗盆等器皿，均可采取煮沸消毒法。煮前先将其浸在肥皂水里并洗净，再用锅蒸煮，煮沸15~20分钟即可杀死淋病病原体。③浸泡法：对于可以浸泡的物品，用500 mg/L含氯消毒液浸泡30分钟，即可达到消毒目的。

（4）休息与活动：应避免劳累，不要熬夜、加班，一定要按时休息，保证充足睡眠，只有睡眠充足才会增强抵抗力，利于疾病的恢复。

（5）心理指导：指导患者正确认识疾病，随访出院后患者疾病转归情况，鼓励患者树立战胜疾病的信心。

六、延伸护理

（1）药物依从性和不良反应：坚持早期、足量、正规治疗，严禁自行停药、减药。且在用药期间，密切观察病情变化。

（2）嘱患者及家属于出院后7日、14日进行复查，治疗期间有并发症者，于出院后1个月再次复查。

（3）随访：于出院后7日进行电话或上门随访，以后按照复查时间随访，直至患者停止治疗，恢复健康为止，做好随访记录。

（李晓琴）

第九节　布鲁氏菌病的护理常规

一、概述

布鲁氏菌病是由布鲁氏菌引起的动物源性传染病。临床上以长期反复的发热、多汗、关节肿痛、睾丸肿痛、肝脾及淋巴结肿大为主要特征，属于我国法定的乙类传染病。一年四季均可发病，青藏高原地区布鲁氏菌病流行高峰在2～4月，人间发病高峰在4～5月，夏季剪羊毛和季节放牧等高风险行为增多。牧区和农区居民与牲畜接触频繁，感染机会较多。

二、观察要点

（1）观察患者的生命体征、热型、体温升降的方式及持续时间。

（2）观察患者是否有多汗症状、睾丸、关节肿胀、疼痛、骨关节及肌肉酸痛。

（3）注意观察患者有无肝、脾、淋巴结肿大。

（4）观察患者有无头痛及脑膜刺激征。

（5）观察患者有无周身不适、疲劳及精神抑郁。

三、常见护理诊断问题

（1）语言沟通障碍：与少数民族语言、文化差异及通用语言交流障碍有关。

（2）体温过高：与布鲁氏菌引起毒血症有关。

（3）疼痛：与骨关节、肌肉、神经痛与布鲁氏菌病变累及骨关节、肌肉和神经有关。

（4）躯体活动障碍：与慢性期骨、关节、肌肉受损有关。

（5）体液不足风险：与出汗过多有关。

（6）焦虑：与预后效果差有关。

四、护理措施

1. 一般护理

（1）隔离：在标准预防的基础上，采用接触、飞沫传播的隔离与预防。

（2）消毒：①空气消毒：病室开窗通风，紫外线或等离子消毒空气每日2次，每次30分钟。②物表及地面消毒：桌面、门把手、物品、地面等用含氯消毒液500 g/L擦拭消毒、湿式拖地。

（3）休息与活动：急性期遵循"多卧床，少活动"原则，减少机体消耗量，病情稳定后可以进行适当活动和锻炼，但要预防感冒。采取舒适体位，保持关节的功能位。关节肿胀严重时，嘱患者缓慢行动，避免肌肉及关节损。间歇期可在室内活动，但不宜过多。

2. 症状护理

（1）发热、多汗的护理：专门为患者提供吸水性强、柔软透气的纯棉病服，方便患者及时更换。固定测体温每4小时1次，也可根据患者实际情况选择每日发热开始时间、体温最高时间、体温消退时间测量并记录，当体温达到39.5 ℃时，遵医嘱给予药物降温或酒精、冰袋、冰帽等物理降温。多饮水，成人每日2000～3000 mL为宜。出汗过多或有虚脱症状时，要估计出汗量，记录尿量，报告医生并配合静脉补充水分和电解质，维持水电解质平衡。

（2）疼痛的护理：布鲁氏菌病患者多表现为关节肌肉的疼痛及腰部的疼痛，部分患者可有头痛等症状，为了进行有效的疼痛管理与护理，运用"0～10数字疼痛量表""疼痛的面部表情量表"进行评估，当患者疼痛≥5分时，医生选择恰当的药物及途径给予镇痛，当患者疼痛≤4分时，采取物理止痛如采用蒙药药浴疗法，把水温调至38.0～42.0 ℃，让患者全身浸泡在药浴中，每日1次，每次20～30分钟。7日为1个疗程。骨关节局部用5%～10%硫酸镁湿敷，每日2～3次。温水（37～40 ℃）浸泡足部及小腿，每日1次，每次30分钟。也可用红外线照射、按摩、盐袋局部热敷，防止疼痛部位受凉。对于睾丸肿胀的患者采用"十字"吊带托扶，将睾丸位置抬高，避免下垂。教会慢性期患者使用放松术，如深呼吸、听音乐、肌肉放松疗法，以缓解疼痛。

3. 用药护理

为减少复发，防止耐药菌株的产生，布鲁氏菌病患者治疗多采用多疗程、联合用药。给患者用药前一定告知其此药的不良反应及不适症状，如注射用多西环素静脉滴注会使血管刺痛，静脉滴注时将其低速调至20～40滴/分，减少血管刺激性疼痛，口服此药会有恶心、呕吐、腹部不适、腹痛等，服利福平后可出现橘红色尿液、泪液及大便，链霉素可致耳鸣、听力下降等，一旦出现上述情况需通知医生给予处理。

4. 饮食护理

（1）饮食原则：饮食应给予高热量、高蛋白、高维生素易消化的流质或半流质为宜，补充足够的水分。

（2）饮食禁忌：忌食辛辣及油炸食物及易引起过敏的食物，如海鲜、牛羊肉等，戒烟、限酒。

（3）必要时给予患者鼻饲和外周静脉营养补充，可咨询营养师并根据疾病需求、疾病状态请其制订个体化膳食方案。

5. 心理护理

帮助患者了解疾病相关知识，由于感染者的年龄、文化、层次的差异性，应用通俗易懂的语言，向患者介绍布鲁氏菌病发生、发展、治疗、转归的知识，向患者介绍本病是完全可以治愈的，使患者对疾病有正确的认识，消除其紧张、恐惧、悲观的情绪，努力减轻患者的心理压力。精神上给予安慰，拉近医患距离，建立相互信任的护患关系。

五、健康宣教

1. 入院指导

向患者介绍病区环境及相关医务人员，指导患者正确认识疾病，向患者及家属讲解疾病的相关症状及预后情况，告知家属保持病房环境干净整洁，向患者及家属耐心讲解隔离消毒的重要性及具体方法，建立良好的护患关系。

2. 预防知识指导

（1）控制传染源：接触家畜及野生动物时做好个人防护，尽量减少牛、羊及猪的饲养。对兽医、放牧员、饲养员、屠宰工、肉加工人员等高危人群进行疾病防治知识宣教，做好个人防护。

（2）切断传播途径：避免直接接触病畜或其排泄物、阴道分泌物、娩出物；在饲养、挤奶屠宰及加工皮、毛、肉等过程中要注意防护，可经受损的皮肤或眼结膜感染；也可间接接触牲畜污染的环境及物品而感染，不喝生奶、生水。注意个人卫生，戴口罩，防止污染的环境气溶胶感染。

（3）保护易感人群：人群普遍易感，病后可获较强免疫力。因不同种布鲁氏菌之间存在交叉免疫，疫区居民可因隐性感染而获免疫。

3. 疾病知识指导

护理人员在患者病发入院后需立即对其展开疾病知识宣传教育，通过对疾病病因、病程及治疗方案进行宣传教育，提高患者对疾病的认知度。

4. 探视指导

严格执行陪护与探视制度。

5. 出院指导

（1）用药指导：遵医嘱使用抗菌药物，推荐利福平和多西环素联用作为首选方案，疗程为6周。有神经系统受累者也可选用四环素加链霉素。注意监测药物不良反应，利福平可引起肝损害，并可使分泌物、排泄物变成橘黄色；多西环素可致骨发育不良、胃肠道反应、过敏反应等。一旦出现上述症状，须立即通知医生。

（2）饮食指导：布鲁氏菌病患者由于肌体消耗过多，新陈代谢加快，要及时补充营养和液体，可给予高热量、高蛋白、高维生素的流质或半流质饮食。多吃水果、奶、蛋、鱼等。

（3）家庭消毒隔离指导：每日开窗通风，保持空气清新，衣物放在日光下暴晒或煮沸消毒30分钟，物体表面用1000 mg/L有效氯含氯消毒液擦拭或浸泡30分钟后，再用清水洗净。

（4）休息与活动：布鲁氏菌病患者由于高热、多汗、病期长、可多脏器受累等，故应卧床休息，以减少机体消耗，待病情稳定后指导患者从事力所能及的体力活动和锻炼，注意劳逸结合，增强体质，有利于机体恢复。

（5）心理指导：指导患者正确认识疾病，随访出院后患者疾病转归情况，鼓励患者树立战胜疾病的信心，保持良好的心态，积极配合治疗。

六、延伸护理

（1）药物依从性和不良反应：告知患者按时规律服药、注意有无不良反应及药物依从性。

（2）复查：嘱患者及家属每月复查1次，如有不适及时随诊。

（3）定期随访：于患者出院后7日电话或上门随访，按复查时间随访，做好随访记录。

（陈　珍）

第十节　炭疽的护理常规

一、概述

炭疽是由炭疽杆菌引起的动物源性传染病，属于自然疫源性疾病。该病是一种人畜共患的急性传染病，牛、马、羊等食草动物易感染，人接触病畜及其产品而被感染。临床主要表现为皮肤水疱、溃疡、坏死、焦痂、周围组织广泛水肿和毒血症状。该病呈地方性流行，农牧区多见，青藏高原地区是国内炭疽病高发区，全年均有发病，7～9月为高峰。皮肤炭疽最多见，约占90%以上，病变多发生于面、颈、肩、手、脚等裸露部位。

二、观察要点

（1）注意监测患者生命体征、神志变化。

（2）皮肤炭疽：观察患者有无发热、头痛和全身不适等中毒症状。

（3）注意观察患者局部皮肤情况，有无红斑、丘疹、水疱及皮损的程度、焦痂的部位和大小等。

（4）肺炭疽：观察患者是否有干咳、乏力、寒战、高热、呼吸困难、发绀、胸痛等症状。

（5）肠炭疽：观察患者是否有呕吐、剧烈腹痛、腹泻血性水样便、腹肌紧张等急性腹膜炎表现。

（6）脑膜炎型炭疽：及早发现休克表现及剧烈头痛、颈项强直、谵妄、抽搐等脑膜炎征象。

三、常见护理诊断问题

（1）语言沟通障碍：与少数民族语言、文化差异及通用语言交流障碍有关。

（2）皮肤完整性受损：与炭疽杆菌毒素损害皮肤有关。

（3）饮食习惯：与民族、地域、食材、进食方式有关。

（4）体温过高：与炭疽杆菌感染有关。

（5）疼痛：与局部组织皮肤破溃有关。

（6）气体交换受损：与肺炭疽导致肺组织病变有关。

（7）有体液不足的危险：与高热、摄入不足及呕吐、腹泻损失过多有关。

（8）焦虑：与起病急骤、病情重、死亡率高及疾病知识缺乏有关。

（9）知识缺乏：与缺乏疾病相关知识有关。

（10）潜在并发症：败血症、感染性中毒性休克、脑膜炎。

四、护理措施

1. 一般护理

（1）隔离：标准预防基础上，采取严密接触隔离的预防措施。

（2）消毒：①患者伤口的消毒：可选择碘伏原液进行擦拭消毒，或者用外科手消进行消毒。②空气消毒：病室每日开窗通风，保持空气新鲜，用等离子消毒机每日消毒2次，或者用1000～1500 g/L的含氯消毒液喷洒消毒每日4次，开窗通风换气。③物表及地面消毒：使用过的诊疗器械应先消毒，后清洗，再灭菌，消毒采用含氯消毒剂1000～

2000 mg/L浸泡消毒30～45分钟；有明显污物时应采用5000 mg/L含氯消毒液浸泡消毒60分钟，然后按规定清洗、灭菌。④患者尸体处理：炭疽患者死亡后，其口、鼻、肛门等腔道开口均应用500～1000 mg/L含氯消毒液浸泡的棉花或纱布塞紧，尸体用500～1000 mg/L含氯消毒液浸泡的床单包裹，装入不透水的尸体袋内密封、转运、焚烧。医护人员应三级预防。

（3）休息与活动：嘱患者卧床休息至全身症状消失后再下床活动，帮助患者采取适宜的体位，避免挤压伤口。

2. 症状护理

（1）皮肤创口的护理：对皮肤炭疽患者，局部病灶除取标本作诊断外，切忌挤压、触摸和切开引流，以防感染扩散而发生败血症。创面可用1：2000高锰酸钾溶液冲洗干净后敷以红霉素或四环素软膏，用消毒纱布包扎。保持创面清洁，每次换药时应注意观察创面情况，如分泌物的多少、坏死范围、有无新的水疱、周围水肿的程度等，并做好记录。患肢应适当抬高固定。

（2）发热的护理：皮肤炭疽并发败血症、肺炭疽及肠炭疽出现高热时，可采用冷敷法进行物理降温，不宜应用酒精擦浴。

3. 用药护理

遵医嘱给予抗菌药物，注意观察药物疗效及不良反应。

（1）抗生素：青霉素G是首选药物，治疗前必须询问患者有无过敏史，皮试和初期应用时，必须于床旁密切观察，备肾上腺素注射液及注射器，随时做好过敏性休克的抢救准备。

（2）肾上腺皮质激素：儿童或少年患者长程使用氢化可的松必须密切观察；老年患者用糖皮质激素注意监测血压；糖皮质激素可从乳汁中排泄，可对婴儿造成不良影响，如生长受抑制、肾上腺皮质功能受抑制等。

4. 饮食护理

（1）饮食原则：皮肤炭疽、肺炭疽时给予高热量、高维生素、高蛋白质、低脂膳食。

（2）饮食禁忌：忌食油腻、难消化食物。忌食油炸、熏制、烧烤、生冷食物。忌食高盐、高脂肪食物，限食盐摄入5 g/d以下，脂肪摄入以植物性脂肪为主，不宜以动物性脂肪为主。忌辛辣、刺激性食物，戒烟、限酒。

（3）必要时给予患者鼻饲和外周静脉营养补充，可咨询营养师并根据疾病需求、疾病状态请其制订个体化膳食方案。

5. 心理护理

炭疽是一种传染性较强的传染病,肺炭疽发病急骤,死亡率高;皮肤炭疽患者面部、颈部、手部等暴露部位发生病变,重者发生溃疡,感染化脓,严重者发生坏死。患者对此病不了解,入院后极易产生焦虑、恐惧、孤独、紧张等心理反应,因此护士应主动多与患者沟通,介绍本病的基础知识,理解患者的处境,给予其体贴、安慰与关心,鼓励患者树立战胜疾病的信心,争取早日康复。

五、健康宣教

1. 入院指导

向患者介绍病区环境及相关医务人员,指导患者正确认识疾病,向患者及家属讲解疾病的相关症状及预后情况,告知家属保持病房环境干净整洁,向患者及家属耐心讲解隔离消毒的重要性及具体方法,建立良好的护患关系。

2. 预防知识指导

(1)控制传染源:加强对病畜的检疫和管理,死亡病畜应立即进行焚烧、深埋以杀死病菌及其芽孢。患者必须严密隔离至溃疡愈合与临床痊愈。接触者医学观察8日。

(2)切断传播途径:患者的用物、分泌物及排泄物均须严格消毒处理;加强乳、肉产品卫生管理,不出售及食用病畜肉,严禁出售病兽毛,被病畜污染的水源及环境等应进行严格消毒。

(3)保护易感人群:对从事畜牧业、畜产品收购、加工、屠宰等人员加强疾病知识宣教,采用防护措施,如穿工作服、戴口罩及手套等,并应用炭疽杆菌活疫苗,方法为0.1 mL皮肤划痕法接种,每年1次。

3. 疾病知识指导

向患者及家属介绍疾病相关知识,以及消毒隔离措施的重要性和具体要求。鼓励患者建立战胜疾病的信心,积极配合治疗及护理,早日康复。

4. 探视指导

严格执行陪护与探视制度。

5. 出院指导

(1)用药指导:可口服阿莫西林,每次0.5 g,每日3次,也可用多西环素,每次200 mg,每日1次,口服,视病情完全恢复为止。

(2)饮食指导:嘱患者多吃高热量、高维生素、易消化的食物,尤其应给予足量的维生素B、维生素C，保证足够的水分。

（3）家庭消毒隔离指导：被炭疽患者接触的衣物及生活用品价值不高的应尽可能焚烧，如确有不能销毁的，应用1000 mg/L的含氯消毒液反复浸泡处理。

（4）休息与活动：每日应进行适当室内活动，增强体质，避免过度劳累，保证休息，提高机体抵抗疾病的能力。

（5）心理指导：鼓励、安慰患者，增强其战胜疾病的信心。

六、延伸护理

（1）药物依从性和不良反应：嘱患者注意观察药物疗效及不良反应，提高患者用药的依从性，家属督促患者按时、按量、按疗程用药；如有不良反应等发生，及时告知医生，不可自行停药、减药。

（2）复查：疗程超过1个月并有痂皮形成的患者，于出院第1至第4周均要进行复查，痂皮超过1个月无法脱落者，应建议外科清痂植皮。

（3）随访：患者出院7日进行电话或者上门随访，之后严格按照复查时间进行随访，至患者治疗停止，恢复健康为止，做好随访记录。

（陈　珍）

第十一节　非淋菌性尿道炎的护理常规

一、概述

非淋菌性尿道炎是由淋球菌以外的其他病原体引起的泌尿生殖系统急、慢性炎症。女性患者常有尿频及排尿困难，男性常以尿道炎为主。我国女性病例的增长速度高于男性，性生活混乱是一个重要原因，非婚性接触所占百分比逐年增加。

二、观察要点

（1）观察患者生命体征、神志及精神状况。

（2）观察患者有无尿道口红肿，尿道和阴道分泌物的颜色、量有无异味，有无"糊口"现象及蚁行感。

（3）详细询问患者有无尿频、尿急、尿痛和伴有尿不尽感或排尿困难等。

（4）观察患者腹痛的性质、持续时间及有无压痛等症状。

三、常见护理诊断问题

（1）语言沟通障碍：与民族文化差异、文化程度高低、通用语言掌握欠缺有关。

（2）疼痛：与局部炎症刺激有关。

（3）知识缺乏：与缺乏疾病相关知识有关。

（4）焦虑：与担心疾病预后、病情反复有关。

（5）排尿障碍：与淋病奈瑟菌侵犯尿道有关。

（6）体感不适：与外阴瘙痒、分泌物增多有关。

四、护理措施

1. 一般护理

（1）隔离：在标准预防的基础上，采用接触传播的隔离与预防。

（2）消毒：①空气消毒：病室内通风换气，保持空气新鲜、干燥，紫外线或等离子消毒机消毒每日2次，每次30分钟。②物表及地面消毒：用500 mg/L含氯消毒液进行擦拭。床单位用臭氧消毒机消毒，病室湿式清扫，用500 mg/L含氯消毒液进行喷洒、拖地。

（3）休息与活动：恶寒发热时严格卧床休息，协助患者完成生活护理，恢复期注意休息，以保证良好的身体状态。

2. 症状护理

（1）发热护理：体温达到38.5 ℃时给予温水擦浴或冰袋物理降温，做好保暖工作，热退时及时更换掉潮湿的被褥与衣服。

（2）皮肤护理：保持会阴部清洁、干燥，出现尿道口及会阴部瘙痒时勿抓挠，每日用温水清洗或用1∶5000高锰酸钾坐浴，每日2～3次，每次20～30分钟，不宜使用刺激性强的清洗剂。

3. 用药护理

询问患者有无过敏史，遵循及时、足量、规则用药，密切观察药物疗效和不良反应等情况。

4. 饮食护理

（1）饮食原则：高热量、高蛋白、低脂、易消化膳食。

（2）饮食禁忌：忌辛辣、刺激性食物，忌海鲜发物，忌甜腻食物，忌高糖食物，戒烟、限酒。

（3）必要时给予患者鼻饲和外周静脉营养补充，可咨询营养师并根据疾病需求、疾病状态请其制订个体化膳食方案。

5. 心理护理

由于患者心理上多数存在紧张、焦虑、恐惧等症状，医护人员要向患者及家属耐心讲解非淋菌性尿道炎的相关知识及治疗方法，告知其本病完全可以根治，使其放下思想包袱，并告知其配偶一起积极配合治疗。

五、健康宣教

1. 入院指导

向患者介绍病区环境及相关医务人员，指导患者正确认识疾病，向患者及家属讲解疾病的相关症状及预后情况，告知家属保持病房环境干净整洁，向患者及家属耐心讲解隔离消毒的重要性及具体方法，建立良好的护患关系。

2. 预防知识指导

（1）控制传染源：广泛开展性病防治宣传教育，特别是开展对青少年和性病高发人群的宣传教育，限制性伴侣数量，加强性道德教育，提高人们自我保护意识。

（2）切断传播途径：治疗期间应禁止性接触，避免交叉感染。

（3）保护易感人群：加大对重点人群的检测力度，广泛开展性病诊疗服务，以遏制非淋菌性尿道炎的进一步蔓延。

3. 疾病知识指导

（1）非淋菌性尿道炎是一种性传播疾病，如再次感染致病菌可复发。

（2）在疾病未治疗期间，如发生性行为须使用必要防护措施，避免交叉感染，同时其性伴侣也应一起进行治疗。

（3）多饮水有助于稀释尿液，增加尿量，对致病菌有一定的冲刷作用。

（4）保持良好的生活习惯，提高性安全意识，加强锻炼，增加免疫力，规律作息。

（5）预后较好，经过治疗后自觉症状消失，无尿道分泌物，检查尿沉渣无白细胞，细胞涂片未见衣原体，表示疾病已痊愈。

4. 探视指导

严格执行陪护与探视制度。

5. 出院指导

（1）用药指导：多西环素口服，可见恶心、呕吐、腹泻及上腹不适等不良反应，应在饭后服用；红霉素片剂为肠溶片，不可嚼碎，需整粒吞服。

（2）饮食指导：戒烟、戒酒和辛辣食物，多吃高热量、高蛋白的食品及新鲜的蔬菜、水果等，多饮水。

（3）家庭消毒隔离指导：开窗通风，保持居室空气新鲜；注意个人卫生，专用浴盆、浴巾、衣物、床品等暴晒消毒；勤洗手，内裤煮沸消毒；在排尿和排便后应由从正面到背面的顺序进行擦拭，有助于防止肛门周边的细菌扩散到阴道和尿道；女性避免过度阴道冲洗，防止减少阴道中存在的有益细菌数，增加感染风险。

（4）休息与活动：在家注意休息，逐渐增加活动量，避免劳累。

（5）心理指导：指导患者正确认识疾病，随访出院后患者疾病转归情况，鼓励患者树立战胜疾病的信心。

六、延伸护理

（1）药物依从性和不良反应：按时规律服药、注意有无不良反应及药物依从性。

（2）复查：嘱患者及家属治疗结束1周后随访复查，经至少3次检查均为阴性，说明已经治愈。

（3）定期随访：患者出院7日后进行电话随访，后期按复查时间随访，并做好随访记录。

（乔晓燕）

第十九章　梅毒的护理常规

一、概述

梅毒是由梅毒螺旋体引起的一种慢性全身性疾病，主要通过性接触传染，可以导致人体全身组织和器官的损害和病变，造成功能障碍/组织破坏。可通过胎盘传染给胎儿，引起流产、早产和胎传梅毒。临床以硬下疳、硬化性淋巴结炎、梅毒疹等为主要表现。在我国西北地区少数民族多发。

二、观察要点

（1）观察患者的生命体征、神志及精神状态。

（2）观察患者的病情传染强弱、梅毒血清反应。

（3）观察患者的全身皮肤黏膜出疹及破溃情况，包括眼、口腔、指甲、关节损害程度及全身毛发脱落情况。

（4）观察感染梅毒的新生儿的皮肤皲裂、脱皮情况，皮疹的大小，鳞屑、颜面红斑的分布、大小情况，有无新发皮疹。

（5）观察患者骨关节的疼痛度及活动度：有无骨炎、骨膜炎、关节炎、骨髓炎等并伴有持续性钝痛等情况；密切观察关节的疼痛位置，关节肿胀、疼痛程度和活动度。

三、常见护理诊断问题

（1）语言沟通障碍：与民族文化差异及通用语言交流障碍有关。

（2）皮肤完整性受损：与梅毒螺旋体病毒引起皮肤黏膜及组织器官受损有关。

（3）体感不适：与梅毒螺旋体病毒导致身体不适有关。

（4）知识缺乏：与缺乏疾病相关知识有关。

（5）焦虑：与担心疾病预后、病情反复有关。

四、护理措施

1. 一般护理

（1）隔离：在标准预防的基础上，采用接触隔离与预防。

（2）消毒：①空气消毒：病室内通风换气，保持空气新鲜干燥，紫外线或等离子消毒机每日消毒2次，每次30分钟。②物表及地面消毒：病室湿式清扫，用500 mg/L含氯消毒液进行擦拭。床单位用臭氧消毒机进行消毒。

（3）休息与活动：患者病情发作时应卧床休息，减少活动，家属协助其生活所需，防止跌倒；在缓解期给予关节活动，进行功能锻炼，防止关节挛缩。

2. 症状护理

（1）皮肤的护理：嘱患者穿柔软舒适的棉质衣裤，勿抓挠皮疹处皮肤，翘裂皮肤不可强行撕去，保持床单位的清洁、平整、无渣；保持皮肤清洁干燥，严防继发感染。

（2）中枢神经系统损害的护理：神经梅毒的患者可有中枢神经系统损害，应创造安全的病房环境，专人陪护，对烦躁不安的患者加床档，正确使用热水袋，以防烫伤。

（3）眼、鼻部的清洁：新生儿眼部分泌物多，鼻塞、流涕，可见脓性分泌物，可先用生理盐水棉签擦去眼分泌物，再用氧氟沙星眼药水滴眼。

（4）妊娠合并梅毒的护理：孕妇应于产前常规筛查梅毒，孕期禁用喹诺酮类药物。

3. 用药护理

青霉素过敏者，必须提前告知医生，孕妇、儿童、肝肾功能不全者禁用四环素类药物。

（1）避免针头堵塞：苄星青霉素是治疗梅毒理想的药物，但在肌内注射过程中容易堵针头，宜采取"后溶解药物、三快"的注射法，即安置患者取合适体位，选择注射部位并消毒，然后溶解抽取药液进行注射，做到进针、拔针、推药"三快"。

（2）预防吉海反应：梅毒患者在初次注射青霉素4小时内，部分患者出现不同程度的发热、寒战、头痛、乏力等流感样症状，并伴有梅毒症状和体征的加剧。该反应约在半小时达高峰，24小时内发热症状可不治而退，加重的皮损也会好转，当再次注射时，症状不会再现。不应因吉海反应的出现而停止治疗。

（3）备好急救物品和急救设备。

4. 饮食护理

（1）饮食原则：建议高能量、高蛋白膳食，补充富含维生素C、维生素A、维生素B_2、维生素B_6类食物。

（2）饮食禁忌：忌海鲜发物及辛辣、刺激性、甜腻、高糖食物。戒烟、限酒。

（3）必要时给予患者鼻饲和外周静脉营养补充，可咨询营养师根据疾病需求、疾病状态请其制订个体化膳食方案。

5. 心理护理

评估患者焦虑的程度、文化水平，遵守保密原则，指导患者掌握梅毒的相关知识及治疗，多与患者沟通，耐心倾听患者的感受，鼓励患者说出恐惧的原因，对其进行心理疏导，同情安慰患者，解除其思想顾虑，使其保持良好的心理状态，配合治疗。

五、健康宣教

1. 入院指导

向患者介绍病区环境及相关医务人员，指导患者正确认识疾病，向患者及家属讲解疾病的相关症状及预后情况，告知家属保持病房环境干净整洁，向患者及家属耐心讲解隔离消毒的重要性及具体方法，建立良好的护患关系。

2. 预防知识指导

（1）控制传染源：早发现、早诊断、早报告、早隔离、早治疗。

（2）切断传播途径：提倡安全性行为，使用避孕套。

（3）保护易感人群：加强宣教，严格遵守法律和道德规范，提倡安全性行为。

3. 疾病知识指导

（1）做好疾病的有关知识教育。

（2）讲解本病的疾病知识及预后，促使患者配合治疗。

4. 探视指导

严格执行陪护与探视制度。

5. 出院指导

（1）用药指导：梅毒诊断必须明确，治疗越早效果越好，足量足疗程治疗后做随访观察。

（2）饮食指导：加强营养，饮食以清淡饮食为主，忌饮酒、浓茶及咖啡。

（3）家庭消毒隔离指导：①日晒、冷冻法：性病病原体如梅毒螺旋体、淋球菌、乳头瘤病毒等，对热和冷都比较敏感，淋球菌在48 ℃时只能存活15分钟，紫外线照射下只能存活90分钟。因此，性病患者接触过的物具，凡是能日晒的均应放在日光下暴晒2～3小时，冬季可将被污染的物品放到室外过夜冻，也能达到消毒的目的。②煮沸法：患者穿过的衣裤、用过的毛巾、浴巾及碗盆等器皿，均可采取煮沸消毒法。煮前先将其浸在肥皂水里并洗净，再用锅蒸煮。煮沸15～20分钟即可杀死性病病原体。③浸泡法：对于可以浸泡的物品，用0.1%～0.5%含氯漂白粉液或500 mg/L含氯消毒液浸泡30分钟，即可达到消毒目的。

（4）活动与休息：注意休息，补充营养，增强抵抗力，可适当做一些运动，但不可太大。

（5）心理指导：患者家属应多与患者进行沟通，一起学习并掌握梅毒的相关治疗，对患者进行心理疏导，解除其思想顾虑，使其保持良好的心理状态，配合治疗。

六、延伸护理

（1）药物依从性和不良反应：坚持早期、足量、正规治疗，严禁自行停药、减药。用药期间密切观察病情变化。

（2）复查：早期梅毒治疗后第1年每3个月复查1次，第2年每6个月复查1次，连续复查2～3年。

（3）随访：患者出院7日后电话或者上门随访，后期按复查时间进行随访，至患者停止治疗，恢复健康为止，做好随访记录。

（张　娟）

第二十章　棘球蚴病的护理常规

一、概述

棘球蚴病又称包虫病，是由棘球属绦虫的幼虫（棘球蚴）感染人或动物引起的人兽共患寄生虫病，主要表现为受累器官的占位性病变和压迫症状。我国有两种类型棘球蚴病，细粒棘球绦虫幼虫引起的细粒棘球蚴病和多房棘球绦虫幼虫引起的泡型棘球蚴病。人群普遍易感，我国包虫病高发流行区主要集中在高山草甸地区及气候寒冷、干旱少雨的牧区及半农半牧区。在西北5省（自治区）人群患病率为0.6%～4.5%，患者多为农牧民，男女发病率无明显差别。在青海、西藏等高寒山区，狐和野犬为主要传染源。本病属于丙类传染病。

二、观察要点

（1）观察患者生命体征、神志及精神状态。

（2）肝囊型：观察患者腹部有无包块，是否伴有腹胀、腹痛、肝大、食欲不振、恶心、呕吐、黄疸、胆绞痛等症状。

（3）观察肺囊型棘球蚴病患者是否有渐进性胸痛、咳嗽，观察疼痛部位、咳嗽性质、咳嗽出现的时间和痰量，出现咯血和剧烈胸痛时及时报告医生。

（4）泡型棘球蚴病观察患者有无肝性脑病和消化道大出血症状。

（5）应用阿苯达唑等药物时，注意观察患者有无头晕、头痛等药物不良反应。

三、常见护理诊断问题

（1）语言沟通障碍：与民族文化差异及通用语言交流障碍有关。

（2）营养失调：与摄入减少有关。

（3）疼痛：与疾病导致肝区不适有关。

（4）知识缺乏：与缺乏疾病相关知识有关。

（5）焦虑、恐惧：与担心手术、疾病预后及病情反复有关。

四、护理措施

1.一般护理

（1）隔离：在标准预防的基础上，采用接触、空气传播的隔离与预防。

（2）消毒：①空气消毒：病室开窗通风，保持空气新鲜，湿式清扫，等离子消毒机每日消毒2次，每次30分钟。②物表及地面消毒：餐具、用具要单独使用、消毒，物体表面及地面用500 mg/L的含氯消毒液湿式擦拭。

（3）休息与活动：急性期应卧床休息，病情好转后，应劳逸结合。

2. 症状护理

患者疼痛时使其取舒适卧位，分散患者注意力，疼痛剧烈时遵医嘱应用镇痛药。

3. 用药护理

常用阿苯达唑，少数人有轻度头痛、头昏、恶心、呕吐、乏力等不良反应，有致畸作用，2岁以下小儿及孕妇禁用；有严重肝、肾、心脏功能不全及活动性溃疡病患者慎用。

4. 饮食护理

（1）饮食原则：高热量、高维生素、低脂肪膳食。

（2）饮食禁忌：忌辛辣、刺激性食物；少吃燥热动火食物。忌猪油、动物内脏、鳗鱼、甲鱼，少吃肥肉及含胆固醇较高的海鱼等。禁烟、酒、浓茶。

（3）必要时给予患者鼻饲和外周静脉营养补充，可咨询营养师并根据疾病需求、疾病状态请其制订个体化膳食方案。

5. 心理护理

患者大多数来自牧区，且少数民族居多，牧区地处边远，患者缺少求医问药的经历，且部分少数民族的患者不善汉语交流，所以，沟通时说话速度减慢，或需找翻译协助。在护理患者时，充分尊重患者的民族习惯和个人权利。多数患者对手术治疗心存疑虑，向患者及家属讲解引起该病的病因、临床表现，明确该病只有通过手术治疗才能治愈。

五、健康宣教

1. 入院指导

向患者介绍病区环境及相关医务人员，指导患者正确认识疾病，向患者及家属讲解疾病的相关症状及预后情况，告知家属保持病房环境干净整洁，向患者及家属耐心讲解隔离消毒的重要性及具体方法，建立良好的护患关系。

2. 预防知识指导

（1）控制传染源：定期为牧犬和宠物犬驱除体内的寄生虫，减少犬与人类的密切接触，狗粪无害化处理。

（2）切断传播途径：注意环境卫生，保护好饮用水源，防止牲畜粪便污染；严格无害化处理病畜内脏，并深埋或焚烧，绝不能乱抛或喂犬。在挤奶、剪羊毛和加工皮毛时，注意前后洗手、更换衣物。

（3）保护易感人群：指导患者及家属改正不良的生活习惯，注意个人卫生，饭前洗手，不喝生水，不吃生食；儿童不与动物嬉戏、玩耍。

3. 疾病知识指导

（1）预防包虫病复发，继续服用阿苯达唑1~3个月。

（2）带管出院的患者应注意避免引流管脱落，定期到医院更换引流袋、引流口敷料，避免感染，必须在医生允许后方可拔管。出院3个月后行B超复查。

4. 探视指导

严格执行陪护与探视制度。

5. 出院指导

（1）用药指导：口服阿苯达唑（剂量用法可根据临床症状遵医嘱使用），注意观察患有无恶心、呕吐、腹部不适或头痛、头晕、睡眠不佳等不良反应。

（2）家庭消毒隔离指导：注意个人卫生，勤洗手，不饮生水，餐具分开使用，煮沸消毒，衣物暴晒或用500 mg/L含氯消毒液浸泡30分钟，牧狗要定期驱虫，严禁用病牛、病羊的内脏喂狗，严禁用兔类、鹿类、鼠类的内脏饲喂猎犬。

（3）饮食指导：给予高热量、优质蛋白、高糖、富含维生素、低脂、易消化半流质或清淡饮食。

（4）休息与活动：劳逸结合，注意个人卫生，增加营养。

（5）心理指导：鼓励、安慰患者，需手术治疗者应向患者说明手术的目的和必要性，以减轻其焦虑和恐惧情绪，增强其战胜疾病的信心。

六、延伸护理

（1）药物依从性和不良反应：嘱患者注意观察药物疗效及不良反应，提高患者用药的依从性，家属督促患者按时、按量、按疗程用药；如有不良反应等发生，及时告知医生，不可自行停药、减药。

（2）复查：嘱患者及家属按主治医生要求门诊复查。

（3）随访：于出院后7日进行电话或上门随访，以后按照复查时间随访，直至患者停止治疗，恢复健康为止，做好随访记录。

（巨文娟）

第二十一章　深部真菌疾病的护理常规

第一节　新型隐球菌病的护理常规

一、概述

新型隐球菌病是由新型隐球菌感染引起的深部真菌病，可侵犯人体脑膜、肺、皮肤、骨骼等组织器官，其临床特点为慢性或亚急性起病，剧烈头痛，脑膜刺激征阳性，脑脊液的压力明显增高，呈浆液性改变。肺新型隐球菌病是另一个常见临床类型，其临床特点为慢性咳嗽、黏液痰、胸痛等。

二、观察要点

（1）密切监测患者生命体征变化，观察患者有无头痛、发热，头痛加剧者是否恶心、呕吐、性格改变等症状。

（2）观察患者有无咳嗽、低热、乏力和体重减轻等慢性病的症状及咳嗽的特点和痰液的颜色、性状及量。

（3）了解电解质情况，密切监测患者血钾，低血钾时及时补充。

三、常见护理诊断问题

（1）语言沟通障碍：与少数民族语言、文化差异及通用语言交流障碍有关。

（2）疼痛：头疼，与脑脊液回流障碍导致脑水肿、颅内压高有关。

（3）体温过高：与感染有关。

（4）气体交换受损：与肺部感染新型隐球菌有关。

（5）有体液不足的危险：与高热、摄入不足及呕吐体液丢失过多有关。

（6）焦虑：与起病急骤、病情重及疾病知识缺乏有关。

四、护理措施

1. 一般护理

（1）消毒：①空气消毒：病室开窗通风，紫外线或等离子消毒空气每日2次，每次30分钟。②物表及地面消毒：桌面、门把手、物品、地面等用500 g/L含氯消毒液擦拭消毒，湿式拖地，每日2次。

（2）休息与活动：发热期间限制活动，全身症状明显者绝对卧床休息，给予生活协助；恢复期可有规律地进行活动和锻炼，避免劳累。保持情绪稳定，避免情绪激动和紧张。

2. 症状护理

（1）减轻头痛：嘱其卧床休息，减少活动，可适当按压印堂、合谷等穴位减轻头痛，也可运用暗示和放松技术转移患者注意力。疼痛剧烈者，遵医嘱使用镇痛药。

（2）降低颅内压：颅内压增高是本病最严重的症状之一，颅内压增高可导致脑疝而危及生命。①绝对卧床休息。②抬高床头15°~30°。③取头正卧位，以利于颈内静脉血液回流减轻脑水肿。④遵医嘱给予20%甘露醇快速静脉滴注，脱水利尿。⑤给予氧气吸入使脑血管收缩，降低颅内压。

（3）降温：当体温达到38.5 ℃时给予温水擦浴或冰袋物理降温，同时要做好保暖工作；观察使用降温措施后的效果，并做好记录；出汗时及时更换衣裤，鼓励患者多饮水，大量出汗时及时补充液体，防止虚脱。

（4）保持口腔清洁：每日早、晚和餐后用温盐水或3%碳酸氢钠漱口液含漱。观察患者口腔有无溃疡、有无真菌感染及出血点等，患者不能刷牙时给予口腔护理，口腔护理时动作要轻柔，避免损伤黏膜和牙龈引起出血。

（5）保持大便通畅：排便时避免过度用力，以免血压、颅内压增高，指导患者养成定时排便的习惯，可进食富含纤维素的食物，酌情应用缓泻药以助排便。

3. 用药护理

临床首选两性霉素B治疗严重的深部真菌引起的内脏或全身感染，用药时应注意，密切观察药物的不良反应，在滴注两性霉素B过程中，患者可出现寒战、高热、头痛、恶心、呕吐、食欲下降等现象，常用的抗真菌药物有两性霉素B、氟康唑、大蒜素、5-氟胞嘧啶等，临床常联合用药，其不良反应主要是对心、肝、肾器官有损害，应密切观测心、肝、肾功能的变化。

4. 饮食护理

（1）饮食原则：高热量、高蛋白、高维生素、易消化膳食。

（2）饮食禁忌：具体食物如带鱼、耗儿鱼、羊肉、牛肉、驴肉、虾类及火锅、辣椒等。禁食醪糟、豆腐乳、豆瓣酱等食物，戒烟、限酒或含酒精类食物，限盐、酱油的摄入。

（3）必要时给予患者鼻饲和外周静脉营养补充，可咨询营养师并根据疾病需求、疾病状态请其制订个体化膳食方案。

5. 心理护理

由于新型隐球菌病合并脑膜炎治疗时间长，疗效缓慢，治疗费用高，经常进行腰椎穿刺，且不良反应重，所以患者常出现心理上的问题，应耐心向患者解释新型隐球菌病合并脑膜炎的治疗方法及治疗过程中可能出现的反应，使之对疾病树立良好的心态，帮助患者增加战胜疾病的信心。

五、健康宣教

1. 入院指导

向患者介绍病区环境及相关医务人员，指导患者正确认识疾病，向患者及家属讲解疾病的相关症状及预后情况，告知家属保持病房环境干净整洁，向患者及家属耐心讲解隔离消毒的重要性及具体方法，建立良好的护患关系。

2. 预防知识指导

（1）控制传染源：对大多数新型隐球菌病患者不能准确确定感染的环境源头，试图从土壤或其他栖所中消灭新型隐球菌是不实际和徒劳的。在可能的情况下，控制城区养鸽，减少鸽粪污染，可能有利于降低新型隐球菌病的发病率。

（2）切断传播途径：该病主要通过呼吸道传播、接触传播，严格空气消毒，患者用过的物品单独消毒处理，单间收治，戴口罩，做好自身防护。避免创口感染土壤及鸟粪。医护人员严格进行手卫生及床单位的消毒。

（3）保护易感人群：尚无用于预防本病的疫苗，高危人群如恶性肿瘤、长期使用免疫抑制剂、慢性消耗性疾病、艾滋病等患者应避免与流行区鸟粪接触。

3. 疾病知识指导

护理人员在患者病发入院后需立即对其展开疾病知识宣传教育，通过对疾病病因、病程及治疗方案进行宣传教育，提高患者对疾病的认知度。

4. 探视指导

严格执行陪护与探视制度。

5. 出院指导

（1）用药指导：口服氟康唑类药物可能有恶心、呕吐及腹泻、肝功能损伤等不良反应，建议每15日复查1次肝肾功能。

（2）饮食指导：嘱患者多吃蔬菜、水果、鸡蛋等高维生素、高蛋白的食物，少吃辛辣、刺激肠道的食物。

（3）家庭消毒隔离指导：应注意个人卫生，严禁随地吐痰，室内经常开窗通风，确保空气流通。衣物放在日光下暴晒或煮沸消毒30分钟，物体表面用500 mg/L有效氯含氯消毒液擦拭或浸泡30分钟后，再用清水洗净。应尽量避免接触鸽粪等动物的粪便，若个人出现头痛、咳嗽、发热等不适症状，应戴口罩，尽快就医。

（4）活动与休息：可适当活动，劳逸结合。

（5）指导患者正确认识疾病，随访出院后患者疾病转归情况，鼓励患者树立战胜疾病的信心，保持良好的心态，积极配合治疗。

六、延伸护理

（1）药物依从性和不良反应：告知患者按时规律服药、注意有无不良反应及药物依从性的重要性。

（2）复查：嘱患者及家属每月复查1次，每3~6个月复查脑脊液1次，持续2年，不适随诊。

（3）定期随访：于患者出院后7日电话或上门随访，按复查时间随访，做好随访记录。

（安雪莲）

第二节　念珠菌病的护理常规

一、概述

念珠菌病是由各种致病性念珠菌引起的局部或全身的感染性疾病。念珠菌又称假丝酵母菌，好发于机体免疫低下的患者，可侵犯局部皮肤、黏膜及全身各组织、器官，临床表现各异，轻重不一，是目前发病率最高的深部真菌病，其中念珠菌菌血症已成为最常见的血流感染之一。本病早期诊断、早期治疗，预后较好，但延误治疗或播散性感染则预后不良。

二、观察要点

（1）观察患者生命体征、神志及精神状态。

（2）黏膜念珠菌病：观察患者皮肤黏膜，如口角、舌、软腭、颊黏膜、齿龈咽部等处，有无溃烂及鹅口疮，有无外阴及阴道黏膜红肿，有无白带增多、异味、瘙痒及灼痛感。

（3）皮肤念珠菌病：观察患者甲沟是否红肿、化脓，是否伴有糜烂、渗出，腋窝、乳房下、腹股沟、肛周、臀沟、会阴等处有无水泡、糜烂面或红斑呈卫星状分布，是否自觉瘙痒。

三、常见护理诊断问题

（1）语言沟通障碍：与民族文化差异及通用语言交流障碍有关。

（2）皮肤完整性受损：与皮损有关。

（3）知识缺乏：与缺乏疾病相关知识有关。

（4）焦虑：与担心疾病预后、病情反复有关。

四、护理措施

1. 一般护理

（1）隔离：在标准预防的基础上，采用直接接触和间接接触传播的隔离与预防。

（2）消毒：①空气消毒：对病房进行空气消毒，每日用等离子消毒机消毒2次，维持空气适宜温度、湿度，每日消毒液拖地，开窗通风换气。②物表及地面消毒：物品表面、墙面、地面及门窗用500～1000 mg/L含氯消毒剂每日消毒2次，擦拭（喷雾）消毒，也可以用紫外线辅助照射消毒。使用过的床单、被套需彻底消毒。

（3）休息与活动：适当休息，加强锻炼，提高免疫力。

2. 症状护理

（1）保持口腔清洁：由于念珠菌有黏附黏膜组织的特性，因此需要注意个人卫生。应经常指导及检查患者保持口腔清洁，用3%碳酸氢钠溶液漱口，当口腔发生真菌感染时，可使用0.5%的氟康唑溶液口腔护理，每日2次。

（2）发热的护理：①降温：监测体温变化，体温≥39 ℃时，可采用头部冷敷、温水拭浴等方法物理降温。但有皮疹患者禁用擦浴法，以避免对皮肤产生刺激。避免药物降温，以防患者虚脱。②保证液体摄入量：高热、腹泻，使水丢失增多，应鼓励并协助患者多饮水，成人液体入量不少于每日3000 mL，口服量不足可静脉补充。必要时记录出入量。③皮肤的护理：保持皮肤清洁干燥，出汗多时及时更换衣被，床位保持平整。

3. 用药护理

根据念珠菌感染的部位、方式和严重程度及患者自身的情况合理制订治疗方案。系统性念珠菌病疗程相对较长，症状较轻者病程相对较短，首选氟康唑、伏立康唑或卡泊芬净等棘白菌素类。不良反应有恶心、呕吐、腹痛或腹泻等。

4. 饮食护理

（1）饮食原则：建议高热量、高蛋白、富含维生素A、维生素B_2、维生素C类饮食。

（2）饮食禁忌：忌食海鱼、虾、蟹、河鱼、湖鱼等。忌食辛辣、刺激性食物。忌食油炸、甜腻食物。戒烟、戒酒。

（3）必要时给予患者鼻饲和外周静脉营养补充，可咨询营养师并根据疾病需求、疾病状态请其制订个体化膳食方案。

5. 心理护理

与患者及家属进行有效的沟通，做好解释和安慰工作，减轻其心理压力。关心体贴患者，使其树立战胜疾病的信心，积极主动地配合治疗和护理。

五、健康宣教

1. 入院指导

向患者介绍病区环境及相关医务人员，指导患者正确认识疾病，向患者及家属讲解疾病的相关症状及预后情况，告知家属保持病房环境干净整洁，向患者及家属耐心讲解隔离消毒的重要性及具体方法，建立良好的护患关系。

2. 预防知识指导

（1）控制传染源：尽量减少各种导管及监护设施的使用次数及时间，并加强留置导管的护理及定期更换，同时注意口腔卫生，保持皮肤黏膜的完整及生理屏障的完善。如果患者或家属患有足癣、灰指甲等，容易造成真菌交叉感染，多汗者应保持皮肤皱褶部位清洁干燥。

（2）切断传播途径：加强和规范医务人员手卫生，控制医用生物材料和周围环境的污染，防止医院感染的发生。个人要注意口腔及外阴部卫生，内裤要分开清洗，最好用专用的内衣清洗液浸泡几分钟，洗净的内衣裤做到晾晒通风，日光照射。

（3）保护易感人群：坚持体育锻炼，积极参加户外活动，皮肤有破损的易感人群应注意个人卫生并采取有效的预防措施，均有利于念珠菌病的预防。

3. 疾病知识指导

帮助患者和家属掌握本病的有关知识和自我护理方法、家庭护理等。做好患者和家属工作，取得合作，疾病恢复期不可让患者食用辛辣、刺激食物以免引起再次感染。患者出院后，仍应休息1~2周，恢复期仍应避免进食粗纤维和辛辣、刺激的食物。若有带药出院者应按时规律用药。督促患者定期复查，若有发热等不适，应及时就诊，以防疾病的复发。

4. 探视指导

严格执行陪护与探视制度。

5. 出院指导

（1）用药指导：口服制霉菌素或唑类抗真菌药，常见不良反应有恶心、呕吐、腹泻、皮疹等。部分皮肤和黏膜念珠菌病可局部用药，如制霉菌素软膏、洗剂、阴道栓剂或制霉菌素甘油，也可用咪唑类霜剂或栓剂。局部避免用肥皂和热水洗浴，保持干燥。

（2）饮食指导：口腔念珠菌的老人或小孩给予清淡、易消化的流质饮食。避免辛辣、刺激的食物。

（3）家庭预防及消毒隔离：念珠菌病患者的护理应注意日常卫生，如果进行手术，不要搔抓切口，不使用刺激性外用药物，精神不要过分紧张，以免加重病情。免疫力低下者注意皮肤黏膜部位的卫生，适量锻炼增加抵抗力。指导患者家属给予足够的营养摄入，保持室内空气的流通，维持适宜温度、湿度，每日用500 mg/L含氯消毒液拖地，使用过的床单、被套需彻底消毒。

（4）休息与活动：加强锻炼，提高自身免疫力。

（5）心理指导：鼓励患者树立战胜疾病的信心。

六、延伸护理

（1）药物的依存性和不良反应：不同念珠菌种对抗真菌药物的敏感性差异较大，且不同药物的药代特点差异很大，主要用唑类抗真菌药，其主要的不良反应是消化道不适、皮疹、肝损害、头晕、血管性水肿、癫痫发作等。

（2）复查：所有念珠菌血症均需进行血培养随访检查，确保念珠菌从血液中消除，建议每日或隔日进行一次血培养，直至念珠菌阴性。出院1周之内，联系患者，了解患者的用药情况及疾病的转归情况，如有不适及时随诊。

（3）定期随访：在患者出院后7日进行电话或者上门随访，以后按照复查时间进行电话随访，至患者停止治疗，恢复健康为止，做好随访记录。

（赵亚萍）

第三节　肺孢子菌肺炎的护理常规

一、概述

肺孢子菌病（pneumocystispneumonia）是由肺孢子菌在机体免疫抑制或受损时大量繁殖引起的间质性肺炎，即肺孢子菌肺炎（pneumocystis carinii pneumonia，PCP），临床主要表现为发热、干咳、进行性呼吸困难等。

二、观察要点

（1）注意观察患者的生命体征。

（2）主要观察患者有无心慌、气促、呼吸困难、颜面及口唇发绀等症状，定时监测患者血氧饱和度、呼吸频率、脉率。

（3）观察患者有无食欲下降、腹泻、上呼吸道感染、低热、进行性呼吸困难甚至呼吸衰竭等症状。

（4）患者食欲差，消瘦明显，体重进行性降低。

三、常见护理诊断问题

（1）语言沟通障碍：与少数民族语言、文化差异及通用语言交流障碍有关。

（2）体温升高：与合并感染有关。

（3）感染风险：与免疫功能受损有关。

（4）低效型呼吸形态：与身体虚弱、限制咳嗽有关。

（5）焦虑、恐惧：与呼吸频率过快、呼吸困难、预后不良有关。

（6）活动无耐力：与HIV感染、并发各种机会性感染和肿瘤有关。

（7）有执行治疗方案无效的危险：与患者依从性差、治疗时间长、复杂、难以接受有关。

（8）潜在并发症：与免疫力低下导致各种机会性感染有关。

四、护理措施

1. 一般护理

（1）隔离：在标准预防的基础上，采取呼吸道传播的隔离与预防。

（2）消毒：肺孢子菌肺炎的易感人群大多是免疫力低下的人群，一般由空气和飞沫传播，因此护理首先要防止交叉感染，注意手卫生。对可能污染的环境进行消毒。①空气消毒：病室开窗通风，紫外线或等离子消毒空气每日2次，每次30分钟。②物表及地面消毒：桌面、门把手、物品、地面等用500～1000 g/L含氯消毒液擦拭消毒或湿式拖地。

（3）休息与活动：居室应安静，空气流通，维持适宜的温度及湿度。急性发作期应绝对卧床休息。

2. 症状护理

（1）咳嗽的护理：①观察咳嗽的性质、痰液颜色、痰液咳出的难易程度。②指导并鼓励患者进行有效的咳嗽排痰，协助患者排痰，如翻身、拍背。必要时遵医嘱给予祛痰止咳剂。③并发呼吸困难进行性加重应密切观察病情变化，给予高流量吸氧，一旦发现异常应及时通知医生并协助处理。

（2）高热的护理：①卧床休息，监测体温。②可用温水或酒精擦浴、冷敷。③出汗后擦干汗液，更换衣被。④供给足够的水分，进食易消化和富含维生素的饮食。⑤必要时经静脉补充液体。

3. 用药护理

有效抗病原治疗是PCP治疗的关键。注意观察疗效或不良反应，用药前应详细询问患者过敏史，对症及支持治疗，患者应卧床休息，给予吸氧、改善通气，注意水和电解质平衡。

4. 饮食护理

（1）饮食原则：建议高热量、高蛋白、低碳水化合物、高脂肪、高维生素、高铁、高膳食纤维饮食。

（2）饮食禁忌：忌食多糖、辛辣、刺激性食物。忌食寒凉类的水果。忌食生冷食品。忌食产气类的食物。戒烟、戒酒。限制盐、酱油的摄入。

（3）必要时给予患者鼻饲和外周静脉营养补充，可咨询营养师并根据疾病需求、疾病状态请其制订个体化膳食方案。

5. 心理护理

主动询问和关心患者的需求，耐心给患者讲解疾病有关的知识，解释各种症状及不适的原因，说明各项检查、护理操作的目的、程序和配合要点。告知患者大部分肺孢子菌肺炎预后良好。消除患者焦虑、紧张的情绪，树立治愈疾病的信心。

五、健康宣教

1. 入院指导

告知患者有关疾病的基本知识，让患者及家属减少焦虑、恐惧的心理。向患者介绍病区环境、相关用氧知识、手卫生的规范运用，避免交叉感染。

2. 预防知识指导

（1）控制传染源：该病主要通过空气传播及飞沫传播，实施呼吸道隔离措施，接触患者时需要戴口罩。健康成人呼吸道常有该菌存在，免疫力低下会使菌体激活而发病，因此加强锻炼、增强抵抗力也是控制传染源的一种方法。

（2）切断传播途径：本病主要是通过飞沫在人与人之间传播，因此流行期尽量少去人群密集处、空气流动性差的公共场所，保持家庭环境卫生，居室要通风，发现感染者或疑似病例及时就诊并隔离。加强医务人员手卫生管理，接触患者前后务必要洗手。

（3）保护易感人群：目前尚无用于预防肺孢子菌肺炎的疫苗。对于存在患此病风险的人群，如艾滋病患者、干细胞移植患者、某些实体器官移植患者等免疫力弱的人群，可以使用药物预防，预防药物的种类与治疗药物相同，使用剂量上有所差异，首选药物为复方磺胺甲噁唑。预防的主要措施包括避免暴露和感染。

3. 疾病知识的指导

告知患者及家属有关本病的传播途径为空气传播及飞沫传播，必要时候做好防护措施，易感人群服用药物预防。

4. 探视指导

严格执行陪护与探视制度。减少病房人员流动，限制陪护人数。

5. 出院指导

（1）用药指导：详细讲解复方磺胺甲噁唑口服方法，此药物的不良反应发生率较高，如果出现皮疹、发热、白细胞减少、肝损伤、氮质血症、高钾血症等症状时第一时间到医院复查。

（2）饮食指导：指导家属给予高热量、高蛋白、清淡饮食，加强营养的摄入。

（3）家庭消毒隔离指导：帮助家属掌握本病的相关知识，保持室内空气流通，温度、湿度适宜，接触患者前后做好手卫生防护，注意个人卫生及家庭卫生，定期消毒。

（4）休息与活动：适当锻炼，注意保暖，避免重体力活动。

（5）心理指导：鼓励患者树立信心，积极配合治疗。

六、延伸护理

（1）药物依从性和不良反应：按医嘱服药，不得擅自停药或减药，肺孢子菌肺炎患者治愈后，需要终身接受预防性用药。停止预防用药的时机，需根据患者的情况个体化调整，不宜随意停药。对于艾滋病患者，如果经抗病毒治疗后，CD4$^+$T淋巴细胞计数达到200/μ以上，且维持此状态3个月，可以停止服药预防；对于非艾滋病患者，停止服药预防的时机需根据患者的情况进行个体化调整。

（2）复查：嘱患者及家属按要求门诊复查。

（3）定期随访：于患者出院后7日电话或上门随访，按复查时间随访，做好随访记录。

（屈　静）

附　录

附录A　肝病营养膳食指导

　　肝病患者饮食治疗原则：低脂、高蛋白流食或软食，膳食应易消化，不可勉强进食。根据病情和食欲而定，尽可能照顾患者口味，并考虑其吸收利用情况。如果患者恶心、拒食或食量太少，可采取特殊用途医用食品——要素膳或加强肠外营养支持。

　　能量供给要防止过剩和不足，能量过剩不仅加重肝脏负担，也易发生肥胖、糖尿病、脂肪肝，一般按30～35 kcal/（kg·d）摄入能量。

（一）蛋白质

　　通常采用高蛋白膳食，蛋白质1.5～2.0 g/（kg·d），占总能量的15%以上，优质蛋白占50%以上，禽类、畜类、海鲜类、蛋类、奶制品类及豆制品类均可选用。

1. 动物蛋白

　　（1）牲畜的奶，如牛奶、羊奶、马奶及其奶制品。

　　（2）畜肉，如牛、羊、猪肉等。

　　（3）禽肉，如鸡、鸭、鹅、鹌鹑等。

　　（4）蛋类，如鸡蛋、鸭蛋、鹌鹑蛋等。

　　（5）海产品，如鱼类、虾类、贝类等。

2. 植物蛋白

　　豆类及其制品，如大豆、黄豆、绿豆、豌豆、蚕豆，豆浆、豆腐、豆腐皮等其他豆制品。

（二）脂肪

　　食用植物油可供给必需脂肪酸。通常脂肪占总能量的20%～25%。

（三）碳水化合物

　　为能量主要来源，占总能量的55%～60%。摄入过多碳水化合物易转化为脂肪积存，引起高脂血症及脂肪肝。每日碳水化合物供给300～400 g，或占总能量的60%。

（四）维生素

　　膳食中应摄入富含维生素A、维生素B、维生素C、维生素E、维生素K及B族维生素的食物，保证摄入新鲜水果、蔬菜，必要时应用维生素制剂。

（五）矿物质

硒是谷胱甘肽过氧化酶的组成成分，参与机体自由基的清除。锌作为辅酶参与体内重要生物酶的组成，如DNA的复制、SOD的合成。

还应戒烟、戒酒，避免食用辛辣、刺激性、过硬的少渣饮食，应少食多餐，以清淡、易消化饮食为主。

急重症患者，请及时咨询营养师并根据疾病需求、疾病状态请其制订个体化膳食方案。

附录B　膳食食物种类的选择

附表1　膳食类型及食物名称

膳食类型	食物名称
软糯膳食	软米饭、包子、饺子、面条、粥类、鱼类、肉丸子、肉末、蛋花羹、荷包蛋、胡萝卜、南瓜、冬瓜、花菜、马铃薯、豆浆、豆腐、煮水果、香蕉、牛奶、酸奶等
半流质膳食	大米粥、小米粥、挂面、面条、馄饨、面包、藕粉、肉泥、小肉丸、小蛋饺、虾仁、烧鱼段、鱼丸、蛋花汤、奶油、黄油、酥油奶茶、豆腐、松软蛋糕、豆浆、豆腐脑、碎嫩菜叶等
流质膳食	米汤、藕粉、蛋花汤、牛奶、酸奶、豆浆、各类果汁、新鲜菜汁、菜汤、清炖鸡汤、去油肉汤、麦乳精、豆腐脑、绿豆汤等
冷流质膳食	冷牛奶、冷豆浆、冷蛋羹、冰砖、冰棍、冷果汁、常温煮果子水、冰淇淋
高维生素膳食	富含维生素A：来源于动物性食物，肝脏中最多，蛋、乳及其他内脏也有存在。牛奶、鸡蛋、胡萝卜、蔬菜叶、鱼油等 富含维生素B_1：肉类、酵母、带荚的果实、谷类 富含维生素B_2：各类蔬菜、豆类、花生，动物性食物中瘦肉、内脏、牛奶、蛋黄等 富含维生素B_5的食物：动物肝脏、酵母、谷类 富含维生素B_{12}的食物：动物肝脏、肉类、鸡蛋、牛奶 富含维生素C的食物：蔬菜和水果中维生素C含量较多，如辣椒、苦瓜、青蒜、萝卜叶、油菜、香菜、柠檬、番茄、鲜枣、沙棘、猕猴桃、柚子、青椒、桂圆、草莓、甘蓝、黄瓜、柑橘、花菜、白菜、菠菜、芹菜、苋菜、豌豆、豇豆、马铃薯、萝卜等 富含维生素D的食物：鱼油等 富含维生素E的食物：植物油、牛奶、鸡蛋和肉类，动物性食物中以瘦肉、内脏、蛋黄等含量较高 富含维生素K的食物：新鲜蔬菜

膳食类型	食物名称
高蛋白膳食	动物性蛋白：家畜的奶，如牛奶、羊奶、马奶等；畜肉，如牛、羊、猪肉等；禽肉，如鸡、鸭、鹅等；蛋类，如鸡蛋、鸭蛋、鹌鹑蛋等；海产品，如鱼类、虾类、贝类等 植物性蛋白：豆类及其制品，如大豆、黄豆、绿豆、豌豆、蚕豆、豆浆、豆腐、豆腐皮等其他豆制品；坚果类，如核桃、开心果、榛子仁、杏仁、腰果仁、松子、花生仁、葵花子仁、西瓜子仁、南瓜子仁、干栗子等
高热量膳食	植物类：小麦、大米、花生、腰果、核桃、香蕉、蜂蜜、淀粉、豆腐、豆浆（甜豆花、咸豆花、油豆腐泡、炸豆包、加糖）、黄豆干花油、全麦面包、面条、纯果汁（未加糖）、果汁饮料、水果罐头等 肉类：肉块、奶油、鱼油、蛋黄、肥猪肉、牛肉、煎香肠、烧鸭、猪肉制品、牛肉制品等 海鲜：鳗鱼、跳鱼、各类鱼罐头等 奶类：鲜奶、全脂牛奶、炼乳、酸奶酪等 植物油：花生油、豆油、菜籽油、橄榄油、色拉油 糖类：白糖、红糖、冰糖、水果糖、巧克力
低纤维膳食	粥、面糊、牛奶、酸奶、豆浆、豆腐脑、蛋花汤、蛋羹、面条、面片汤、馄饨、饼干、蛋糕、面包、各种果汁、煮水果、菜泥、肉末、鸡肉末、鱼丸、虾仁等
高纤维膳食	玉米、小米、高粱、荞麦、燕麦、木薯、番薯、竹薯、黄豆、青豆、绿豆、红豆、豌豆、豇豆、蚕豆、黄豆芽、芹菜、韭菜、大蒜苗、黄花菜、香椿、青椒、毛豆、茭白、竹笋、芦笋、洋葱、芥菜、牛皮菜、苹果、梨、葡萄、杏、柿、山楂、草莓、果脯、杏干、梅干、橄榄、红枣、栗子、核桃、花生、木耳、蘑菇、香菇、玉米片、茄子、海带、紫菜、发菜、海藻、金针菇等
低脂肪膳食	谷类、豆类、蔬菜、水果、脱脂奶粉、酸奶、鸡蛋白、鱼肉、兔肉、肝、血，禁用（少用）全脂乳、肥肉、油煎炸的食物，烹调油在限量之内使用
高钙膳食	选用每100 g含钙量100 mg以上的食物，如乳类、黄豆、豆腐、油茶、芥菜、苋菜、海带、紫菜、海带、紫菜、芝麻酱、虾米、奶酪、各类豆制品，每日钙总量2 g以上
低钙膳食	选用每100 g含钙量100 mg以下的食物，如瘦肉、鸡肉、鸭肉、鱼类、绿豆芽、粉丝、韭菜、大葱、萝卜、马铃薯等。全天膳食钙总量在150 mg以内
高钾膳食	选用每100 g含钾量100 mg以上的食物，豆类、瘦肉类、内脏、鸡肉、鱼类、马铃薯、菠菜、花菜、花生、红枣、水果、蘑菇、冬菇、海带、紫菜、豌豆、各类果汁，每日供钾量在4 g以上
低钾膳食	选用每100 g含钾量100 mg以下的食物，蛋类、藕粉、凉粉、南瓜、甘蔗、植物油等，每日钾的供给量在100 mg以下
高钠膳食	选用每100 g含钠量在200 mg以上的食物，如油饼、豆腐干、松花蛋、乌贼、干蘑菇、紫菜、芝麻酱、茴香，每日膳食供给食盐15～30 g
低钠膳食	全日钠供给量0.5 g以内，在无盐膳食基础上限制蔬菜中钠的量，如油菜花、芹菜、茴香及用苏打制作的发面蒸食等（可用酵母代替）
高铁膳食	动物性食物，肉、鱼、禽的血红蛋白和肌红蛋白中较丰富，谷、豆、蔬菜、瓜果等植物性食物
低嘌呤膳食	限制嘌呤摄入量。富含高嘌呤的食物有野味、动物内脏、鹅肉、沙丁鱼、贝壳类、肉汁及各种肉汤等。中等含量嘌呤的食物有鸡、鱼、肉类、豌豆、扁豆、干豆类、蘑菇、香菇、龙须菜、芹菜、菠菜、花菜等
低碘膳食	禁用海带、海蜇、紫菜、海参、粗制海盐等含碘丰富的食物
易产气膳食	豆类、麦麸、洋葱、甘蓝、谷类、地瓜、马铃薯、乳类食品、大麦、大豆、花菜、大蒜、杏、油桃、牛奶、萝卜、蜂蜜、碳酸饮料、嚼口香糖等

附表2　含钙丰富的食物（mg/100g）

食物	含量	食物	含量	食物	含量
虾皮	991	苜蓿	713	酸枣	435
虾米	555	芥菜	294	花生仁	284
河虾	325	雪里蕻	230	紫菜	264
泥鳅	299	苋菜	187	海带（湿）	241
红螺	539	乌塌菜	186	黑木耳	247
河蚌	306	油菜花	156	全脂牛乳粉	676
鲜海参	285	黑芝麻	780	酸奶	118

附表3　含铁较高的食物（mg/100g）

食物	含量	食物	含量	食物	含量
荞麦（带皮）	10.1	黑木耳	97.4	紫菜（干）	54.9
蛏子	33.6	鸭血	30.5	猪肝	22.6
河蚌	26.6	豆腐皮	13.9	芝麻酱	50.3
海参	13.2	虾米	11.0	蘑菇（干）	51.3
鸭肝	23.1	羊血	18.3	扁豆	19.2

附表4　常见食物的血糖生成指数

食物种类	食物名称	GI	食物种类	食物名称	GI
谷类食物	荞麦面条	59.3	水果类	李子	24
	荞麦面馒头	66.7		柚子	25
	大米饭	80.2		鲜桃	28
	白小麦面包	105.8		香蕉	52
	白小麦面馒头	88.1		梨	36
豆类	扁豆	18.5		苹果	36
	绿豆	27.2		柑	43
	冻豆腐	22.3		葡萄	43
	豆腐干	27.3		猕猴桃	52
	鲜豆腐	31.9		杧果	55
	绿豆挂面	33.4	糖类	果糖	23
	黄豆挂面	66.6		乳糖	46
水果类	樱桃	22		蔗糖	65
	菠萝	66		蜂蜜	73
	西瓜	72		白糖	83.2
				葡萄糖	97
				麦芽糖	105

（任爱军　汪祖兰　徐　凡　张小娟）

附录C 抗结核药物的分类、不良反应及护理方法

（一）抗结核药物的分类

1. 氟喹诺酮类药物

包括左氧氟沙星、莫西沙星、加替沙星。

2. 注射类抗结核药物

包括链霉素、阿米卡星、卷曲霉素。

3. 一线口服类抗结核药物

包括异烟肼、对氨基水杨酸异烟肼、利福平、利福布汀、利福喷丁、吡嗪酰胺、乙胺丁醇。

4. 二线口服类抗结核药物

包括乙硫异烟胺、丙硫异烟胺、环丝氨酸、特立齐酮、对氨基水杨酸、利奈唑胺、氯法齐明。

5. 抗结核新药（仅限正式上市药品）

包括贝达喹啉、德拉马尼。

6. 其他抗结核药物

包括亚胺培南西司他丁钠、美罗培南、氨硫脲。

（二）抗结核药物的不良反应及护理方法

附表5 抗结核药物的不良反应及护理方法

药物不良反应	可疑药物	护理方法
药物性肝损（肝功异常、恶心、呕吐、黄疸）	吡嗪酰胺 异烟肼 利福平 乙（丙）硫异烟胺 对氨基水杨酸	1.观察抗结核药物引起的肝损害症状，并及时通知医生 2.去除病因、遵医嘱停用导致肝损害的药物 3.遵医嘱使用保肝药物 4.嘱患者卧床休息，减少消耗，减轻肝脏负担 5.遵医嘱每日补充足够的液量及热量 6.饮食以优质蛋白为主如蛋、奶。不食产气食品 7.遵医嘱定期监测肝功变化 8.做好心理护理，增加患者战胜疾病的信心

续表

药物不良反应	可疑药物	护理方法
胃肠道反应 （恶心、呕吐、腹痛、腹泻、胃肠胀气）	乙（丙）硫异烟胺 氟喹诺酮类药物 对氨基水杨酸 利福平 异烟肼 乙胺丁醇 吡嗪酰胺 氯法齐明	1.做好用药指导，讲解所用抗结核药物的不良反应，利于患者自我监测 2.排除非药物性因素引起的呕吐，如妊娠、饮食不当、胃肠炎、肝炎等 3.为了减少不良反应的发生有些药物可遵医嘱分次服用，如乙（丙）硫异烟胺、吡嗪酰胺等，或睡前服用利福喷丁 4.患者服药后立即发生呕吐（30分钟内）遵医嘱止吐对症处理后常量补服抗结核药物 5.腹泻严重者遵医嘱停用可疑药物，监测电解质（尤其是血钾）和脱水情况并及时补充 6.对于轻度的胃肠道反应，鼓励患者认识到该程度的不良反应是可以耐受的
听力下降、耳鸣 （前庭功能障碍）	链霉素 卡那霉素 阿米卡星 卷曲霉素 环丝氨酸 氟喹诺酮类 异烟肼 乙（丙）硫异烟胺 利奈唑胺	1.密切观察患者有无耳塞和耳鸣等前庭功能障碍的早期症状 2.有耳塞症状时立即进行电测听检查，测听力 3.使用可疑药物时除了加强对患者的宣教外，用药前及用药中进行听力监测是必不可少的 4.前庭功能损伤是不可逆的，不会随停药而改善
皮肤改变 （药物过敏反应、光过敏及皮肤色素沉着）	吡嗪酰胺 氟喹诺酮类 氯法齐明 利福布汀或任何药 氯法齐明 氟喹诺酮类	1.在应用抗结核药物之前详细询问患者有无药物或食物过敏史 2.严密观察患者服药后有无皮肤瘙痒和皮疹的反应 3.严密观察HIV阳性的结核患者可发生由氨硫脲引起的严重皮肤反应 4.反应轻微者，不必停药或遵医嘱适当使用抗组胺药物 5.服用氯法齐明、氟喹诺酮类药物的患者注意防晒，避免光照
肾功能损害	链霉素 阿米卡星 卷曲霉素 卡那霉素	1.肾功能损害患者会出现蛋白尿，极少数会发生肾衰竭 2.遵医嘱停用肾功能损害的药物 3.遵医嘱定期监测肾功能及对症处理 4.做好饮食指导，给予患者进食优质蛋白如动物蛋白，尽可能不食用植物蛋白如豆制品
视觉损伤 视神经炎	乙胺丁醇 乙（丙）硫异烟胺 利奈唑胺	1.指导患者口服抗结核药物期间出现视力急剧下降、眼球深部疼痛、重影时及时就医 2.停用乙胺丁醇，不再重新使用，转诊眼科专家 3.最常引起该反应的药物是乙胺丁醇，这种症状随着药物停用后通常可获得缓解 4.糖尿病患者应加强控制血糖水平、降低对视网膜的损害

（杨启平）